Heinrich F. Becker · Bernd Schönhofer · Hilmar Burchardi (Hrsg.)

Nicht-invasive Beatmung

Heinrich F. Becker · Bernd Schönhofer
Hilmar Burchardi (Hrsg.)

Nicht-invasive Beatmung

Mit 50 Abbildungen und 3 Tabellen

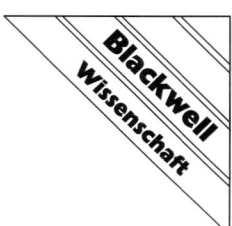

Blackwell Wissenschafts-Verlag Berlin · Wien 2002
Boston · Edinburgh · London · Kopenhagen · Melbourne · Oxford · Tokio

Blackwell Wissenschafts-Verlag GmbH
Kurfürstendamm 57, 10707 Berlin
Firmiangasse 7, 1130 Wien

Blackwell Science Ltd
Osney Mead, Oxford, OX2 0EL, UK
25 John Street, London WC1N 2BL, UK
23 Ainslie Place, Edinburgh EH3 6AJ, UK

Munksgaard International Publishers Ltd
35 Nørre Søgade
1016 Kopenhagen K, Dänemark

Blackwell Science, Inc.
Commerce Place, 350 Main Street
Malden, Massachusetts 02148 5018, USA

Blackwell Science KK
MG Kodemmacho Building, 3F
7-10, Kodemmacho Nihonbashi,
Chuo-ku, Tokio 103-0001, Japan

Blackwell Science Pty Ltd
54 University Street,
Carlton, Victoria 3053, Australien

Iowa State University Press
A Blackwell Science Company
2121 S. State Avenue
Ames, Iowa 50014-8300, USA

Anschriften der Herausgeber:
PD Dr. med. Heinrich F. Becker
Philipps-Universität Marburg
Zentrum Innere Medizin/Abt. f. Pneumologie
Baldingerstraße
35033 Marburg

Prof. Dr. med. Hilmar Burchardi
Georg-August-Universität Göttingen
Zentrum für Anästhesiologie, Rettungs-
und Intensivmedizin
Robert-Koch-Straße 40
37070 Göttingen

PD Dr. med. Bernd Schönhofer
Edward Hines Jr., VA Hospital
and Loyola University
5th & Roosevelt RD
Building 1, Room E 438, RTE. 111N
Hines
Chicago, IL 60141

Fachlektorat:
Dr. Eva Husen-Weiß

Gewährleistungsvermerk
Die Medizin ist eine Wissenschaft mit ständigem Wissenszuwachs. Forschung und Weiterentwicklung klinischer Verfahren erschließen auch gerade in der Pharmakotherapie veränderte Anwendungen. Der/die Verfasser/in dieses Werkes haben sich intensiv bemüht, für die verschiedenen Medikamente in den jeweiligen Anwendungen exakte Dosierungshinweise entsprechend dem aktuellen Wissensstand zu geben. Diese Dosierungshinweise entsprechen den Standardvorschriften der Hersteller. Verfasser und Verlag können eine Gewährleistung für die Richtigkeit von Dosierungsangaben dennoch nicht übernehmen. Dem Praktiker wird dringend empfohlen, in jedem Anwendungsfall die Produktinformation der Hersteller hinsichtlich Dosierungen und Kontraindikationen entsprechend dem jeweiligen Zeitpunkt der Produktanwendung zu beachten.

Die Deutsche Bibliothek - CIP-Einheitsaufnahme

Nicht-invasive Beatmung : mit 3 Tabellen /
Heinrich F. Becker ... (Hrsg.). – Berlin ; Wien [u.a.] :
Blackwell Wiss.-Verl., 2002
ISBN 3-89412-505-5

© 2002 Blackwell Wissenschafts-Verlag, Berlin · Wien
e-mail: verlag@blackwis.de
Internet: http://www.blackwell.de

ISBN 3-89412-505-5 · Printed in Germany

Die Wiedergabe von Gebrauchsnamen, Handelsnamen, Warenbezeichnungen usw. in diesem Buch berechtigt auch ohne besondere Kennzeichnung nicht zu der Annahme, daß solche Namen im Sinne der Warenschutz- u. Markenschutz-Gesetzgebung als frei zu betrachten wären und daher von jedermann benutzt werden dürften.
Dieses Werk ist urheberrechtlich geschützt. Die dadurch begründeten Rechte, insbesondere die der Übersetzung, des Nachdrucks, des Vortrages, der Entnahme von Abbildungen und Tabellen, der Funksendung, der Mikroverfilmung oder der Vervielfältigung auf anderen Wegen und der Speicherung in Datenverarbeitungsanlagen, bleiben, auch bei nur auszugsweiser Verwertung, vorbehalten. Eine Vervielfältigung dieses Werkes oder von Teilen dieses Werkes ist auch im Einzelfall nur in den Grenzen der gesetzlichen Bestimmungen des Urheberrechtsgesetzes der Bundesrepublik Deutschland vom 9. September 1965 in der Fassung vom 24. Juni 1985 zulässig. Sie ist grundsätzlich vergütungspflichtig. Zuwiderhandlungen unterliegen den Strafbestimmungen des Urheberrechtsgesetzes.

Einbandgestaltung: unter Verwendung der Abbildungen 3.1-1a und 4-2
Satz und Repro: Schröders Agentur, Berlin
Druck und Bindung: WB-Druck, Rieden

Gedruckt auf chlorfrei gebleichtem Papier

Vorwort

Patienten mit akutem oder chronischem Atmungsversagen stellen Ärzte vieler Teilgebiete der Medizin häufig vor große Probleme. Die Beatmung über Tubus hat sich seit etwa 50 Jahren millionenfach als Therapie bewährt. Nachteile der Beatmung via Tubus sind aber 1. mögliche infektiöse Komplikationen, 2. die erforderliche Analgosedierung, 3. Probleme bei der Respiratorentwöhnung und 4. keine ambulante Therapiemöglichkeit bei chronischem Atmungsversagen.

Die Entwicklung von Masken zur Therapie bei schlafbezogenen Atmungsstörungen eröffnete seit Mitte der 80er Jahre die Möglichkeit, Patienten mit chronischem Atmungsversagen in der häuslichen Umgebung intermittierend zu beatmen. Nach dem Motto „weniger ist manchmal mehr" wurde seit Ende der 80er Jahre die Maskenbeatmung auch in der Intensivmedizin eingesetzt, um bei Patienten mit respiratorischer Insuffizienz infolge chronisch-obstruktiver Atemwegserkrankung eine Intubation zu vermeiden. Nachdem damit ausgezeichnete Erfolge erzielt worden waren, wurde das Indikationsspektrum auf Atmungsversagen anderer Ursache ausgeweitet.

Bei chronischem Atmungsversagen stellt die Maskenbeatmung heute schon den therapeutischen Goldstandard dar. Auch bei der akuten Verschlechterung eines chronischen Atmungsversagens wird die Maskenbeatmung auf zahlreichen Intensivstationen bereits regelmäßig eingesetzt. Die Therapieerfolge werden dazu führen, daß die nicht-invasive Beatmung in wenigen Jahren zum festen Bestandteil der differenzierten Beatmungsstrategie aller größeren Intensivstationen wird. Die Evidenz der Überlegenheit gegenüber der konventionellen Beatmung ist bei einigen Krankheitsbildern bereits heute offenkundig: weniger Intubationen, kürzere Behandlungsdauer und geringere Mortalität.

Der Plan zu diesem Buch entstand anläßlich eines Symposiums zur nicht-invasiven Beatmung im November 1999 in Marburg. Das große Teilnehmerinteresse und die vielen Hospitationswünsche bestärkten uns in der Überzeugung, daß eine Zusammenfassung des aktuellen Wissensstandes von Theorie und Praxis der nicht-invasiven Beatmung breites Interesse finden würde. Die Herausgeber haben dann eine interdisziplinäre Autorengruppe aus Pneumologen, Anästhesisten, Pädiatern und Intensivpflegern zusammengestellt, die über umfangreiche Erfahrungen auf dem Gebiet der nicht-invasiven Beatmung verfügen. Die Einbeziehung des Pflegepersonals war uns ein besonderes Anliegen, da die intensive pflegerische Betreuung die Voraussetzung des Therapieerfolgs darstellt.

Den Firmen, die Geräte und Masken zur nicht-invasiven Beatmung herstellen, sei an dieser Stelle ebenfalls für ihre unermüdliche Arbeit gedankt, die in den letzten Jahren zu einer enormen Verbesserung und Vereinfachung der Maskenbeatmung geführt und deren Einsatz auch außerhalb spezialisierter Zentren ermöglicht hat.

Sowohl auf der Intensivstation als auch in der Versorgung von Patienten mit chronischer respirativer Insuffizienz stellen sich unter der Maskenbeatmung oftmals sehr schnell deutliche Erfolge ein. Wir möchten daher allen interessierten Lesern mit diesem Buch einen Einstieg in die nicht-invasive Beamtmung ermöglichen und würden uns freuen, wenn es für viele eine wirkliche Hilfe im praktischen Alltag darstellt.

Marburg, im Herbst 2001   Heinrich F. Becker

Inhaltsverzeichnis

Vorwort		V
Autorenverzeichnis		XI
Einleitung		
Heinrich F. Becker		1

1	**Physiologie der Atmung**	
	Dieter Köhler	5
1.1	**Lungenparenchym und Gasaustausch**	6
1.1.1	Diffusion	6
1.1.2	Ventilation	9
1.1.3	Perfusion	16
1.2	**Regulation**	19
1.2.1	Regelung der Ventilation	21
1.3	**Mukoziliäre Clearance**	27

2	**Pathophysiologie**	
	Gerhard Laier-Groeneveld	39
2.1	**Akute respiratorische Insuffizienz**	39
2.1.1	Hypoxische Verlaufsform	43
2.1.2	Hyperkapnische Verlaufsform	45
2.2	**Chronisch-ventilatorische Insuffizienz**	49

3	**Klinische Indikationen**	55
3.1	**Akute respiratorische Insuffizienz**	
	Heinrich F. Becker	55
3.1.1	Maskenbeatmung bei akuter respiratorischer Insuffizienz	55
3.1.2	Gesicherte Indikationen zur nicht-invasiven Beatmung	60

3.1.3	Entwöhnung vom Respirator (Weaning)	66
3.1.4	Respiratorische Insuffizienz nach Transplantation	67
3.1.5	Mögliche Indikationen zur nicht-invasiven Beatmung	68
3.1.6	Kontraindikationen	71
3.1.7	Erfolgs- bzw. Abbruchkriterien und Monitoring	71
3.1.8	Komplikationen/Nebenwirkungen	73
3.1.9	Dauer der nicht-invasiven Beatmung und Entwöhnung	73
3.1.10	Ökonomische Aspekte	73
3.2	**Nicht-invasive Beatmung bei chronisch-ventilatorischer Insuffizienz (CVI)** *Bernd Schönhofer*	80
3.2.1	Erkrankungen, die zur CVI führen – Indikation für intermittierende Selbstbeatmung (ISB)	81
3.2.2	Therapieeffekt der ISB	87
3.2.3	Wesentliche Wirkungsmechanismen der ISB	100
4	**Beatmungsmuster/Beatmungsformen** *Hilmar Burchardi*	115
4.1	**Begriffe**	115
4.1.1	Beatmungsmuster	115
4.1.2	Steuerung des Respirators	117
4.2	**Beatmungsformen**	123
4.2.1	Kontrollierte Beatmung (CMV)	123
4.2.2	Maschinell assistierte Beatmung/unterstützte Spontanatmung	127
4.2.3	Negativdruckbeatmung	139
4.3	**Spontanatmung mit CPAP**	141
4.3.1	Continuous-flow-CPAP	141
4.3.2	Demand-flow-CPAP	141
4.3.3	Flow-by	142
4.4	**Spezielle Aspekte der nicht-invasiven Beatmung**	142

5	**Praktische Durchführung**	147
5.1	**Nicht-invasive Beatmung bei akuter respiratorischer Insuffizienz**	
	Wilfried Pitzer, Klaus Hartmann, Günther Unterderweide	147
5.1.1	Praxis der nicht-invasiven Beatmung	148
5.1.2	Fehlervermeidung	160
5.1.3	Weaning von der nicht-invasiven Beatmung	163
5.1.4	Reinigung, Desinfektion, Sterilisation von Maskensystemen	164
5.1.5	Schulung des Personals	165
5.2	**Nicht-invasive Beatmung bei chronisch-ventilatorischer Insuffizienz**	
	Ortrud Karg	167
5.2.1	Interface	167
5.2.2	Beatmungsform	168
5.2.3	Entscheidung zur NIV	171
5.2.4	Praktische Durchführung	172
5.2.5	Monitoring	176
5.2.6	Entlassung nach Hause	178
5.2.7	Limitationen	180
5.2.8	Anhang: Beispiel eines Beatmungsbuchs (erstellt von J. Geiseler)	181
6	**Nicht-invasive Beatmung im Kindes- und Jugendalter**	
	Ekkehart Paditz	193
6.1	**Indikation zur Beatmung**	194
6.2	**Nicht-invasive Beatmungsverfahren**	196
6.2.1	Maskenbeatmung	196
6.2.2	Externe Unterdrucksysteme	198
6.3	**Besonderheiten im Kindes- und Jugendalter**	199
	Sachwortverzeichnis	211

Autorenverzeichnis

**PD Dr. med.
Heinrich F. Becker**
Philipps-Universität Marburg
Zentrum Innere Medizin
Abt. für Pneumologie
Baldingerstraße
35033 Marburg

**Prof. Dr. med. Hilmar
Burchardi**
Georg-August-Universität
Göttingen
Zentrum für Anästhesiologie,
Rettungs- und
Intensivmedizin
Robert-Koch-Straße 40
37070 Göttingen

Hr. Klaus Hartmann
Philipps-Universität Marburg
Zentrum Innere Medizin
Abt. für Pneumologie
Intensivstation 5
Baldingerstraße
35033 Marburg

Dr. med. Ortrud Karg
Asklepios Fachkliniken
München-Gauting
Klinik für Intensivmedizin
und Langzeitbeatmung
Robert-Koch-Allee 2
82131 Gauting

Prof. Dr. Dieter Köhler
Fachkrankenhaus Kloster
Grafschaft
Zentrum für Pneumologie,
Beatmungs- und
Schlafmedizin
Annostraße 2
57392 Schmallenberg

**PD Dr.
Gerhard Laier-Groeneveld**
Abt. Pneumologie Klinikum
Erfurt
Nordhäuserstraße 74
99089 Erfurt

PD Dr. Ekkehart Paditz
Klinik und Poliklinik für
Kinderheilkunde
Uni-Klinikum Carl Gustav
Carus
TU Dresden
Fetscherstraße 74
01307 Dresden

Hr. Wilfried Pitzer
Philipps-Universität Marburg
Zentrum Innere Medizin
Abt. für Pneumologie
Intensivstation 5
Baldingerstraße
35033 Marburg

**PD Dr. med.
Bernd Schönhofer**
Edward Hines Jr., VA Hospital
and Loyola University
5th & Roosevelt RD
Building 1, Room E 438,
RTE. 111N
Hines
Chicago, IL 60141

Hr. Günther Unterderweide
Philipps-Universität Marburg
Zentrum Innere Medizin
Abt. für Pneumologie
Intensivstation 5
Baldingerstraße
35033 Marburg

Einleitung

Heinrich F. Becker

Die Maskenbeatmung ist ein sehr altes Therapieverfahren, bereits die ersten Versuche der künstlichen Beatmung überhaupt erfolgten Ende des 16. Jahrhunderts über Gesichtsmasken (Abb. 1). Bis Anfang des 20. Jahrhunderts setzten sich Versuche fort, die maschinelle Beatmung via Maske durchzuführen, beispielsweise mit dem Pulmotor der Fa. Dräger, bei dem die Inspiration mit positivem und die Exspiration mit negativem Druck erfolgte. Schon um 1930 gab es Therapieversuche der Maskenbeatmung beim Lungenödem [39]; auch diese Versuche setzten sich mangels geeigneter Masken, Ventilatoren und der schwierigen praktischen Handhabung klinisch nicht durch. Während die maschinelle Maskenbeatmung lange ohne Erfolg blieb, hat die Maskenbeatmung mittels Beutel jedoch bis heute ihren festen Platz in der Notfallmedizin.

Die Negativdruckbeatmung wurde bereits 1832 von Danziel in Schottland erstmals beschrieben und fand in modifizierter Ausführung als „eiserne Lunge" Anfang bis Mitte des letzten Jahrhunderts weite Verbreitung im Rahmen der Polioepidemien. Sie wird in einigen Zentren bis heute genutzt. Der Patient liegt dabei in einem Tank, aus dem nur der Kopf herausragt. Im Tank wird ein Unterdruck erzeugt, wodurch sich Thorax und Abdomen ausdehnen und Luft in die Lunge strömt. Die Exspiration erfolgt passiv. Wegen fehlender Alternativen wurde die Negativdruckbeatmung jedoch über Jahrzehnte in großem Umfang genutzt. Die Negativdruckbeatmung hat den praktischen Nachteil der umständlichen Handhabbarkeit, obwohl auch Systeme erhältlich sind, die nur den Brustkorb bedecken. Entscheidender Nachteil ist jedoch die bei vielen Patienten auftretende Obstruktion der oberen Atemwege mit langen Phasen der Hypoventilation im

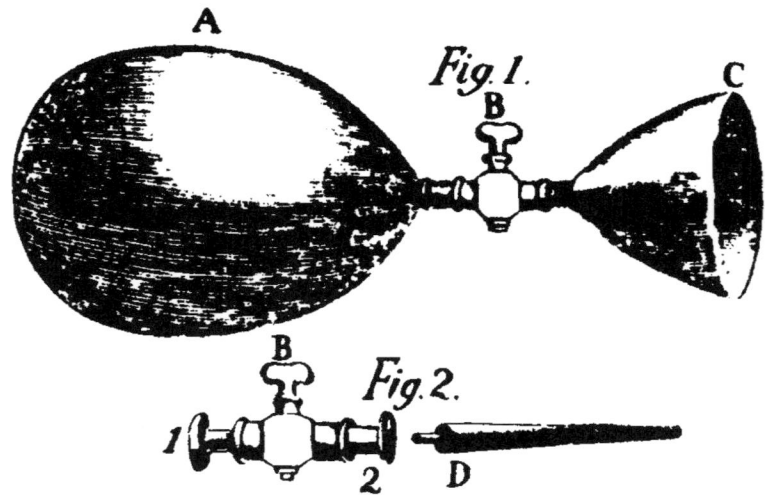

Abbildung 1 Beatmungsmaske von 1780 (Chaussier)

Schlaf. Bei Patienten mit chronisch-obstruktiver Lungenerkrankung waren unter Negativdruckbeatmung im Mittel 59 Apnoen pro Schlafstunde im Vergleich zu 3/h vor Therapie nachweisbar [27]. Bei Patienten mit Duchenne-Muskeldystrophie wurden unter Negativdruckbeatmung im Schlaf Desaturationen unter 85 % bei neun der zwölf untersuchten Patienten nachgewiesen [19]. Möglicherweise ist dieses erst vor wenigen Jahren systematisch erkannte schwerwiegende Problem die Ursache dafür, daß in den Polioepidemien um 1950 noch 85 % der ateminsuffizienten Patienten trotz eiserner Lunge verstarben.

Die entscheidende Wende zugunsten der Maskenbeatmung begann 1981, als Sullivan und Mitarbeiter erstmals die erfolgreiche Therapie der Schlafapnoe mit nasal appliziertem nCPAP beschrieben [45]. Innerhalb kurzer Zeit wurden Masken entwickelt, die aus heutiger Sicht zwar noch sehr primitiv und unkomfortabel waren, dennoch aber eine Unterstützung der Atmung über mehrere Stunden ermöglichten. Bereits 1985 wurde das erste Manuskript von Ellis aus der Arbeitsgruppe von

Sullivan eingereicht, welches die erfolgreiche Maskenbeatmung bei Patienten mit chronisch-respiratorischer Insuffizienz beschrieb. Leider dauerte der Publikationsvorgang bis 1987 [15]. Kurz nach der Erstveröffentlichung durch Ellis wurden von Kerby et al. [23] sowie Bach et al. [5] ähnliche Daten publiziert. Auch die Arbeitsgruppe um Robert in Lyon berichtete bereits früh über die erfolgreiche Beatmung von Patienten mit chronischem Atmungsversagen mit individuell gefertigten Masken [26; 43]. Der sehr gute Erfolg bei chronisch-respiratorischer Insuffizienz führte zur Erprobung der Maskenbeatmung in der Intensivmedizin, und Meduri et al. veröffentlichten 1989 erstmals erfolgreiche Resultate bei Patienten mit akuter respiratorischer Insuffizienz bei vorbestehender Lungenerkrankung [31]. Das Indikationsspektrum wird seither ausgedehnt, und für viele Erkrankungen mit respiratorischer Insuffizienz stellt die nicht-invasive Beatmung eine neue Therapiemöglichkeit dar. Insbesondere die Wirksamkeit der nicht-invasiven Beatmung mit positivem Druck (non-invasive positive pressure ventilation, NPPV) konnte erfreulicherweise bereits für verschiedene Krankheitsbilder durch Studien belegt werden, welche die strengsten Kriterien der Evidenz-basierten Medizin erfüllen. Bei dem sich rasch erweiternden Indikationsspektrum wird die Evidenz für andere Bereiche derzeit intensiv untersucht.

Das vorliegende Buch soll den derzeitigen Wissensstand über die nicht-invasive oder Maskenbeatmung zusammenfassen.

Literatur

Siehe Kapitel 3.1 „Klinische Indikationen bei akuter respiratorischer Insuffizienz" (Becker).

1 Physiologie der Atmung

Dieter Köhler

Die nicht-invasive Beatmung erfordert im Prinzip noch bessere Kenntnisse der Physiologie und Pathophysiologie des respiratorischen Systems als die invasive via Tubus, da die Patienten in der Regel bei wachem Bewußtsein sind und die Beatmung auf die noch voll arbeitenden physiologischen Regulationsmechanismen aufgepfropft wird. Besonders wichtig ist im Einzelfall die Kenntnis der durch die Erkrankung geänderten Reglersituation, denn daraus läßt sich oft die zugrundeliegende Störung erkennen – mit den entsprechenden Konsequenzen für die Therapie. Häufig liegen nämlich atemphysiologische Parameter und Laborwerte im pathologischen Bereich, ohne daß der Patient dadurch gefährdet wäre. Sie sind dann nur Ausdruck einer Regleranpassung an die akute oder chronische Erkrankung. Es ist daher wichtig zu beachten, daß der kranke Mensch die Reserven seiner Organsysteme zur Bewältigung der Erkrankung aufwendet. Dazu gehört insbesondere die körperliche Aktivität, die gerade das Herz-Kreislauf-System belastet. So kann der Gesunde ohne Probleme z. B. sein Atemminutenvolumen kurzzeitig auf das 20fache und das Herzminutenvolumen auf das 5- bis 6fache steigern. Dieses muß der akut erkrankte Patient auf der Intensivstation nicht. Er kann seine Reserven komplett in den Dienst der Erkrankung stellen, denn er braucht sie „nur zum Überleben".

> Pathologische atemphysiologische Parameter und Laborwerte sind bei akuten oder chronischen Krankheiten meist Ausdruck einer Regleranpassung, nicht aber der Gefährdung des Patienten.

Die Lungenphysiologie ist ein besonders heikles Kapitel in der medizinischen Ausbildung, da ein gewisses physikalisches Grundlagenwissen über Gasgesetze, Strömungsmechanik,

Hydrodynamik und Diffusion erforderlich ist. Hinzu kommt eine verwirrende Vielzahl von physiologischen Einzelfakten, die selten oberbegrifflich geordnet dargestellt werden. Dies führt in der Regel dazu, daß sich auch der wissenschaftlich interessierte Intensivmediziner mit den Grundlagen kaum noch beschäftigt und jeweils nur Arbeiten über die aktuellen Ergebnisse der Pathophysiologie liest. Hierbei kommt es schnell zu einem krassen Mißverhältnis der Wertigkeit einzelner Parameter. Versucht man aber später gerade vor dem Hintergrund der klinischen Erfahrung die physiologischen Grundlagen neu zu gewichten, so hat man einen großen Vorteil für die tägliche Arbeit, denn es ist fast immer möglich, die Meßparameter den individuellen Krankheitsbildern pathogenetisch zuzuordnen. Die diagnostischen und therapeutischen Möglichkeiten der modernen Intensivmedizin sind heute so komplex geworden – und das wird in Zukunft nicht besser –, daß Entscheidungsbäume für den Einzelfall kaum mehr anwendbar sind. Häufig sind mehr als zwei Alternativen möglich; auch beeinflußt die Reihenfolge der Entscheidungen die daraus resultierenden Handlungsoptionen. Mathematisch betrachtet steigt dann die Zahl der Möglichkeiten überexponentiell an, da die Fakultät mit in die Berechnung eingeht (binomischer Lehrsatz). Damit wird das Problem auch unter Einsatz moderner Datenverarbeitung als Komplex nicht mehr lösbar. Auf der anderen Seite ist unser Gehirn aber in der Lage, eine große Menge paralleler Informationen zu verarbeiten, wenn sinnvolle Verbindungen existieren. Deswegen wird im folgenden versucht, aus der Fülle physiologischer Daten das für die Intensivmedizin Wesentliche herauszuarbeiten. Von dieser Basis aus können dann im Bedarfsfalle anfangs scheinbar nicht einzuordnende Detailprobleme angegangen werden.

1.1 Lungenparenchym und Gasaustausch

1.1.1 Diffusion

Das *Lungenparenchym* hat beim Gesunden eine Oberfläche von ca. 150 m^2 und enthält ca. 300 Millionen Alveolen mit einem Durchmesser von etwa 0,1 mm. Jede Alveole hat etwa 1000 Kapillarsegmente. Die Alveolen sind jedoch nicht – wie in den Lungenmodellen oft vereinfacht dargestellt – direkt einem terminalen Bronchus angeschlossen, sondern es sind traubenförmig Alveolarhaufen hintereinandergeschaltet, im Mittel ca. 5 Bündel. Dies führt dazu, daß die letzte Alveole deutlich weniger Sauerstoffmoleküle enthält als die mehr proximalen. Damit daraus kein erhöhtes Shuntvolumen resultiert, ist die Durchblutung der Alveole genau auf den darin herrschenden Sauerstoffpartialdruck abgestimmt. Durch diesen wichtigen Euler-Liljestrand-Reflex kann innerhalb von 10–15 min die Durchblutung dem Sauerstoffpartialdruck angepaßt werden. Er paßt natürlich auch die Durchblutung an die Belüftung in der Gesamtlunge an.

> **Euler-Liljestrand-Reflex:**
> Eine regionale alveoläre Minderbelüftung führt zur reflektorischen Minderperfusion des betreffenden Gebietes.

Die Diffusion ist eine Teilkomponente des Gasaustauschs im Lungenparenchym. Der Austausch der einzelnen Gase ($\dot{V}_{gas}$) wird bestimmt durch die Lungenoberfläche (O), die Dicke der alveolokapillären Membran (d), die Diffusionskonstanten der Gase (D) sowie die Druckdifferenz (ΔP) als treibende Kraft.

Er errechnet sich:

$$\dot{V}_{gas} = \Delta P \cdot D \cdot \frac{O}{d}$$

Sauerstoff diffundiert etwa 20mal langsamer durch die alveoläre Membran als CO_2. Dies könnte zu dem Schluß führen, daß die CO_2-Elimination im Prinzip kein Problem ist. Da die Konzentration des CO_2 in der Außenluft praktisch null ist, besteht aber nur die Möglichkeit, über eine Ventilationssteigerung die CO_2-Elimination zu erhöhen. Je nach Erkrankung ist dies jedoch nicht immer ausreichend möglich (s. u.). Die Sauerstoffaufnahme kann hingegen durch Steigerung des Sauerstoffpartialdrucks in der Inspirationsluft erhöht werden. Damit ist es auch bei reduzierter Ventilation möglich, eine ausreichende Sauerstoffsättigung im arteriellen Blut zu erreichen (im Extremfall sog. „Apnoeventilation", s. u.).

Surfactant

Die Oberflächenspannung (T) bzw. der daraus resultierende Gasdruck (P) der Alveole nimmt nach der Laplace-Gleichung hyperbolisch mit abnehmendem Radius (r) zu.

$$P = \frac{2T}{r}$$

Gäbe es kein Surfactant, so würden die kleinen Alveolen zum Kollaps neigen und sich in die größeren entleeren. Das *Surfactant* verhindert dies durch seine besondere Eigenschaft, denn seine Oberflächenspannung nimmt mit zunehmender Dehnung bzw. Inspiration anfangs kaum, dann deutlich zu. Bei der Exspiration ist es umgekehrt. Diese Eigenschaft stabilisiert nicht nur die Alveolen unterschiedlicher Größe, sondern reduziert auch die Atemarbeit erheblich. Deswegen führen Störungen im Surfactantsystem – abgesehen von den Mikroatelektasen – sehr rasch zu zunehmender Lungensteifigkeit und vermehrter Atemarbeit, die klinisch lange maskiert bleibt und nur durch subtilere Meßverfahren überhaupt erfaßt werden kann (s. u.).

> Surfactant stabilisiert die Alveolen durch Verminderung ihrer Oberflächenspannung und reduziert so die Atemarbeit.

Leitsymptom Hypoxämie

Kommt es zur Erkrankung des Lungenparenchyms mit Reduktion der Gasaustauschfläche (z. B. Emphysem, Pneumonie), so ist das Leitsymptom immer die *Hypoxämie*. Man könnte hier unüblicherweise, aber genauer, von einer *Lungen- oder Parenchyminsuffizienz* sprechen. Der häufig benutzte Ausdruck der „respiratorischen Insuffizienz" ist ungenau, da die meist mit eingeschlossene ventilatorische Insuffizienz (Näheres s. u.) einen völlig anderen Pathomechanismus hat, denn hier führt die Hyperkapnie, und die Hypoxämie folgt konsekutiv. Bei der Erkrankung des Parenchyms ist die Ventilation lange nicht beeinträchtigt, es sei denn, die Gasaustauschflächenreduktion ist so ausgedehnt, daß es über die massive Erhöhung des Atemminutenvolumens sekundär zur ventilatorischen Insuffizienz kommt. Bei der verzögerten Diffusion (z. B. Fibrose, Lungenstauung) ist es ähnlich. Auch hier führt immer die Hypoxämie. Infolge der gesteigerten Ventilation ist das CO_2 bei ausreichender ventilatorischer Reserve erniedrigt. Eine kontrollierte maschinelle Ventilation ist in solchen Fällen nicht nur überflüssig, sondern in weniger schweren Fällen sogar kontraindiziert, da sie die Gasverteilung in der Lunge ungünstiger beeinflußt als die Spontanventilation, denn die basalen Lungenanteile werden durch die fehlende oder reduzierte aktive Zwerchfellbewegung komprimiert, wodurch das Shuntvolumen zunimmt [30].

1.1.2 Ventilation

Die beste Gasaustauschfläche nützt nichts, wenn die Gasmoleküle nicht zu ihr hintransportiert werden. Diese Ventilationsarbeit wird, jedenfalls bei Ruheatmung, zu ca. 90 % vom Zwerchfell erledigt. Während Ruheatmung und bei leichter bis mittlerer körperlicher Belastung wird nur die *Inspirationsmuskulatur* benötigt, denn das Lungenparenchym wirkt durch die elastischen Fasern wie eine Feder, die bei der Inspiration aktiv gespannt und bei der Exspiration passiv entspannt wird. Durch diese Bewegung gelangt Luft etwa bis zum Eingang der Alveolen. Danach erfolgt die Gasbewegung allein durch Diffusion. Immerhin erreichen Sauerstoffmoleküle eine Diffusionsgeschwindigkeit von etwa 1 mm pro Sekunde. Dies reicht für sie aus, um vom Eingang der Alveole bis zum Erythrozyten zu diffundieren.

Damit das funktioniert, muß die *Kontaktzeit* des Erythrozyten im Vorbeifluß an der Alveole ausreichend sein. In Ruhe beträgt diese Zeit etwa 0,75 s. Bei körperlicher Belastung geht sie auf etwa 0,25 s zurück. Es ist gut vorstellbar, daß bei behinderter Diffusion (z. B. verdickte Membran wie bei diffuser Fibrose oder Rarifizierung der Strombahn wie beim Emphysem) in Ruhe die Oxygenierung noch ausreicht, unter Belastung jedoch unzureichend ist, so daß eine Hypoxämie resultiert. Therapeutisch kann die Diffusion selbst bestenfalls durch Austausch des Stickstoffs durch ein Gas mit niedriger Viskosität (in der Regel Helium) beschleunigt werden. Dieses kann in Grenzfällen helfen, wenn hohe Sauerstoffkonzentrationen kontraindiziert sind.

Atempumpe

Die gesamte Atemmuskulatur kann funktionell als *Atempumpe* aufgefaßt werden. Wie erwähnt besteht sie – außer bei starker körperlicher Anstrengung – allein aus der Inspirationsmuskulatur. Deswegen findet Sauerstoffverbrauch in der Atemmuskulatur praktisch nur während der Inspiration statt. Die geleistete Arbeit der Atempumpe nach außen läßt sich aus der Änderung des Alveolardrucks multipliziert mit der daraus resultierenden Volumenänderung berechnen. Da vereinfacht der Pleuradruck dem Alveolardruck gleichgesetzt werden kann, ist es möglich, mittels Messung des Pleuradrucks via Ösophaguskatheter und Atemflußmessung die *Atemarbeit* (WOBvis) als Fläche unter der Kurve zu bestimmen. Man darf aber nicht vergessen, daß nur ein Teil der von der Atempumpe geleisteten Arbeit damit erfaßt wird. In Abbildung 1-1 sind die Beziehungen schematisch dargestellt.

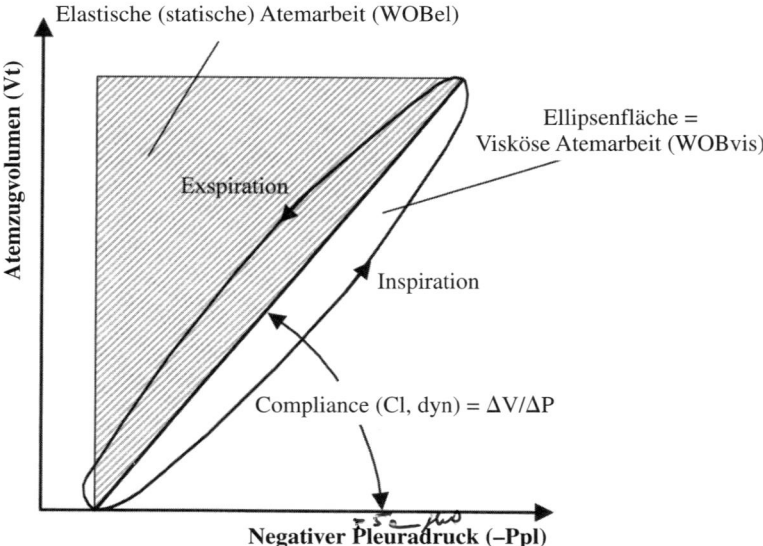

Abbildung 1-1 Verschiedene Anteile der Atemarbeit im Druck-Volumen-Diagramm

Atemarbeit

Die statische oder elastische Atemarbeit (z. B. bestimmbar bei sehr langsamer Ventilation am narkotisierten und relaxierten Patienten) ist die Arbeit bzw. die Energie, die erforderlich ist, um den Thorax zu dehnen (WOBstat). Wird die Atmung schneller, so kommt die Viskosität des Gases ins Spiel. Sie führt zur Erhöhung der Atemarbeit, die insbesondere bei obstruktiven Erkrankungen stark zunimmt (in Abb. 1-1 Fläche unter der Ellipse). In einem solchen Pleuradruck/Atemfluß-Diagramm kann man ebenfalls die Lungendehnbarkeit (Compliance) ablesen, die der Steilheit des Winkels entspricht. Genauere Messungen der Atemarbeit sind möglich durch Bestimmung des transdiaphragmalen Drucks im Ösophagus und im Magen. Die ermittelte Druckdifferenz liegt näher an dem wirklichen Alveolardruck.

Physikalisch ist Arbeit = Kraft x Weg. Der Energieverbrauch bzw. die Sauerstoffaufnahme der Atemmuskulatur wird aber durch die Arbeit pro Zeit = *Leistung* bestimmt. Dies wird häufig vergessen, wenn nur das Atemzugvolumen, aber nicht die Atemfrequenz berücksichtigt wird. Günstiger ist deswegen die Betrachtung des Pressure time index, wobei die transdiaphragmalen Drücke (in % des maximalen) der Inspirationszeit (in % des gesamten Atemzyklus) gegenübergestellt werden [9]. In der Praxis wird durch die heute verfügbaren Meßsysteme in den Intensivstationen aber oft die Atemarbeit der einzelnen Atemzyklen über eine Minute addiert und die Atemarbeit in J/min angegeben, obwohl sie eigentlich eine Leistung darstellt.

> Für den Energieverbrauch der Atemmuskulatur gilt:
> Arbeit pro Zeit = Leistung.
> Die Atemfrequenz muß berücksichtigt werden!

Sauerstoffverbrauch der Atempumpe

Es kommt aber noch eine wichtige Atemarbeit hinzu, die verborgen ist und aus der Gewebereibung des Thorax und der Lunge besteht. Beide weichen von der idealen Feder ab und geben damit die gespeicherte Energie nicht komplett zurück. Darüber hinaus gibt es bereits einen z. T. erheblichen Energieverbrauch durch die isometrische Kontraktion der Muskulatur, bevor überhaupt ein

Druck und damit später ein Flow entsteht. Deswegen ist es klinisch viel relevanter, nach dem *Sauerstoffverbrauch* der Atempumpe pro Minute zu fragen (*„oxygen cost of breathing"*). Damit erhält man die genauesten Informationen über die gesamte Atemarbeit bei unterschiedlichen Erkrankungen bzw. bei therapeutischen Maßnahmen. So zeigen z. B. Untersuchungen, daß die assistierte maschinelle Ventilation – auch bei sehr empfindlicher Triggereinstellung – den Sauerstoffverbrauch der Atemmuskulatur nur um ca. 40 % reduziert, im Gegensatz zur kontrollierten Ventilation, bei der er um mehr als 90 % fällt [24; 31]. Diese Unterschiede werden bei der einfachen Messung der viskösen Atemarbeit mittels Pleuradruck und Atemflußmessung nicht sichtbar, unter anderem auch weil die Maschinenventilation die Arbeit der Atempumpe überspielt. Beim Gesunden beträgt die Sauerstoffaufnahme der Atempumpe bei Ruheatmung nur ca. 1–2 % der Gesamtsauerstoffaufnahme. Dieser Anteil steigt bei belasteter Atempumpe mit Hyperkapnie erheblich und kann bei Weaningproblemen ca. 30–50 % erreichen. Damit werden die Unterschiede in der Gesamtsauerstoffaufnahme zwischen den Beatmungsmodi assistiert/kontrolliert deutlich meßbar [22; 31; 39].

Die direkte **Messung der Sauerstoffaufnahme der Atemmuskulatur** ist nur im Tierexperiment durch *arterio-venöse Differenzmessung* am Zwerchfell möglich. Hier zeigen sich z. T. noch dramatischere Unterschiede, denn es gibt innerhalb der Gesamtsauerstoffaufnahme noch ein Stealphänomen zugunsten der Atempumpe. In einer Veröffentlichung von Aubier et al. [4] konnte beim beatmeten Hund gezeigt werden, daß der Anteil der Sauerstoffaufnahme der Atempumpe an der Gesamtsauerstoffaufnahme von ca. 52 % auf 8 % fällt, wenn von Spontanatmung auf kontrollierte Ventilation (mit Sedierung) umgeschaltet wird. Da die Gesamtsauerstoffaufnahme kaum zurückging, nahm der relative Anteil der Sauerstoffaufnahme der lebenswichtigen Organe Gehirn, Herz, Leber und Niere zu.

Atemminutenvolumen
Grundsätzlich spiegelt sich die gesamte Atemarbeit, jede Teilkomponente bzw. die Sauerstoffaufnahme der Atempumpe linear in

der Ventilation über einen längeren Zeitraum wider. Üblicherweise wird hier das *Atemminutenvolumen* ($\dot{V}_E$) angegeben. Es errechnet sich aus dem Atemzugvolumen ($\dot{V}_t$) und der Atemfrequenz (f_b) ($\dot{V}_E = \dot{V}_t \cdot f_b$). Eine Verdoppelung von $\dot{V}_E$ bedeutet deswegen etwa eine Verdoppelung der Atemarbeit [12], jedenfalls im Bereich bis ca. 20 l/min, denn bei stärkerer Ventilation steigt der O_2-Verbrauch hyperbolisch [24]. Deswegen ist das Atemminutenvolumen V_E eine sehr wichtige Meßgröße bei Erkrankungen mit belasteter Atempumpe. Übrigens gilt das nicht für die alveoläre Ventilation (s. u.), die mehr den Gasaustausch repräsentiert, denn die Atempumpe wird auch bei der Durchspülung des Totraums belastet.

Energiegewinnung der Atemmuskulatur

Die Atemmuskulatur hat – wie jede quergestreifte Muskulatur – verschiedene Substrate zur *ATP-Gewinnung* zur Verfügung. Normalerweise läuft der Stoffwechsel oxidativ über die Fettsäureoxidation (Abb. 1-2). Damit wird jedoch nur eine gewisse Basisversorgung gesichert, die etwa bei 20–25 % liegt [7; 17; 33]. Zusätzliche ATP-Gewinnung ist über Abbau von Glykogen zu Glukose im Muskel möglich [13; 40]. Dieser verläuft in weiten Bereichen aerob, kann aber bei Extrembelastung auch anaerob erfolgen [11]. Durch die anaerobe Glykolyse werden zwar nur 2 Mol ATP im Vergleich zu 36 Mol bei der oxidativen Glykolyse bereitgestellt, die anaerobe Bereitstellung verläuft jedoch wesentlich schneller als die aerobe Bereitstellung im Zitratzyklus, so daß damit kurzfristig Energie nachgeliefert werden kann [41]. Der Zeitraum hierfür liegt im Bereich von etwa 1–2 min. Für ganz kurze Spitzenlastsituationen kann auch das in der Zelle vorhandene ATP verbraucht werden, wobei hier nur ca. 10 s zur Verfügung stehen.

Glykogen

Ein Zwischenspeicher für Überlastsituationen ist das im Muskel vorhandene *Glykogen*. Damit kann in einem Zeitbereich von 24–48 h vermehrte Atemarbeit geleistet werden. Im Gefolge der Mehrbelastung kommt es aber zur Glykogenverarmung. Hier ist ver-

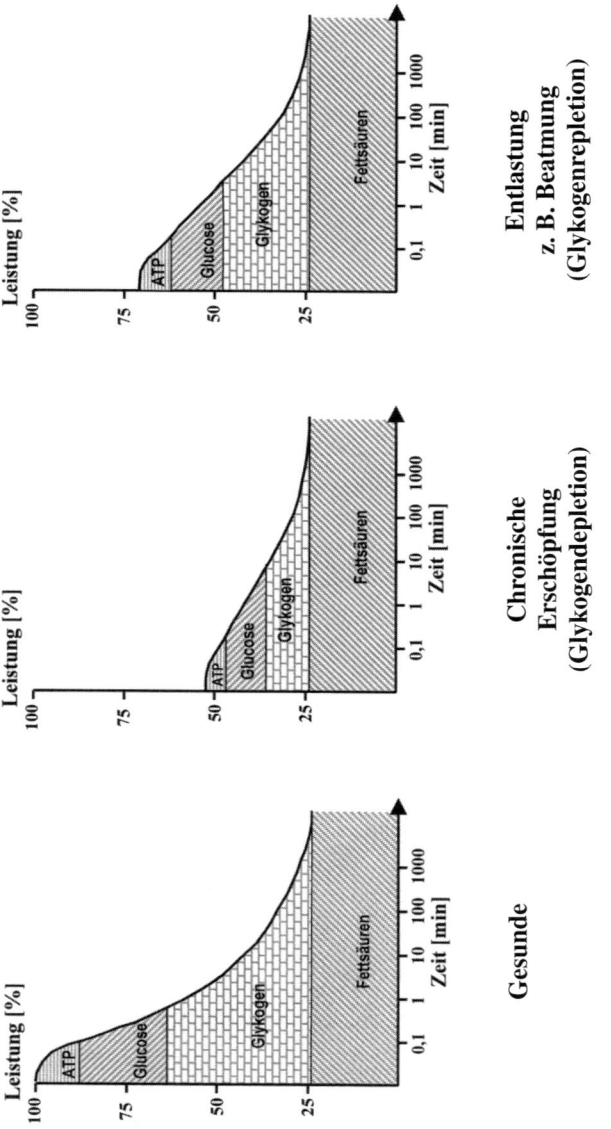

Abbildung 1-2 Schematische Darstellung der verschiedenen Energiesubstrate der Atemmuskulatur im Zeitverlauf in Abhängigkeit von der Belastung bei drei verschiedenen Zuständen

mutlich der pathophysiologische Hintergrund der Beatmungstherapie zu sehen, denn diese führt zur teilweisen Entlastung der Atempumpe mit konsekutiver Auffüllung der Glykogenreserven [23]. Die Folge ist eine höhere Ventilation in den Belastungsphasen außerhalb der Beatmung. Klinisch zeigt sich dies in einer Zunahme der körperlichen Belastbarkeit [34] und einem Rückgang der Hyperkapnie (Näheres s. Regulation).

> Die Beatmungstherapie führt über eine Teilentlastung der Atempumpe zur Auffüllung der Glykogenreserven.

Regelung der Ventilation
Die Ventilation wird beim Gesunden durch die H^+-Ionenzahl im Blut bzw. den pH-Wert reguliert. Durch Abatmen oder Retinieren von CO_2 kann damit im Minutenbereich die H^+-Ionenkonzentration geregelt werden. Deswegen steht das Ausmaß der alveolären Ventilation ($\dot{V}_A = \dot{V}_t - \dot{V}_D$; $\dot{V}_D$ = Totraumventilation) direkt in einer hyperbolischen Beziehung zum *alveolären PCO_2* ($PACO_2$). Da der $PACO_2$ etwa dem arteriellen bzw. kapillären PCO_2 entspricht ($PaCO_2$) und natürlich von der CO_2-Produktion (exhaliertes CO_2-Volumen/Zeiteinheit = $\dot{V}_{CO2}$) abhängt, ergibt sich folgende Beziehung (K = Korrekturfaktor):

$$PaCO_2 = K \cdot \frac{\dot{V}_{CO2}}{\dot{V}_A}$$

Da die CO_2-Produktion i. d. R. über einen längeren Zeitraum konstant bleibt, führt z. B. eine Verdoppelung des Atemminutenvolumens zu einer Halbierung des Kohlendioxidpartialdrucks im Blut.

Der alveoläre PO_2 ändert sich durch die Ventilation zwar etwa so wie der PCO_2, infolge der Sauerstoffbindungskurve kommt es jedoch über einen weiten Bereich zu keiner relevanten Änderung der Sauerstoffsättigung (SaO_2). Der S-förmige Verlauf der Sauerstoffbindungskurve ermöglicht damit sinnvollerweise einen großen Regelbereich für die pH-Konstanthaltung, denn sonst würde sich bei pH-Verschiebungen (z. B. durch geänderte Nahrung) ständig der Sauerstoffgehalt (CaO_2) ändern.

Eine genauere Berechnung des alveolären Sauerstoffdrucks (PAO_2) wird durch die Alveolargasgleichung bestimmt. Hierbei wird der alveoläre PCO_2 (bzw. $PaCO_2$, der nahezu identisch ist) berücksichtigt, denn die Summe aller Partialdrücke muß immer den atmosphärischen Druck ergeben. Sie ist besonders bei Hypoventilation relevant.

> **Gleichung der alveolären Ventilation:**
> $$PAO_2 = PiO_2 - \frac{PaCO_2}{RQ}$$
> oder bei PiO_2 = 149 mmHg (Luftatmung)
> $$PAO_2 = 149 - \frac{PaCO_2}{RQ}$$

Die (hier vereinfacht dargestellte) Gleichung der *alveolären Ventilation* wird neben dem inspiratorischen Sauerstoffpartialdruck (PiO_2) zusätzlich durch den respiratorischen Quotienten ($RQ = \dot{V}_{CO_2}/\dot{V}_{O_2}$) bestimmt, denn das Inspirationsvolumen ist im Vergleich zum Exspirationsvolumen – in Abhängigkeit vom RQ – etwas größer, da ein Teil des aufgenommenen Sauerstoffs als Wasser abgegeben wird. Die Alveolargasgleichung erklärt, warum konsekutiv bei Hyperkapnie der Sauerstoffpartialdruck in den hypoxämischen Bereich wandern muß. Später wird noch gezeigt, daß diese der Hyperkapnie folgende *Hypoxämie* (Sauerstoffmangel in Blut) häufig überbewertet wird, da durch Kompensationsmechanismen wie Polyglobulie, Reduktion des 2,3-Diphosphorglyzeratgehaltes im Erythrozyten keine *Hypoxie* im Gewebe eintritt, sofern sich die Störung langsam entwickelt.

1.1.3 Perfusion

Nach Diffusion der Sauerstoffmoleküle durch die Alveolarmembran in den Erythrozyten bestimmt die Perfusion deren weiteren Transport bis zum Mitochondrium des Endverbrauchers. Dabei enthält die gesamte Lunge erstaunlich wenig Blut (ca. 300 ml; im Kapillarbett ca. 60 ml). Diese Blutmenge muß pro Zeiteinheit recht schnell durchfließen, denn pro Zeiteinheit fließt durch die

Lunge genauso viel Blut wie durch den gesamten übrigen Organismus, da beide Kreisläufe hintereinandergeschaltet sind. Das erklärt die schon erwähnte kurze Kontaktzeit in der Alveole von etwa 0,75 s. Das kapilläre Gefäßsystem der Lunge ist beim Gesunden und in Ruhe nur zu einem kleineren Teil von Blut durchflossen. Erst bei körperlicher Belastung oder bei Erkrankungen werden die übrigen Kapillaren eröffnet. Infolgedessen steigt auch bei körperlicher Belastung der Pulmonalisdruck kaum an, denn der *pulmonale Gefäßwiderstand* fällt mit steigendem Pulmonalisdruck; besonders bei niedrigem Druck im linken Vorhof.

Es besteht außerdem eine *kraniokaudale Differenz der Durchblutung* durch Überlagerung des hydrostatischen Drucks auf den Druck in der Arteria pulmonalis (Alveolardruck im Mittel mit null angenommen). In den Oberfeldern ist der Druck in der Arteria pulmonalis unter null, so daß beim stehenden Gesunden die Oberfelder kaum durchblutet werden. Im Mittelfeld wird er positiv – anfangs nur in der Systole –, wodurch zunehmend die Durchblutung steigt. In den Unterfeldern schließlich liegt er immer über dem des linken Vorhofs mit dem Resultat eines andauernden Blutflusses (3-Zonen-Modell nach J. B. West). Beim Liegenden besteht der Quotient ebenfalls, wenn auch wegen des geringeren Tiefendurchmessers des Thorax schwächer ausgeprägt.

Hypoxämie und Gefäßwiderstand

Unter *alveolärer Hypoxie* steigt der pulmonale Gefäßwiderstand bei Werten unter ca. 50–55 mmHg nach dem schon erwähnten Euler-Liljestrand-Mechanismus in klinisch relevante Bereiche an [10; 14]. Längerdauernde und wiederholte Hypoxämien verstärken diesen Effekt [43]. Die Erhöhung des Gefäßwiderstandes – mit der daraus resultierenden Druckerhöhung im Pulmonalkreislauf – ist ein sinnvoller Kompensationsmechanismus zur Reduktion der Hypoxämie, denn er verlagert zum einen das Blut im pulmonalen Kapillarbett in den Bereich der besser belüfteten Alveolen (dort ist der Gefäßwiderstand durch die geringere Hypoxämie niedriger) und verlängert zum anderen die Kontaktzeit der Erythrozyten an den Alveolen, die länger brauchen, um sich durch die verengten Kapillaren zu quetschen. Die sich bei längerer Hypoxämie entwickelnde Rechtsherzhypertrophie (Cor pulmonale) ist deswegen ein sinnvoller Kompensationsmechanismus der pulmonalen Druckerhöhung. Patienten mit Cor pulmonale sterben zumeist an ihrer Grunderkrankung und fast nie am Rechtsherzversagen [26; 46].

Rechts-Links-Shunt

Das Schlagvolumen bzw. das Herzminutenvolumen ist an die Ventilation recht genau angeglichen. Der Organismus stellt ein konstantes *Ventilations-/Perfusionsverhältnis* ($\dot{V}/\dot{Q}$) für die Gesamtlunge von etwa 0,8 ein. Wie das im Einzelfall reguliert wird, ist bisher weitgehend unbekannt. Physiologischerweise fließt eine geringe Blutmenge aus den Bronchial- und Mediastinalvenen in die Pulmonalvene sowie aus den Thebesischen Venen direkt in das linke Herz, woraus ein Shunt von 2–3 % resultiert. Bei manchen Erkrankungen kommt es infolge von unbelüfteten Alveolarbezirken (z. B. Obstruktion, Pneumonie) oft zu einer erheblichen Zunahme des Rechts-Links-Shunt. Pathophysiologisch ist es außerordentlich wichtig zu bestimmen, ob eine Hypoxämie durch Shunt oder durch andere Ursachen bedingt ist. Hier hilft die Gabe von 100 % Sauerstoff über 10–15 min mit anschließender Messung der Blutgase. Bei einem Shunt ändert sich der Sauerstoffpartialdruck kaum. Das Shuntvolumen ($\dot{Q}$shunt) in % kann nach ca. 15 min Atmung mit 100 % O_2 vereinfacht berechnet werden (PaO_2 in mmHg unter 100 % O_2):

Berechnung des Shuntvolumens:
$$\dot{Q}\text{shunt} = 100 \cdot \frac{673 - PaO_2}{2079 - PaO_2}$$

Grundlage dieser Gleichung ist das Mischungsverhältnis des Sauerstoffpartialdrucks bei Luft und bei 100 % Sauerstoff-Atmung unter Berücksichtigung der Wasserdampfsättigung in der Alveole. Andere Einflüsse wie PCO_2 und Änderung des Ventilations-/Perfusionsverhältnisses unter 100 % O_2-Atmung sind in der Praxis vernachlässigbar.

1.2 Regulation

Für das physiologische Basisverständnis ist es wichtig, die *Verknüpfungen zwischen den einzelnen Systemen* aufzuzeigen, die für den O_2-Transport zum Mitochondrium bzw. den Abtransport von CO_2 verantwortlich sind. Der Organismus hat diese Systeme subtil aufeinander abgestimmt, wobei für den Krankheitsfall verschiedene Reservemechanismen zur Verfügung stehen. Die Abbildung 1-3 zeigt die wichtigsten einzelnen Kompartimente. Für intensivmedizinische Belange ist insbesondere die Betrachtung der Gasresorption, der Atempumpe und der Blutpumpe wesentlich, da eine Insuffizienz dieser Organe meist die Ursache der respiratorischen Insuffizienz ist. Die Sauerstofftransportsysteme sind hintereinandergeschaltet, so daß diese Kette immer so stark ist wie

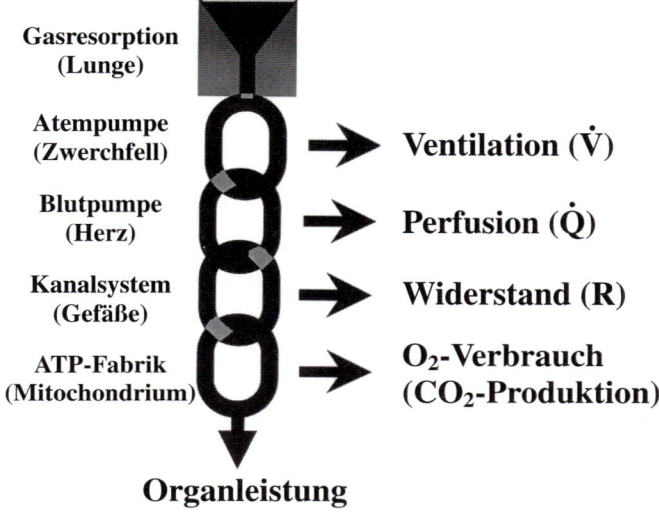

Abbildung 1-3 Die verschiedenen Kompartimente des Sauerstofftransportes im Organismus

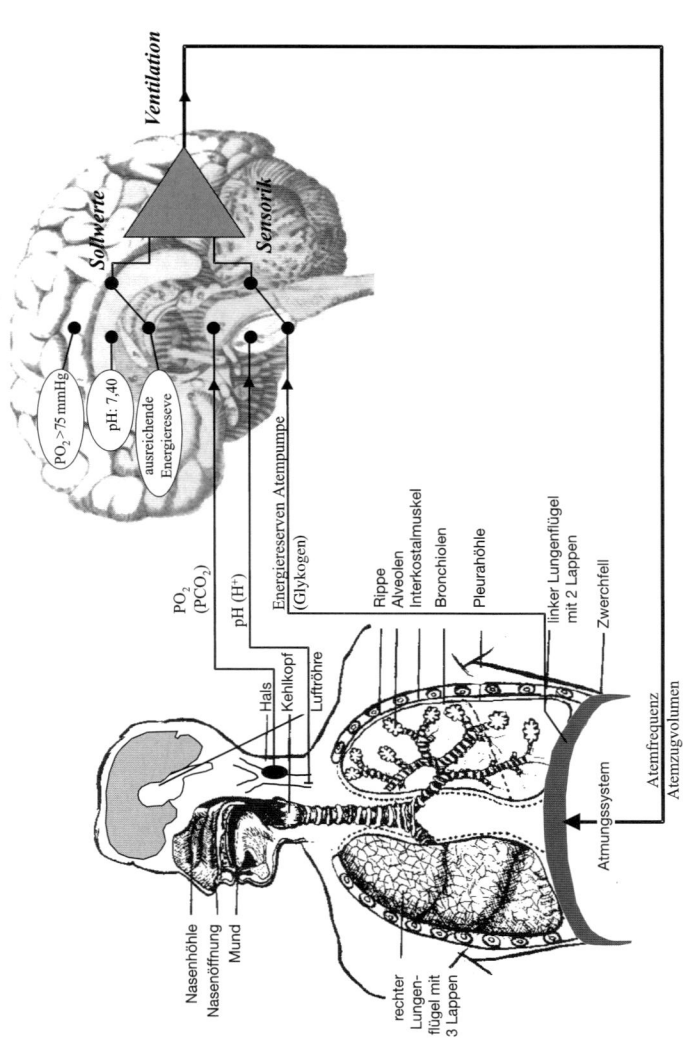

Abbildung 1-4 Modell der Atmungsregulation bei drei verschiedenen Zuständen: pH-Störungen; Hypoxie; Einschränkung der Energiereserven der Atempumpe

ihr schwächstes Glied. Daher ist es wenig sinnvoll, bei Insuffizienz des einen Organsystems das andere ohne wirkliche Not zu stützen, was leider häufig immer noch geschieht. Es gibt inzwischen zahlreiche Studien, die gezeigt haben, daß die Erhöhung des Sauerstoffangebotes durch Stützung funktionierender Organsysteme keinen Vorteil erzielt [16; 25]; im Gegenteil, es wird oft nur der Gesamtsauerstoffverbrauch erhöht und damit das kranke Organsystem noch mehr belastet (s. auch Abb. 1-6).

1.2.1 Regelung der Ventilation

Die Regelung der Ventilation ist komplex. Vor allem beim Gesunden unterliegt sie neben den vegetativen auch emotionalen Einflüssen aus dem Großhirn. Wie erwähnt, steht hier die Konstanthaltung des pH im Vordergrund. Bei Erkrankungen des Lungenparenchyms, der zuführenden Atemwege oder des Zwerchfells wird die Führungsgröße des *Atmungsreglers* der jeweiligen pathologischen Situation angepaßt. Unter Führungsgröße versteht man das Leitprinzip, nach dem der Regler sich ausrichtet. In Abbildung 1-4 sind verschiedene Möglichkeiten schematisch dargestellt. Normalerweise wird als Sollwert der pH vorgegeben und diese Sensorik aus dem Blut und dem Liquor entsprechend favorisiert. Kommt es z. B. zu einem Lungenödem infolge eines Herzinfarktes, so nimmt die Diffusionsstörung akut zu. Die Folge ist eine ausgeprägte Hypoxämie, durch die die Ventilation gesteigert wird. In dem Falle ist der Sauerstoffpartialdruck die favorisierte Meßgröße, der durch Steigerung der Ventilation zumindest teilweise kompensiert wird. Als Folge muß natürlich das PCO_2 im Blut fallen.

Atemmuskulatur als limitierendes Organ

Bei Patienten mit Hyperkapnie bzw. ventilatorischer Insuffizienz ist die Atemarbeit über die Norm erhöht. Es droht ein Leerlaufen der *Energiereserven des Zwerchfells*. In einem solchen Falle orientiert sich der Regelkreis an dieser Stellgröße. Die Energiereserven bzw. der intrazelluläre pH des Zwerchfells wird über afferente C-Fasern an das Atmungszentrum vermittelt [19; 28; 29]. Da in einem solchen Falle das lebenslimitierende Organ die Atemmuskulatur ist, wird deswegen kompensatorisch hypoventiliert. Dies zeigt sich in den Blutgasen in einer Hyperkapnie. Übrigens ist die Empfindung der Dyspnoe bei obstruktiven Atemwegserkrankungen am stärksten durch die drohende Überlastung der Atempumpe determiniert [32; 44]. Dieses ist auch sinnvoll, denn bei Zunahme der Obstruktion oder bei körperlicher Belastung nimmt die Atemarbeit bzw. der Sauerstoffverbrauch der Atemmuskulatur am stärksten zu und wird damit zum limitierenden Organ.

Als Folge hieraus entsteht eine *Hypoxämie* [20]. Bereits nach 10–20 min beginnt als *Kompensationsmechanismus* die Verschiebung der Sauerstoffbindungskurve (infolge der Reduktion des 2,3-Diphosphorglyzerat im Erythrozyten). Dadurch wird der Sauerstoff leichter ans Hämoglobin gebunden [1; 27]; allerdings um den Preis einer erschwerten Abgabe in der Peripherie. (Bei reduziertem Schlagvolumen z. B. bei Herzinsuffizienz ist es übrigens umgekehrt [5; 6].) Als nächste Stufe folgt die Expression von Isoenzymen (P450-Zytochromoxydasen) der Atmungskette, die in der Lage sind, mit deutlich weniger Sauerstoffspannung die gleiche Menge an ATP zu bilden [18; 42]. Dieser Vorgang dauert etwa 36–72 h. Im Bereich von Wochen entwickelt sich bei fortdauernder Belastung dann eine Polyglobulie, die den Sauerstoffgehalt meist wieder normalisiert.

In Abbildung 1-5 sind mehrere *Kompensationsmechanismen* dargestellt, die sich mit einer zunehmenden ventilatorischen Last (z. B. Skoliose) im *Langzeitverlauf* über Monate und Jahre entwickeln. Zuerst reduziert die früher einsetzende Dyspnoe als sinnvolles Warnsignal die körperliche Belastung, so daß von dieser Seite eine Überlast vermieden wird. Mit Fortschreiten der Erkrankung entwickelt sich dann eine Hypoventilation, zuerst sinnvollerweise im Schlaf [36], da in dieser Zeit keine zusätzliche körperliche Arbeit geleistet werden muß. Später zeigt sich die Hyperkapnie auch am Tage; anfangs nur unter Belastung [37], mit weiterem Fortschreiten auch in Ruhe. Mit der sich konsekutiv entwickelnden Hypoxämie entstehen dann die bereits erwähnten weiteren Kompensationsmechanismen.

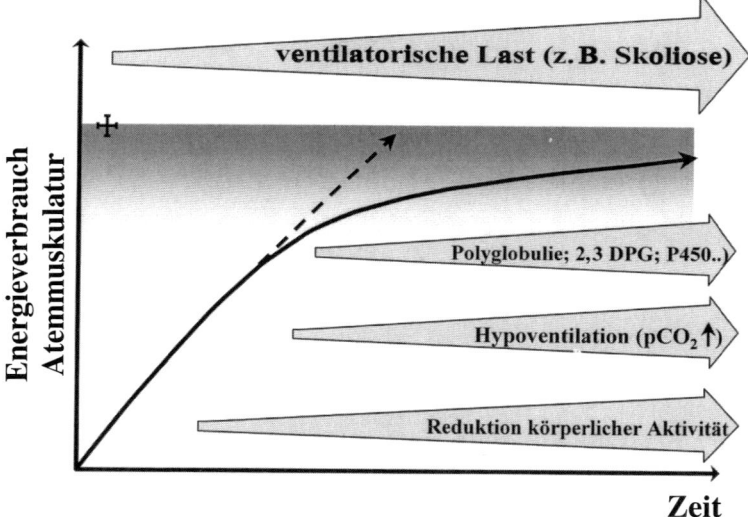

Abbildung 1-5 Energieverbrauch der Atemmuskulatur bei langsam progredienter Erkrankung mit den Kompensationsmechanismen zur Vermeidung einer Überlastung der Atempumpe und des ATP-Mangels in der Zelle. Die gestrichelte Linie stellt den Zeitverlauf mit verkürzter Lebenserwartung ohne Kompensationsmechanismen dar

Sauerstoffangebot DO_2

Unter Betrachtung der Ventilation und Perfusion werden zwei Größen oberbegrifflich geregelt: zum einen das Ventilations-/Perfusionsverhältnis ($\dot{V}/\dot{Q}$), das etwa auf 0,8 eingestellt wird; zum anderen das *Sauerstoffangebot DO_2* (Abb. 1-6), das beim Gesunden etwa bei 1000 ml/min liegt. Aufgenommen werden davon ca. 250 ml. Das Sauerstoffangebot setzt sich zusammen aus dem Sauerstoffgehalt und dem Herzminutenvolumen ($\dot{Q}$) oder, unter Berücksichtigung der Körperoberfläche, dem cardiac index (das physikalisch gelöste O_2 ist vernachlässigbar). Aus dieser für die Intensivmedizin zentralen Gleichung in Abbildung 1-6 geht hervor, daß der Sauerstoffgehalt die wirklich bedeutende und damit geregelte Größe ist und nicht der Sauerstoffpartialdruck, wie häu-

$$DO_2 = CaO_2 \times \dot{Q}$$
$$\downarrow$$
$$CaO_2 = SaO_2 \times Hb \times 1{,}34 + 0{,}003 \times PO_2$$
$$\downarrow$$
$$SaO_2 = f(PO_2;\ \text{nach}\ O_2\text{-Bindungskurve})$$

Abbildung 1-6 Beziehung zwischen Sauerstoffangebot, -gehalt und -partialdruck

fig angenommen. Der Sauerstoffgehalt spiegelt die Zahl der transportierten Sauerstoffmoleküle, also das Substrat der Energiegewinnung wider. Er hängt über das Hb und den Faktor 1,34 mit der Sauerstoffsättigung zusammen (Abb. 1-6). Insofern reicht es für praktische Zwecke zur Bestimmung des Sauerstoffgehaltes, daß man die Sättigung (gemessen mittels Pulsoxymeter – weil genauer – und nicht die errechnete aus der Blutgasanalyse) mit dem Hb mit 1,34 multipliziert. Dieser Wert sollte immer in die Kurve eingetragen werden, damit ein Gefühl für die Größenordnung des Sauerstoffgehaltes entwickelt wird. Oft ist man dann erstaunt, wie weit der PO_2 fallen kann (z. B. bei Polyglobulie), ohne daß sich ein wirkliches Sauerstoffdefizit im Sinne eines reduzierten Sauerstoffgehaltes ergibt.

Sauerstoffgehalt = Sättigung* x Hb x 1,34
Sollte täglich dokumentiert werden!
*mit Pulsoxymeter gemessen

Sauerstoffgehalt

Erst über die Sauerstoffbindungskurve hängt der Sauerstoffgehalt tertiär mit dem Sauerstoffpartialdruck zusammen. Der *PO_2 reagiert empfindlich bei Ventilations- oder Parenchymstörungen,* so daß er diagnostisch sehr wertvoll ist. Für die Einstellung der Beatmungsparameter und vor allen Dingen für die Bemessung der inspiratorischen Sauerstoffkonzentration sollte aber der Sauerstoffgehalt herangezogen werden.

Besonders ungünstig ist die in der intensivmedizinischen Literatur beliebte Angabe des *Oxygenierungsindex*; des Verhältnisses von inspiratorischer Sauerstoffkonzentration und dem PO_2. Beide Größen können sich je nach Erkrankung unterschiedlich beeinflussen, so daß ohne Betrachtung der Einzelgrößen mitunter falsche Schlüsse gezogen werden. So wird z. B. ein stabiler Patient mit Pneumonie und einem PO_2 von 50 mmHg und noch normalem Sauerstoffgehalt (PO_2 erniedrigt infolge des Shuntvolumens durch den pneumonischen Bezirk) durch Sauerstoffgabe von 100 % scheinbar beatmungspflichtig, da der PO_2 infolge Shunt kaum ansteigt. Sein Oxygenierungsindex erfüllt plötzlich nach den gängigen Empfehlungen die Kriterien für eine Intubation.

Sauerstoffextraktion

Die *Gesamtsauerstoffaufnahme* ($\dot{V}O_2$) *oder Sauerstoffextraktion* des Organismus errechnet sich aus der Differenz zwischen arteriellem und gemischt-venösem Sauerstoffgehalt multipliziert mit dem Herzminutenvolumen (Abb. 1-7). Sie liegt beim Gesunden in Ruhe bei etwa 250 ml. Die Sauerstoffextraktionsrate (ER) selbst kann der Organismus in sehr kritischen Zuständen ebenfalls regeln, indem er die Durchblutung nicht lebensnotwendiger Organe reduziert. An diesem Rädchen wird jedoch erst sehr spät gedreht. Eine Erhöhung der Sauerstoffextraktion ist in der Regel mit einer schlechten Prognose verbunden [15; 45].

Es reicht daher für praktische Zwecke auf der Intensivstation, sich im Einzelfall die Formel in Abbildung 1-6 zur Sauerstoffaufnahme zu vergegenwärtigen.

Hat der Beatmungspatient z. B. eine *Anämie*, so muß er konse-

$$\dot{V}O_2 = (CaO_2 - CvO_2) \times \dot{Q}$$

$$ER = \dot{V}O_2/DO_2 = (CaO_2 - CvO_2)/CaO_2$$

Abbildung 1-7 Formel für Sauerstoffaufnahme bzw. -extraktion

kutiv das Herzminutenvolumen steigern, damit die Sauerstoffaufnahme gehalten werden kann („hyperzirkulatorische Anämie"). Diese führt zu einer vermehrten kardialen Belastung, die bei gleichzeitig bestehender Herzinsuffizienz ein Problem darstellen kann [45]. Eine Blutgabe rekompensiert das System. Steigt der Sauerstoffgehalt z. B. durch Blutgabe, so wird nicht nur das Herzminutenvolumen reduziert, sondern auch die Ventilation, die über das Ventilations-/Perfusionsverhältnis relativ starr fixiert ist. Eine Gabe von Frischblut entlastet bei Hyperkapnie die Atempumpe über diesen Mechanismus, was mitunter die Entwöhnung vom Respirator deutlich erleichtert [35; 38]. Auch ist immer die *Gesamtsauerstoffaufnahme* zu betrachten. Häufig führen überflüssige therapeutische Maßnahmen, z. B. unkritische Katecholamingaben, zu einer Erhöhung des Sauerstoffverbrauchs. Dies belastet wiederum Atempumpe und Herz, was u. U. – meist zeitverzögert – zur Dekompensation führen kann.

Auch kann durch Beginn einer kontrollierten Beatmung, infolge der damit verbundenen Reduktion der Durchblutung der Atemmuskulatur, das Sauerstoffangebot bzw. die -aufnahme um 20–30 % reduziert werden [4]. Entsprechend reduziert sich dann das Herzminutenvolumen etwa um den gleichen Größenbereich, da der Sauerstoffgehalt gleich bleibt. Dies ist z. B. einer der Gründe, warum Patienten mit *kardiogenem Schock* auch bei primär gesunder Lunge eine Besserung der Herzinsuffizienz unter Beatmung zeigen. Nur darf man in diesem Falle den ggf. gemessenen Rückgang des cardiac index nicht durch gleichzeitige Katecholamingabe wieder zunichte machen.

Bei den meisten intensivpflichtigen Patienten gelingt es unter Kenntnis der erwähnten physiologischen Grundparameter, die *pathophysiologischen Zusammenhänge* zu erkennen. Daraus ergibt sich häufig die Therapie bzw. u. U. die zurückhaltende Therapie bezüglich der nicht erkrankten Organsysteme. Letztere zeigen zwar oft aufgrund der Kompensationsmechanismen pathologische Werte, die jedoch selten Anlaß für eine Intervention sein sollten. Man erzeugt häufig nur zusätzliche Störgrößen, die in der Regel unter zusätzlichem Energieverbrauch vom Organismus wieder kompensiert werden müssen.

Die Kenntnis der pathophysiologischen Zusammenhänge ermöglicht eine zurückhaltende Therapie nicht erkrankter Organsysteme!

1.3 Mukoziliäre Clearance

Intubierte Patienten versterben häufig an der nicht beherrschbaren Exazerbation ihrer chronisch-obstruktiven Bronchitis. Deswegen sind für den Intensivmediziner Kenntnisse der physiologischen und pathologischen *Reinigungsmechanismen im Tracheobronchialsystem* von zentraler Bedeutung.

Beim Gesunden funktioniert der *mukoziliäre Klärapparat* so gut, daß inhalierte Schadstoffe und Mikroorganismen komplett eliminiert werden, ohne daß man etwas davon bemerkt. Kleinere Partikel, die bis in die Alveolen gelangen, werden von den Makrophagen aufgenommen und entweder abgebaut oder zentralwärts so weit transportiert, daß sie Anschluß an die mukoziliäre „Rolltreppe" bekommen. Ein kleiner Teil wandert auch ins Lymphsystem. Jede Bronchitis geht mit einer mehr oder weniger starken Insuffizienz des Mucociliarapparates einher, so daß als Kompensationsmechanismus der Husten einsetzen muß [21]. Die *Hustenclearance* ist in der Regel so effektiv, daß darüber die Lunge ausreichend gereinigt werden kann. Für den Hustenmechanismus sind drei Dinge wesentlich:
- der Glottisschluß, um einen hohen intrapulmonalen Druck aufzubauen;
- die Pars membranacea zwischen den Knorpelspangen;
- die nicht-Newtonschen mechanischen Eigenschaften des Mukus.

Sekretfluß

In einem starren Bronchialsystem mit einem Mukus mit Newtonschen Eigenschaften (z. B. Glyzerin, Honig), wäre eine Sekretreinigung auch bei langsamer Inspiration mit anschließender maximaler forcierter Exspiration überhaupt nicht möglich. Durch die *Pars membranacea* kommt es jedoch bei der forcierten

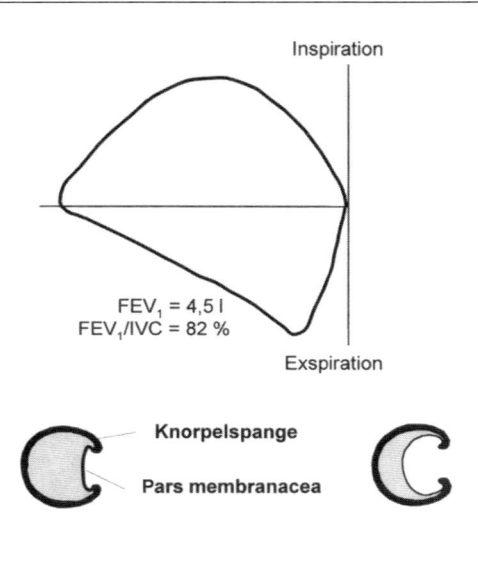

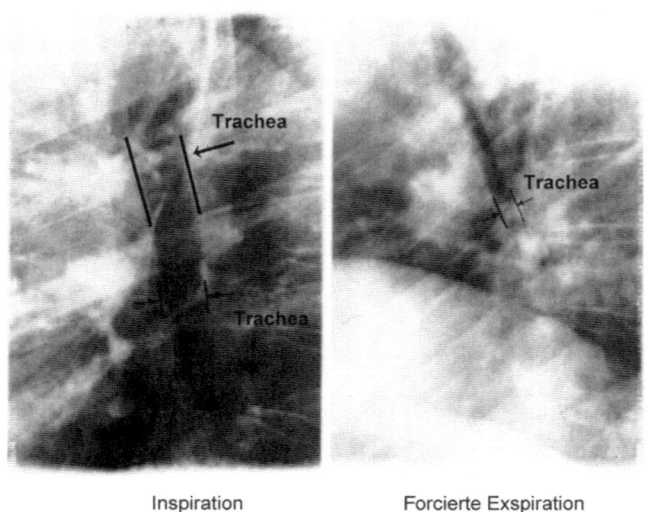

Abbildung 1-8 Darstellung der Einengung des Tracheallumens im seitlichen Strahlengang beim Hustenstoß (forcierte Exspiration) mit Darstellung der Fluß-Volumen-Kurve bereits beim Gesunden

Exspiration zu einer Volumeneinengung (Abb. 1-8), die auch beim Gesunden im Trachealbereich bis zu 60 % des Lumens ausmacht. Dadurch kommt es in der Summe zu einem oralwärts gerichteten Sekretfluß. Des weiteren ist die nicht-Newtonsche Eigenschaft des Mukus für einen gerichteten Transport verantwortlich, denn der Mukus ist zwar in Ruhe zähflüssig, er wird aber dünnflüssig, wenn Scherkräfte auf ihn wirken (*Thixotropie*). Diese Eigenschaft wird z. B. durch manche instillierten mukoaktiven Substanzen reduziert (z. B. N-Acetylcystein), die u. U. den Mukus zu dünnflüssig werden lassen, so daß er in die Peripherie läuft und die Hustenclearance sich verschlechtert.

Distale Hustenclearance
In den Lehrbüchern steht oft, daß der Husteneffekt distal des *equal pressure point* (EPP) nicht mehr funktioniere, da aufgrund theoretischer Überlegungen die Flußgeschwindigkeit dort zu gering sei. Experimentelle Daten hierzu fehlen aber; im Gegenteil, es scheint auch eine Hustenclearance in der Peripherie des Bronchialbaums zu geben, denn sonst würden z. B. Patienten mit angeborener ziliärer Dyskinesie ihre Peripherie nicht ausreichend reinigen können [21]. Daß sie das können, beweist ihre inzwischen fast normale Lebenserwartung, im Gegensatz zu den deutlich früher sterbenden Patienten mit Mukoviszidose, die infolge der Wasserarmut ihres Sekretes eine deutlich reduzierte Hustenclearance haben [3]. Die Hustenclearance in der Peripherie könnte verursacht sein durch Mukustentakel, die von proximal des EPP weit nach distal ragen und beim Husten bzw. Absaugen mitgenommen werden. Dafür spricht, daß zwei Mukusplaques bereits innerhalb weniger Minuten zu einer Synzytium zusammenfließen und nicht mehr trennbar sind.

Der **exspiratorische Kollaps der Atemwege**, z. B. bei COPD, kann so stark zunehmen, daß zumindest in Teilbereichen das Bronchialsystem ganz verschlossen ist. Dann bleibt der Mukus an der Engstelle hängen (Abb. 1-9). Hier helfen exspiratorisches Huffing („Husten ohne Glottisschluß") und PEP-Techniken (forcierte Exspiration gegen eine Stenose), um den Totalkollaps zu verhindern. Leider führt die Intubation dazu, daß der Glottisschluß

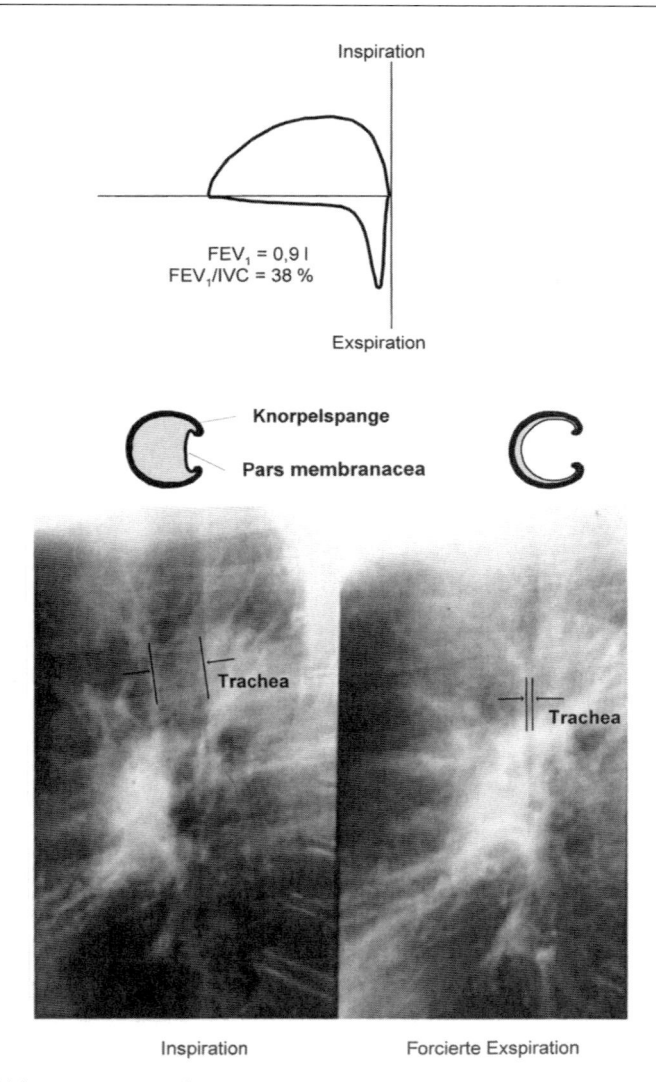

Abbildung 1-9 Darstellung der massiven Einengung des Tracheallumens im seitlichen Strahlengang beim Hustenstoß (forcierte Exspiration) mit Darstellung der Fluß-Volumen-Kurve bei COPD infolge instabilen Tracheobronchialsystems

nicht mehr möglich ist. Dadurch kann auch bei Mitarbeit des Patienten kein ausreichender Druck aufgebaut werden, so daß die exspiratorischen Flüsse niedrig sind und der Husten oft ineffektiv bleibt. Hier liegt ein zentraler Vorteil der nicht-invasiven Beatmung, denn erstens ist der Patient so wach, daß er noch husten kann und zweitens bleibt ein Glottisschluß möglich. Dadurch ist vor allen Dingen die Sekretelimination aus der Peripherie nach zentral möglich. Eine Absaugung via Bronchoskop ist zwar besser als die blinde Absaugung, aber nie so effektiv wie der Husten, um den infizierten Mukus zu reduzieren. Die neueren Studien zum Vergleich zwischen invasiver und nicht-invasiver Beatmung zeigen insbesondere eine drastisch geringere Pneumonierate unter Maskenbeatmung, was im wesentlichen über die intakte Hustenclearance zu erklären ist [2; 8]. Hinzu kommt bei Maskenbeatmung die halbsitzende Position, die die bronchiale Clearance erleichtert.

Wie effektiv der Husten ist, zeigen die Abbildungen 1-10 und 1-11. Hier ist mittels radioaktiver Partikeltechnik die *Elimination von Schadstoffen* eines Gesunden über die mukoziliäre Clearance der eines Patienten mit COPD gegenübergestellt. Beim Gesunden sind bereits nach einer Stunde ca. 35 % der inhalierten Partikel entfernt (Abb. 1-10). Der Patient mit COPD hingegen hat ein infolge des Inhalationsrauchens weitestgehend zerstörtes Ziliarepithel, so daß die Radioaktivität nahezu unvermindert in der Lunge verbleibt und erst der Hustenstoß am Ende der Untersuchung das Bronchialsystem partiell reinigt (Abb. 1-11).

Bei intensivpflichtigen Patienten mit ventilatorischer Insuffizienz ist die Immunitätslage im Bronchialsystem in der Regel ausgezeichnet, denn diese Patienten haben häufig vorher rezidivierende Infekte im Rahmen ihrer Grunderkrankung (meistens COPD). Die Exazerbation wird aber hervorgerufen durch ein Mißverhältnis zwischen *Retention* bzw. Vermehrung von Mikroorganismen im Bronchialsystem und der *bronchialen Clearance*. Deswegen ist die Berücksichtigung der bronchialen Clearance in der Therapie ein zentrales Problem bei beatmeten Patienten. Funktioniert diese nicht ausreichend, helfen auch noch so viele parenterale Antibiotika nicht. Aus diesem Grunde müssen neben

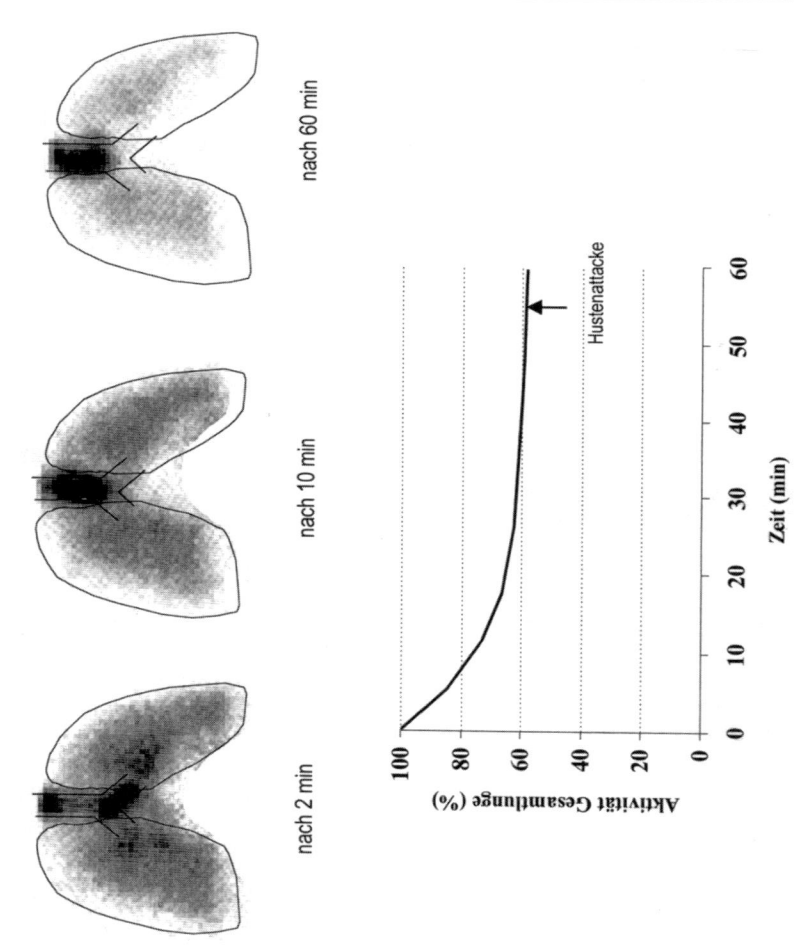

Abbildung 1-10
Mukoziliäre und Hustenclearance beim Gesunden (ca. 40 % in 60 min allein durch die mukoziliäre „Rolltreppe"); dargestellt anhand inhalierter radioaktiver 99mTc-Partikel mit zentraler Deposition

Physiologie der Atmung   33

Abbildung 1-11
Mukoziliäre und Hustenclearance bei COPD (ca. 30 % allein durch Hustenstoß); dargestellt anhand inhalierter radioaktiver 99mTc-Partikel mit zentraler Deposition

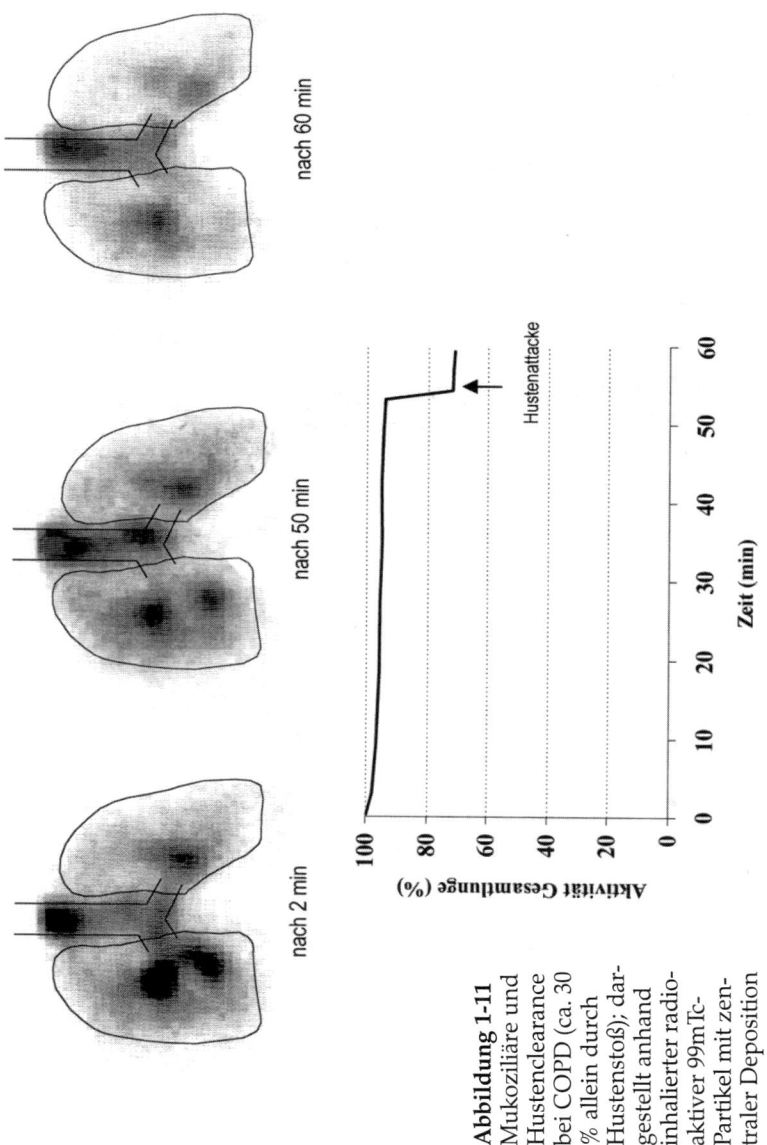

physikalischen Maßnahmen zur Förderung des retinierten Schleims die Patienten insbesondere aktiv zum Husten (bei Maskenbeatmung ohne Probleme möglich), z. B. alle 30 min, aufgefordert werden.

Empfohlene Lehrbücher zur Lungenphysiologie

Tammeling GJ, Quanjer PH. Physiologie der Atmung. Band I + II. Biberach: Pmi, Thomae, 1980.
Murray JF, Nadel JA. Textbook of respiratory Medicine. Philadelphia, London: Saunders, 1994.
Murray JF. Die normale Lunge. Stuttgart: Schattauer, 1978.
Nunn J. Nunn's Applied Respiratory Physiology. Oxford: Butterworth-Heinemann, 1999.

Literatur

1. Agusti AG, Rodriguez-Roisin R, Roca J, Aguilar JL, Agusti-Vidal A. Oxyhemoglobin affinity in patients with chronic obstructive pulmonary disease and acute respiratory failure: role of mechanical ventilation. Crit Care Med 1986; 14: 610–613.
2. Antonelli M, Conti G, Rocco M, Bufi M, De Blasi RA, Vivino G, Gasparetto A, Meduri GU. A comparison of noninvasive positive-pressure ventilation and conventional mechanical ventilation in patients with acute respiratory failure. N Engl J Med 1998; 339 (13): 429–435.
3. App EM, King M, Helfesrieder R, Köhler D, Matthys H. Acute and long-term amiloride inhalation in cystic fibrosis lung disease. A rational approach to cystic fibrosis therapy. Am Rev Respir Dis 1990; 141: 605–612.
4. Aubier M, Viires N, Syllie G, Mozes R, Roussos C. Respiratory muscle contribution to lactic acidosis in low cardiac output. Am Rev Respir Dis 1982; 126: 648–652.
5. Berman W Jr, Wood SC, Yabek SM, Dillon T, Fripp RR, Burstein R. Systemic oxygen transport in patients with congenital heart disease. Circulation 1987; 75: 360–368.

6. Bersin RM, Kwasman M, Lau D, Klinski C, Tanaka K, Khorrami P, DeMarco T, Wolfe C, Chatterjee K. Importance of oxygen-haemoglobin binding to oxygen transport in congestive heartfailure. Br Heart J 1993; 70: 443–447.
7. Callow M, Morton A, Guppy M. Marathon fatigue: the role of plasma fatty acids, muscle glycogen and blood glucose. Eur J Appl Physiol Occup Physiol 1986; 55: 654–661.
8. Confalonieri M, Potena A, Carbone G, Porta RD, Tolley EA, Meduri GU. Acute respiratory failure in patients with severe community-acquired pneumonia. A prospective randomized evaluation of noninvasive ventilation. Am J Respir Crit Care Med 1999; 160: 1585–1591.
9. Derenne JP, Macklem PT, Roussos C. The respiratory muscles: mechanics, control, and pathophysiology. Am Rev Respir Dis 1978; 118: 119–133. Review.
10. Dorrington KL, Clar C, Young JD, Jonas M, Tansley JG, Robbins PA. Time course of the human pulmonary vascular response to 8 hours of isocapnic hypoxia. Am J Physiol 1997; 273: H1126–1134.
11. Ferguson GT, Irvin CG, Cherniack RM. Relationship of diaphragm glycogen, lactate, and function to respiratory failure. Am Rev Respir Dis 1990; 141: 926–932.
12. Field S, Sanci S, Grassino A. Respiratory muscle oxygen consumption estimated by the diaphragm pressure-time index. J Appl Physiol 1984; 57: 44–51.
13. Gastmann UA, Lehmann MJ. Overtraining and the BCAA hypothesis. Med Sci Sports Exerc 1998; 30: 1173–1178. Review.
14. Hauge A. Hypoxia and pulmonary vascular resistance. The relative effects of pulmonary arterial and alveolar PO_2. Acta Physiol Scand 1969; 76: 121–130.
15. Hayes MA, Timmins AC, Yau EH, Palazzo M, Watson D, Hinds CJ. Oxygen transport patterns in patients with sepsis syndrome or septic shock: influence of treatment and relationship to outcome. Crit Care Med 1997; 25: 926–936.
16. Heyland DK, Cook DJ, King D, Kernerman P, Brun-Buisson C. Maximizing oxygen delivery in critically ill patients: a methodologic appraisal of the evidence. Crit Care Med 1996; 24: 517–524. Review.

17. Hultman E, Greenhaff PL, Ren JM, Soderlund K. Energy metabolism and fatigue during intense muscle contraction. Biochem Soc Trans 1991; 19: 347–353. Review.
18. Jansson E, Sylven C, Arvidsson I, Eriksson E. Increase in myoglobin content and decrease in oxidative enzyme activities by leg muscle immobilization in man. Acta Physiol Scand 1988; 132: 515–517.
19. Jiang TX, Reid WD, Belcastro A, Road JD. Load dependence of secondary diaphragm inflammation and injury after acute inspiratory loading. Am J Respir Crit Care Med 1998; 157: 230–236.
20. Köhler D, Schönhofer B. How important is the differentiation between apnea and hypopnea? Respiration 1997; 64 Suppl 1: 15–21. Review.
21. Köhler D, Vastag E. Bronchiale Clearance. Pneumologie 1991; 45: 314–332. Review.
22. Kreit JW, Capper MW, Eschenbacher WL. Patient work of breathing during pressure support and volume-cycled mechanical ventilation. Am J Respir Crit Care Med 1994; 149: 1085–1091.
23. MacDougall JD, Ward GR, Sutton JR. Muscle glycogen repletion after high-intensity intermittent exercise. J Appl Physiol 1977; 42: 129–132.
24. Macklem PT. Respiratory muscles: the vital pump. Chest 1980; 78: 753–758.
25. Marik PE, Varon J. The hemodynamic derangements in sepsis: implications for treatment strategies. Chest 1998; 114: 854–860. Review.
26. Nishimura K, Tsukino M. Clinical course and prognosis of patients with chronic obstructive pulmonary disease. Curr Opin Pulm Med 2000; 6: 127–132. Review.
27. Palange P, Carlone S, Serra P, Mannix ET, Manfredi F, Farber MO. Pharmacologic elevation of blood inorganic phosphate in hypoxemic patients with COPD. Chest 1991; 100: 147–150.
28. Petrozzino JJ, Scardella AT, Edelman NH, Santiago TV. Respiratory muscle acidosis stimulates endogenous opioids during inspiratory loading. Am Rev Respir Dis 1993; 147: 607–615.

29. Petrozzino JJ, Scardella AT, Li JK, Krawciw N, Edelman NH, Santiago TV. Effect of naloxone on spectral shifts of the diaphragm EMG during inspiratory loading. J Appl Physiol 1990; 68: 1376–1385.
30. Putensen C, Mutz NJ, Putensen-Himmer G, Zinserling J. Spontaneous breathing during ventilatory support improves ventilation-perfusion distributions in patients with acute respiratory distress syndrome. Am J Respir Crit Care Med 1999; 159: 1241–1248.
31. Rasche K, Laier-Groeneveld G, Weyland W, Braun U, Hüttemann U, Criée CP. Sauerstoffverbrauch der Atemmuskulatur unter kontrollierter bzw. assistierter Beatmung bei Patienten mit chron. Ateminsuffizienz. Med Klinik 1994; 89: 43–46.
32. Rochester DF. Respiratory muscles and ventilatory failure: 1993 perspective. Am J Med Sci 1993; 305: 394–402. Review.
33. Rodgers CD. Fuel metabolism during exercise: the role of the glucose-fatty acid cycle in mediating carbohydrate and fat metabolism. Can J Appl Physiol 1998; 23: 528–533. Review.
34. Schönhofer B, Ardes P, Geibel M, Köhler D, Jones PW. Evaluation of a movement detector to measure daily activity in patients with chronic lung disease. Eur Respir J 1997; 10: 2814–2819.
35. Schönhofer B, Bohrer H, Köhler D. Blood transfusion facilitating difficult weaning from the ventilator. Anaesthesia 1998; 53: 181–184.
36. Schönhofer B, Geibel M, Sonneborn M, Haidl P, Kohler D. Daytime mechanical ventilation in chronic respiratory insufficiency. Eur Respir J 1997; 10: 2840–2846.
37. Schönhofer B, Rosenblüh J, Voshaar T, Köhler D. Ergometrie trennt das Schlafapnoesyndrom von dem Obesity-Hypoventilations-Syndrom nach Therapie mit positiver Druckbeatmung. Pneumologie 1997; 51: 1115–1119.
38. Schönhofer B, Wenzel M, Geibel M, Köhler D. Blood transfusion and lung function in chronically anemic patients with severe chronic obstructive pulmonary disease. Crit Care Med 1998; 26: 1824–1828.

39. Shikora SA, MacDonald GF, Bistrian BR, Kenney PR, Benotti PN. Could the oxygen cost of breathing be used to optimize the application of pressure support ventilation? J Trauma 1992; 33: 521–526.
40. Snyder AC. Overtraining and glycogen depletion hypothesis. Med Sci Sports Exerc 1998; 30: 1146–1150.
41. Spriet LL, Howlett RA, Heigenhauser GJ. An enzymatic approach to lactate production in human skeletal muscle during exercise. Med Sci Sports Exerc 2000; 32: 756–763. Review.
42. Terrados N, Jansson E, Sylven C, Kaijser L. Is hypoxia a stimulus for synthesis of oxidative enzymes and myoglobin? J Appl Physiol 1990; 68: 2369–2372.
43. Unger M, Atkins M, Briscoe WA, King TK. Potentiation of pulmonary vasoconstrictor response with repeated intermittent-hypoxia. J Appl Physiol 1977; 43: 662–667.
44. Wijkstra PJ, TenVergert EM, van der Mark TW, Postma DS, Van Altena R, Kraan J, Koeter GH. Relation of lung function, maximal inspiratory pressure, dyspnoea, and quality of life with exercise capacity in patients with chronic obstructive pulmonary disease. Thorax 1994; 49: 468–472.
45. Yalavatti GS, DeBacker D, Vincent JL. Assessment of cardiac index in anemic patients. Chest 2000; 118: 782–787.
46. Zielinski J, MacNee W, Wedzicha J, Ambrosino N, Braghiroli A, Dolensky J, Howard P, Gorzelak K, Lahdensuo A, Strom K, Tobiasz M, Weitzenblum E. Causes of death in patients with COPD and chronic respiratory failure. Monaldi Arch Chest Dis 1997; 52: 43–47.

2 Pathophysiologie

Gerhard Laier-Groeneveld

Die Wertung der an der Ateminsuffizienz ursächlich beteiligten Organe erfährt derzeit eine deutliche Veränderung.

Während über viele Jahre die Lunge als das Hauptorgan im Vordergrund stand, wird jetzt zunehmend die Bedeutung der Atempumpe in der Genese der Ateminsuffizienz erkannt. Dies hat Konsequenzen, sowohl für die Indikation zur maschinellen Beatmung als auch für deren Durchführung.

> In der Genese der Ateminsuffizienz spielt das Versagen der Atempumpe eine zentrale Rolle!

Seit akzeptiert ist, daß therapeutisch durch Beatmung interveniert werden kann [1] und der Beatmung nicht nur eine lebenserhaltende Funktion zukommt, muß zwischen Therapiebeatmung, d. h. entlastender Beatmung mit hohen Drücken, und lungenschonender Beatmung mit niedrigen Drücken differenziert werden. Letztere ist praktisch nur noch beim akuten ARDS zweifelsfrei indiziert [2]. Nicht zuletzt deshalb erobert die an der Atempumpe ausgerichtete intermittierende Beatmung zunehmend das gesamte Spektrum der Beatmungsmedizin [3–7].

2.1 Akute respiratorische Insuffizienz

Dennoch gilt vielfach noch die Unterscheidung in die hypoxische und in die hyperkapnische akute Ateminsuffizienz, was gleichzusetzen ist mit einer primären Gasaustauschstörung als Folge einer Lungenerkrankung (hypoxisch) und einer primären oder sekundären Atempumpenstörung (hyperkapnisch), oft als Folge einer Schwäche oder Überlastung der Atemmuskulatur.

Akut bedeutet dabei neu aufgetreten oder akut verschlimmert, wobei durch letzteres eine Grauzone entsteht, ab welchem Grad der Verschlimmerung ein chronischer Zustand als akut verschlechtert bezeichnet werden soll.

So kann allein eine Schleimretention z. B. durch Aspiration von Speichel bei einer neuromuskulären Erkrankung sowohl eine akute Hyperkapnie als auch eine akute Hypoxie bewirken, was allerdings durch eine Bronchoskopie schnell und anhaltend behoben werden kann. Diese plötzliche Verschlechterung ist dann aber anders zu gewichten als eine Pneumonie bei demselben Patienten mit vergleichbarer Störung des Gasaustauschs.

Auch der Grad der Adaptation gilt nicht als hinreichendes Unterscheidungskriterium: chronische Patienten seien adaptiert und entwickelten eine geringere Symptomatik als akute. Gesunde, nicht adaptierte Patienten werden nahezu nie akut ateminsuffizient, während chronisch kranke adaptierte Patienten geradezu prädestiniert sind für akute Exazerbationen. Sie sind die tatsächlich Bedrohten im Rahmen von Infekten, Grippewellen und vielem mehr.

Vielfach wird nach dem pH des arteriellen Blutes entschieden, ob eine akute Exazerbation vorliegt. Dieser beschreibt aber eher die Vorgänge von Stunden und weniger die von Tagen, was einer akuten Exazerbation eher entspricht. Dann wäre nämlich ein chronisch hyperkapnischer Patient akut, wenn er durch Gabe von Sauerstoff hypoventiliert, derselbe Patient wäre chronisch vorher wie hinterher, wenn er ohne Sauerstoff den pH neutralisiert.

Auch die Implikation, rasch zu handeln im Falle einer akuten Exazerbation, erfüllt die Einteilung nicht, denn gerade die Studien zur nicht-invasiven Beatmung haben gezeigt, daß ein kalkuliertes und nicht-invasives Vorgehen und der Gewinn von Zeit in der akuten Ateminsuffizienz zu weit besseren Ergebnissen führt [2–7].

Aus diesem Grund scheint es sinnvoller abzuschätzen, welcher Beitrag der akuten Komplikation und welcher Beitrag der chronischen Erkrankung an der respiratorischen Dekompensation zukommt [3]. Hierbei ist die vorangegangene Anamnese, insbesondere der Funktionszustand des Atemorgans während der letzten stabilen Phase, entscheidend. War ein Patient normokapnisch und ausreichend belastbar mit einer relativ guten Atempumpen- und Lungenfunktion, so wird der akute Infekt als Komplikation maßgeblich sein. Von einer antiinfektiösen Therapie kann dann eine Besserung erwartet werden, wenn die Zeit bis zu ihrer Wirkung überbrückt wird.

War der Betroffene aber schon länger hyperkapnisch, wenig belastbar mit schlechter Atempumpen- oder Lungenfunktion, so kommt der akuten Pneumonie wahrscheinlich wenig Bedeutung zu. Ein an der Atempumpenfunktion orientiertes Behandlungskonzept (z. B. therapeutische Beatmung) ist vonnöten. Die Behandlung der Pneumonie wird die Situation nicht wesentlich bessern. Ein Abwarten bis zur Besserung der Pneumonie am Tubus ist fatal, da Zeit verstreicht und die Wahrscheinlichkeit sekundärer Beatmungskomplikationen zunimmt.

> Für klinische Bedingungen sollten Art und Schweregrad der zugrundeliegenden Erkrankung definiert werden sowie der Schweregrad der Komplikation. Diese Einschätzung beeinflußt ganz entscheidend die notwendigen Maßnahmen.

Interaktion Lunge – Atempumpe

Die Funktion des gesunden respiratorischen Systems und seiner Komponenten Lunge und Atempumpe wurde im vorangegangenen Kapitel dargestellt. Hier sei noch auf die Interaktion der beiden Komponenten eingegangen (Abb. 2-1).

Kommt es zu einer Schwäche der Atempumpe isoliert bei unbeeinträchtigter Lungenfunktion, so ist der Gasaustausch in der Lunge ungestört. Es kommt zu einer Minderbelüftung der Lunge, was selektiv zu einer unzureichenden Entfernung von CO_2 führt. Arterielle Hyperkapnie bei normalem oder nur leicht erniedrigtem PO_2 ist die Folge. Die resultierende Blutgasveränderung erklärt sich durch den unterschiedlichen Gehalt der Atemgase in der Atemluft. So werden durch einen Liter Luft 21 %, d. h. 210 ml Sauerstoff in die Lunge eingebracht. Dies entspricht in Ruhe dem Bedarf für eine ganze Minute. Dagegen werden bei Normokapnie durch einen Liter Atemluft nur 4 %, d. h. 40 ml CO_2 eliminiert, ein

Interaktion von Lunge und Atempumpe

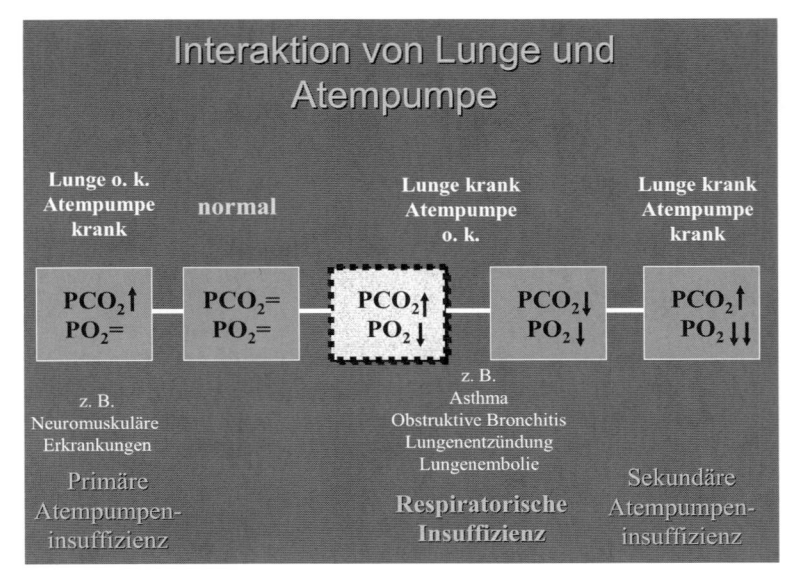

Lunge o. k. Atempumpe krank	normal	Lunge krank Atempumpe o. k.	Lunge krank Atempumpe krank
$PCO_2\uparrow$ $PO_2=$	$PCO_2=$ $PO_2=$	$PCO_2\uparrow$ $PO_2\downarrow$	$PCO_2\downarrow$ $PO_2\downarrow$	$PCO_2\uparrow$ $PO_2\downarrow\downarrow$
z. B. Neuromuskuläre Erkrankungen		z. B. Asthma Obstruktive Bronchitis Lungenentzündung Lungenembolie	
Primäre Atempumpen- insuffizienz		**Respiratorische Insuffizienz**	Sekundäre Atempumpen- insuffizienz

Abbildung 2-1 Interaktion von Atempumpe und Lunge: Bei einem alleinigen Atempumpenversagen (links) kommt es zu Hyperkapnie bei Normoxie. Bei einer alleinigen Lungenerkrankung (rechts) steigert die Atempumpe kompensatorisch ihre Aktivität. Es kommt daher zur Hypoxie und Hypokapnie. Erst bei Überlastung der Atempumpe (ganz rechts) tritt Hyperkapnie ein

Fünftel des pro Minute anfallenden CO_2. Sofern keine intrapulmonale Störung besteht, bleibt der PO_2 also im Gegensatz zum PCO_2 bei abfallendem Atemminutenvolumen lange normal.

Kommt es zu einer alleinigen Erkrankung der Lunge – klassisches Beispiel ist die Pneumonie –, so versucht die Atempumpe diese Störung zu kompensieren. Die globale Belüftung und das Gesamt-Atemminutenvolumen nehmen zu als Folge des vermehrten Atemmuskeleinsatzes, so daß aus den gesunden Arealen und damit aus der Gesamtlunge mehr CO_2 entfernt wird. Der PCO_2 ist aus diesem Grund bei Lungenerkrankungen und funktionstüchtiger Atempumpe meist erniedrigt.

Es wird zwar gleichzeitig mehr O_2 in die Lunge eingebracht.

Dies führt aber nicht zu einer Verbesserung des PO_2, da das Blut in den gesunden Lungenarealen schon, physiologisch gesehen, vollständig mit Sauerstoff gesättigt ist. Eine Mehraufnahme ist dort nicht möglich. Die schlecht belüfteten oder diffusionsgestörten pneumonischen Areale können das durchfließende Blut aber nicht ausreichend aufsättigen. Das Shuntblut trägt dann im gemischtarteriellen Blut zur Hypoxie und Sauerstoffuntersättigung bei.

Aufgrund der guten Diffusions- und Löslichkeitseigenschaften des CO_2 (20mal besser als O_2) käme es praktisch nie zu einem Anstieg des PCO_2, wenn die Atempumpe nur unendlich kräftig wäre und das Atemminutenvolumen unbegrenzt zu steigern wäre.

Die Belastbarkeit der Atempumpe ist zwar hoch, ihre Ausdauer aber ist begrenzt, da sie als Skelettmuskulatur nur unter aerober Glykolyse dauerhaft arbeiten kann. Es kommt zu einer relativen Atempumpeninsuffizienz, wenn die an sich für eine Normokapnie notwendige Minutenventilation von der Atempumpe nicht mehr aufgebracht werden kann.

Auch diese Darstellung zeigt, daß Hyperkapnie immer als Atempumpenversagen zu deuten ist und durch eine pulmonale Erkrankung allein nicht verursacht wird.

2.1.1 Hypoxische Verlaufsform

Aus dem Vorgesagten wird deutlich, daß hypoxisches Atemversagen, wahre arteriovenöse Shunts ausgenommen, immer mit einer Lungenerkrankung gleichzusetzen ist und besser als Hypoxie bezeichnet werden sollte. Es besteht eine Gasaustauschstörung und primär kein Atemversagen.

> Das hypoxische Atemversagen, besser Hypoxie, ist immer eine Lungenerkrankung. Es besteht eine Gasaustauschstörung, aber kein Versagen der Atempumpe.

Die Indikation zur Beatmung ist nicht gegeben, sondern die Indikation zur Verbesserung der Oxygenierung. Die prophylaktische Einleitung einer Beatmung, bevor die Atempumpe dekompensiert, wurde bei keiner Lungenerkrankung je etabliert. Nur selten ist die Oxygenierung durch Beatmung im Vergleich zur Spontanatmung zu verbessern. Es ist vielmehr so, daß gerade eine erhaltene Spontanatmung aufgrund der besseren Belüftung basaler Lungenanteile eine bessere Oxygenierung garantiert.

Jedoch ist der Grat schmal, und die Intubation als Maßnahme wird desto risikoreicher, je schwerer die Hypoxie vorangeschrittenen ist. Dies liegt daran, daß nach der Sedation bei geplanter Intubation die Oxygenierung schwierig ist und eine Beatmungspause, z. B beim Einführen des Tubus, zu einer erheblichen Hypoxie führen kann. Dann sind nur Intubationstechniken ohne stärkere Sedation und ohne Relaxation einsetzbar, um einen gravierenden hypoxischen Zustand während der Intubation zu verhindern. Dieser Grat kann schmaler werden, da zunehmend klar wird, daß auch die hypoxische Ateminsuffizienz besser nicht-invasiv als invasiv beatmet wird. Über das Ausmaß dieser Problematik, ob tatsächlich durch eine spätere Intubation infolge vorangegangener nasaler Beatmung die Häufigkeit der Intubationskomplikationen steigt, besteht Klärungsbedarf, denn ein Versagen der nicht-invasiven Beatmung muß die Intubation zur Folge haben und nicht den Tod des Patienten.

Pathophysiologische Ursachen der Hypoxie
Pathophysiologisch sind hypoxische Zustände durch drei Mechanismen möglich, wobei die Ventilations-Perfusions-Verteilungsstörung der weitaus häufigste Faktor ist.
- Ungleichheiten von Belüftung und Durchblutung, sogenannte Ventilations-/Perfusionsstörungen sind die häufigste Ursache der Hypoxie. Dabei sind Areale von guter Belüftung, aber schlechter Perfusion bedeutungslos für den Gasaustausch. Relevant sind Areale, die zwar gut durchblutet, jedoch relativ schlecht ventiliert werden. Letzteres soll zwar durch den Reflex nach Euler-Liljestrand verhindert werden, indem die Arteriolen schlecht belüfteter Areale kontrahieren. Der Mechanismus ist aber häufig nicht in der Lage, dies vollständig zu verhindern. Klassische Beispiele sind das Asthma und die COPD. Die Hypoxie bei Ventilations-/Perfusionsstörungen kann teilweise

durch Sauerstoff behoben werden, da schlecht belüftete Areale dann mit einem höheren Sauerstoffanteil versorgt werden, der wiederum zu einer besseren Sauerstoffaufnahme in diesen Arealen führen wird.
- Ein *Shunt* ist bedingt durch eine Verbindung zwischen Arterie und Vene, so daß venöses Blut am pulmonalen Gasaustausch vorbei, meist auch außerhalb der Lunge in den arteriellen Schenkel gelangt. Wie oben erwähnt, führt die Hypoxämie über eine Stimulation der Rezeptoren am Glomus caroticum zur vermehrten Ventilation und zu Dyspnoe, kann aber durch eine vermehrte Belüftung der Lunge nur wenig beeinflußt werden.
- Eine *Diffusionsstörung* wird durch eine Veränderung an der Diffusionsstrecke zwischen Kapillare und Lungenalveole verursacht. Klassisches Beispiel ist die Lungenfibrose. Diese Hypoxie bei Diffusionsstörungen ist meist durch eine Erhöhung des Sauerstoffgradienten, also die Beimischung von Sauerstoff in die Inspirationsluft, zu beheben.

Die Indikation zur Intubation bei hypoxischem Atemversagen hängt von der Toleranz der Situation durch den Patienten ab, also dem drohenden Atempumpenversagen. Oxygenierungsmaßnahmen sollten sorgfältig ausgeschöpft werden. Eine Sauerstoffsättigung von 90 % ist in der Regel ausreichend.

2.1.2 Hyperkapnische Verlaufsform

Die Ventilation der Lunge wird durch die Atempumpe bewirkt. Dabei ist die Elimination von CO_2 unter realen Bedingungen ausschließlich von der Ventilation und damit vom Funktionszustand der Atempumpe abhängig, wie Tabelle 2-1 anhand der Diffusions- und Löslichkeitskonstanten zeigt.

Die hyperkapnische Ateminsuffizienz ist also gleichzusetzen mit einer Atempumpenstörung, entweder primär aufgrund verminderter Kraft oder sekundär aufgrund gravierender Überlastung. Die akute Atempumpeninsuffizienz ohne chronische Vorbelastung ist seltener.

> Die hyperkapnische Ateminsuffizienz ist mit einer Störung der Atempumpe gleichzusetzen.

Tabelle 2-1 Die Charakteristika der Atemgase zeigen, daß CO_2 sehr gut diffundiert und gelöst werden kann. Der PCO_2 ist daher im Gegensatz zum PO_2 ausschließlich von der Ventilation, also der Leistung der Atempumpe oder des Beatmungsgerätes abhängig

Gas	Molekular-gewicht	Kapazitäts-koeffizient	Löslichkeits-koeffizient	Diffusions-rate $O_2 = 1{,}0$
O_2	32	0,017	0,0239	1,0
CO_2	44	0,253	0,567	20,3
CO	28	0,0082	0,0184	0,83
He	4	0,0038	0,0085	1,01
N_2	28	0,0055	0,0123	0,55

Dekompensationen als Folge von Atempumpenstörungen treten mit einer gewissen Verzögerung auf, da eine zu hohe Last eine gewisse Zeit aufrechterhalten werden kann, bevor das Versagen der Atempumpe eintritt. Dies ist wichtig, weil durch sorgfältiges Vorgehen eine Intubation etwa beim Status asthmaticus oder bei der Pneumonie häufig vermieden werden kann, während allzu forsches Vorgehen oder belastende Manipulationen die Dekompensation herbeiführen können, bevor eine medikamentöse Besserung eingetreten ist.

Häufiger liegt eine akute Dekompensation einer chronischen Erkrankung vor [3]. Dabei ist von entscheidender Bedeutung, das Ausmaß der chronischen Funktionseinschränkung von der Schwere der akuten Komplikation zu differenzieren, da dies entscheidende therapeutische Konsequenzen bedingt.

Liegt etwa eine chronische Atemmuskelschwäche vor, die aber nicht zu einer hyperkapnischen Ateminsuffizienz geführt hat, und wird sie kompliziert durch einen Infekt mit Sekretretention, so muß lediglich die Sekretretention behoben werden. Ist dieser Patient intubiert, so kann er ohne jegliches Entwöhnungsverfahren extubiert werden, sobald die Sekretretention beseitigt ist.

Hat sich dagegen eine chronische Hyperkapnie entwickelt auf dem Boden der gleichen Muskelerkrankung, und der geringfügige Infekt ist unmaßgeblich an der Ateminsuffizienz beteiligt, so ist ohne eine intermittierende Beatmung keine Besserung zu erwarten. Abwarten und Behandlung des Infektes in der Hoffnung, die Entwöhnung von invasiver Beatmung würde dann gelingen, kann zu Komplikationen und somit zur Verschlechterung der Situation des Patienten führen. Bei vielen Langzeitbeatmeten stellt dies ein wesentliches Problem dar, welches durch den frühzeitigen Einsatz der nicht-invasiven Beatmung, ggf. in einem spezialisierten Zentrum, behoben werden könnte.

In der Klinik ist die fortgeschrittene chronische Lungenerkrankung mit Dekompensation bei einer vergleichsweise geringen Zusatzerkrankung das häufigere Ereignis, so daß die genannten Erwägungen bei jedem Patienten mit chronischer Lungenerkrankung innerhalb des ersten Tages nach Intubation abgeklärt werden sollten.

Störungen der Atempumpe

Nur auf vier Etagen ist die Atempumpe durch Erkrankungen oder Behinderungen gravierend chronisch zu beeinflussen (Abb. 2-2):
- *Primäre Atemantriebsstörungen* sind selten. Im Kindesalter sind sie als Undines Fluch bekannt. Hierbei fehlt der Atemantrieb auf CO_2, so daß es nach einem Wegfall des Wachheitsstimulus auf die Atmung, also im Schlaf, zum Sistieren der Atmung kommt. Ein Zustand, der ohne Atemhilfe nicht überlebt werden kann. Bei Erwachsenen ist diese Störung noch seltener. Es kommt dann im Schlaf zu einer schweren Hypoventilation. Ein komplettes Sistieren der Atmung tritt aber nicht ein, wahrscheinlich weil vegetative Reaktionen über eine Weckreaktion bedrohliche Hypoventilationen verhindern.
Zentrale Atemantriebsstörungen als Folge von Sedativa sind klinisch häufiger.
- Eine muskuläre oder neuromuskuläre Erkrankung führt zum Untergang von Atemmuskulatur. Die gesunde nicht befallene Atemmuskulatur muß deren Arbeit mit übernehmen. Mit fortschreitendem Muskelschwund werden die gesunden Atemmuskelfasern zunehmend überlastet, so daß es zu einer Funktionsminderung und zur Hypoventilation kommt.

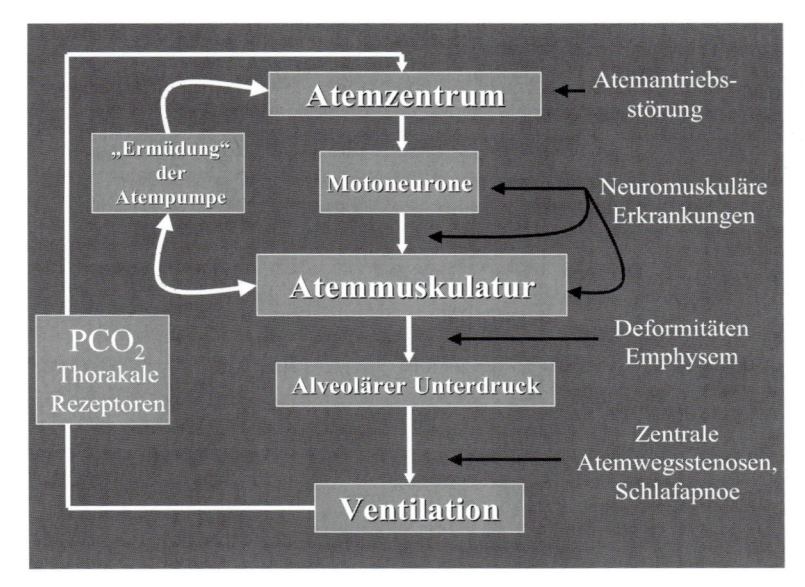

Abbildung 2-2 Die Atempumpe und die 4 Mechanismen (rechts), die die Funktion der Atempumpe krankhaft beeinflussen können

- Auch *Übertragungsstörungen von Kraft in Druck* führen zu einer Überlastung der Atempumpe. Sind Muskeln verkürzt oder verlängert, so muß eine größere Kraft entwickelt werden, um das gleiche Resultat, die Entwicklung eines adäquaten Inspirationsdrucks, zu erzielen. Auch hier kommt es zur Überlastung und zur Funktionsminderung. Solche Störungen sind bei der *Skoliose*, sonstigen *Thoraxwanddeformitäten* und dem *Lungenemphysem* vorrangig.
- Letztendlich kann auch die funktionstüchtigste Atempumpe nichts bewegen, wenn die *Atemwege verlegt* sind, beispielsweise durch *Bolusaspirationen*, durch *Tumoren* oder durch eine *beidseitige Stimmbandparese/-schwäche*. Patienten mit Kennedy-Syndrom oder Amyotropher Lateralsklerose leiden nicht selten unter *funktionellen Stimmbandstenosen*.

2.2 Chronisch-ventilatorische Insuffizienz

Im Rahmen der Entwicklung einer chronischen Ateminsuffizienz, die über längere Zeit manifest wird, werden multiple Adaptationsmechanismen wirksam. Sowohl Sauerstoffmangel (Hypoxie) als auch CO_2-Retention (Hyperkapnie) werden, sofern chronisch entstanden, relativ gut toleriert [6].

Der negative Einfluß einer chronischen Hypoxie auf die Mortalität wurde lediglich bei der COPD zweifelsfrei nachgewiesen durch die randomisierten Studien aus den USA und aus Großbritannien, die den Wert einer Sauerstofflangzeittherapie bei einem PO_2 unter 55 mmHg belegt haben [8; 9].

Eine Hypoxie kann sowohl durch ein erhöhtes Hämoglobin (Polyglobulie), wodurch mehr Sauerstoff pro Einheit Blut gebunden wird, als auch durch ein erhöhtes Herzzeitvolumen kompensiert werden, wodurch mehr Sauerstoff in die Gewebe transportiert wird. Ein polyglobuler Patient mit COPD hat daher bei einer Sauerstoffsättigung von 75 % oftmals mehr Sauerstoff in 100 ml Blut als ein Anämiker mit einer Sättigung von 98 %. Aufgrund dieser Erkenntnis kann in akuten Situationen bei chronisch hyperkapnischen Patienten durchaus sehr zurückhaltend mit Sauerstoff umgegangen werden. Das Anheben der Sauerstoffsättigung auf mehr als 90 % ist initial nur selten sinnvoll. Dagegen können normo- oder hypokapnische Patienten uneingeschränkt mit Sauerstoff behandelt werden, insbesondere, wenn sie aufgrund der Hypoxie unter einer erheblichen Atemanstrengung leiden.

> Chronisch hyperkapnischer Patient: zurückhaltende O_2-Therapie.
> Normo- bzw. hypokapnischer Patient: uneingeschränkte O_2-Therapie.

Hinsichtlich der Rolle der Hyperkapnie auf die Mortalität ist die Datenlage unklar. Epidemiologische Daten suggerieren, daß bei COPD eine Hyperkapnie ein eher günstiges prognostisches Zeichen sein könnte [10], also daß hyperkapnische Patienten eine bessere Lebenserwartung haben könnten. Der wesentliche Mangel dieser Untersuchung ist jedoch die Selektion der Patienten. In

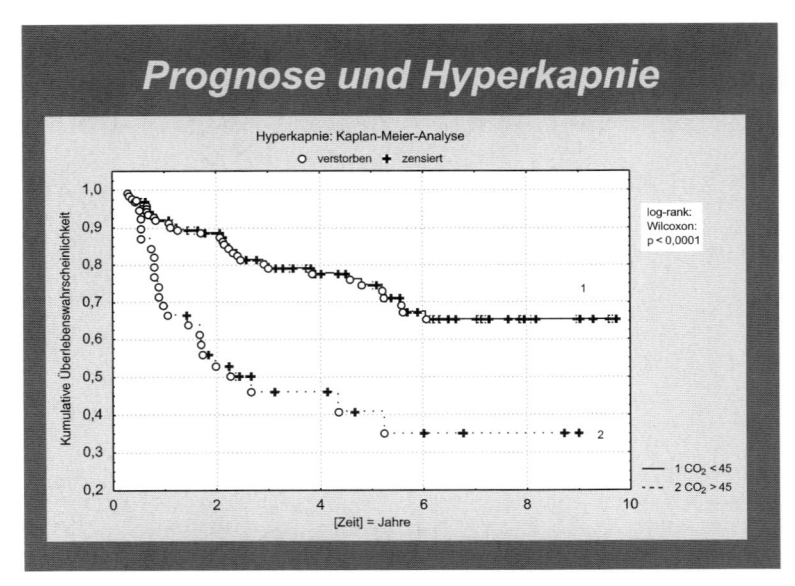

Abbildung 2-3 Der Mechanismus der Entstehung und der Reversibilität einer manifesten (hyperkapnischen) Ateminsuffizienz

unserer Studie von hyperkapnischen Erkrankungen unter intermittierender Selbstbeatmung war die Lebenserwartung bei nahezu allen Diagnosen durch eine Hyperkapnie ungünstiger als bei Normokapnie (s. Abb. 2-4). Die Frage, ob Hyperkapnie durch eine intermittierende Beatmung grundsätzlich in Normokapnie gewandelt werden sollte, was durchaus möglich wäre, ist nicht geklärt. Zumindest in der Intensivmedizin erscheint uns dies jedoch sinnvoll.

Ermüdung der Atempumpe

Grundsätzlich kommt Hyperkapnie, abgesehen von einem gestörten Atemantrieb, nur bei einer Atempumpenüberlastung vor. Die Ermüdung der Atempumpe wurde bisher jedoch nur akut im Experiment oder beim Weaning auf der Wachstation nachgewie-

Hyperkapnische Ventilatorische Ateminsuffizienz

Thorakale Grunderkrankung: COPD, NME, Skoliose, zentral etc.

↓

→ Erhöhte Beanspruchung der Atemmuskulatur

CO_2-Sedation ← Verminderter Atemantrieb und thorakaler Atemmuskeleinsatz

Hyperkapnie im REM-Schlaf

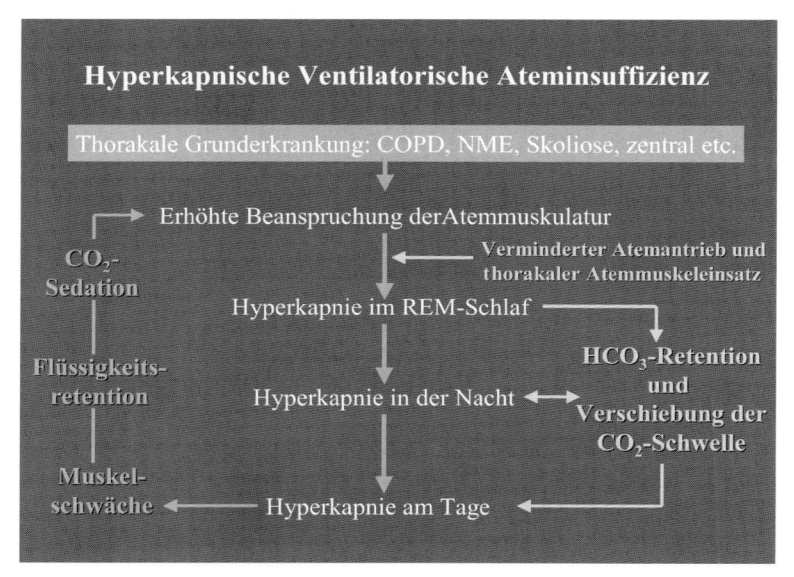

Flüssigkeitsretention

Hyperkapnie in der Nacht ↔ HCO_3-Retention und Verschiebung der CO_2-Schwelle

Muskelschwäche ← Hyperkapnie am Tage ←

Abbildung 2-4 Retrospektive Analyse von Patienten mit Hyperkapnie infolge von Thoraxwanderkrankungen, die intermittierend beatmet werden mit dem Ziel, den PCO_2 zu normalisieren. Hyperkapnie war ein unabhängiger negativer Prognosefaktor

sen. Bei der chronischen Überlastung der Atempumpe interferieren die veränderte Aktivierung unterschiedlicher Atemmuskelgruppen und der Atemantrieb in den verschiedenen Schlafstadien [11].

In unseren Untersuchungen [12] zum Atemantrieb und zur CO_2-Schwelle des Atemzentrums konnten wir zeigen, daß es über eine Hyperkapnie im Schlaf zu einer Verstellung der CO_2-Schwelle im Atemzentrum kommt, d. h., daß ein neutraler Säurebasenstatus, der ja den Atemantrieb bestimmt, sich von einem normalen PCO_2 auf einen erhöhten PCO_2 verstellt. Dieser Zustand ist durch eine adäquate intermittierende Beatmung wieder reversibel, und zwar bei allen Erkrankungen mit Hyperkapnie. Das heißt, daß durch eine suffiziente Beatmung zunächst eine Normokapnie unter Beatmung bewirkt wird und nach ausreichend langer normokapnischer Beatmungszeit eine Normokapnie

Tabelle 2-2 Symptome der Atempumpeninsuffizienz

• Ödeme	• Einschlafneigung
• Konzentrationsstörungen	• Zyanose
• Herzklopfen, Abgeschlagenheit	• Schlafstörungen
	• Dyspnoe
• Nervosität	• Alpträume
• Tachykardie	• Tachypnoe
• Tremor	• Kopfschmerzen
• Herzrhythmusstörungen	• Orthopnoe
• Depression	• Nackenschmerzen
• Infektionen	• Schwindel
• Angstzustände	• Einsatz der Atemhilfsmuskeln
• Sekretretention	

unter Spontanatmung. Diese Normalisierung des PCO_2 unter Spontanatmung ist unabhängig davon, ob die Beatmung am Tage oder in der Nacht durchgeführt wird [13; 14], was belegt, daß es sich um eine nicht ausschließlich durch den Schlaf verursachte Atempumpeninsuffizienz handelt [15]. Abbildung 2-4 stellt die Entwicklung einer chronisch-ventilatorischen Insuffizienz graphisch dar. Bei der Mehrzahl der Erkrankten geht die Normokapnie gleichermaßen mit einer Besserung der Befindlichkeit sowie einer Verbesserung der Atemfunktion und der Atemmuskelkraft einher [16; 17]. In Tabelle 2-2 sind die Vielzahl der Beschwerden der ventilatorischen Ateminsuffizienz aufgelistet, die durch eine nicht-invasive Beatmung gebessert werden konnten. Obwohl randomisierte Studien nicht vorliegen, ist die Normalisierung des arteriellen PCO_2 unter Spontanatmung durch eine Beatmung pathophysiologisch gut begründbar, da Hyperkapnie mit einer Kraftminderung und einer vorzeitigen Ermüdbarkeit der Atemmuskulatur einhergeht [18].

Literatur

1. Laier-Groeneveld G, Criée C-P. Langzeiteffekte und Lebenserwartung nach sechs Jahren unter intermittierender Selbstbeatmung. Med Klin 1995; 90 (1): 62–63.

2. The Acute Respiratory Distress Syndrome Network. Ventilation with lower tidal volumes as compared with traditional tidal volumes for acute lung injury and the acute respiratory distress syndrome. N Engl J Med 2000; 342 (18): 1301–1308.
3. Laier-Groeneveld G, Criée C-P. Noninvasive mechanical ventilation in acute exacerbations of restrictive lung disease. Eur Respir Monograph 3, 2001.
4. Confalonieri M, Potena A, Carbone G, Della Porta R, Tolley EA, Meduri GU. Acute respiratory failure in patients with severe community-acquired pneumonia. Am J Respir Crit Care Med 1999; 160: 1585–1591.
5. Antonelli M, Conti G, Rocco M, Bufi M, De Blast RA, Vivino G, Gasparetto A, Meduri GU. A comparison of noninvasive positive-pressure ventilation and conventional mechanical ventilation in patients with acute respiratory failure. N Engl J Med 1998; 339: 429–435.
6. Laier-Groeneveld G, Criée C-P: Die Atempumpe. Stuttgart–New York: Thieme, 1995.
7. Brochard L, Mancebo J, Wysocki M, Lofaso F, Conti G, Rauss A, Simonneau G, Benito S, Gasparetto A, Lemaire F, Isabey D, Harf A. Noninvasive ventilation for acute exacerbations of chronic obstructive pulmonary disease. N Engl J Med 1995; 333: 817–822.
8. Medical Research Council Working Party Report. Long term domiciliary oxygen therapy in chronic hypoxic cor pulmonale complicating chronic bronchitis and emphysema. Lancet 1981; 1: 681–685.
9. Nocturnal Oxygen Therapy Trial Group. Continuous or nocturnal oxygen therapy in hypoxaemic cronic obstructive lung disease, a clinical trial. Ann Intern Med 1980; 93: 391–398.
10. Chailleux E, Fauroux B, Binet F, Dautzenberg B, Polu JM. Predictors of Survivalin patients receiving domiciliary oxygen therapy or mechanical ventilation. A 10 year analysis of the ANTADIR Observatory. Chest 1996; 109: 742–749.
11. Becker HF, Piper AJ, Flynn WE, McNamara SG, Grunstein RR, Peter JH, Sullivan CE. Breathing during sleep in patients with

nocturnal desaturation. Am J Respir Crit Care Med 1999; 159 (1): 112–118.
12. Schucher B, Laier-Groeneveld G, Huttemann U, Criée C-P. [Effects of intermittent self-ventilation on ventilatory drive and respiratory pump function] Effekte der intermittierenden Selbstbeatmung auf Atemantrieb und Atempumpfunktion. Med Klin 1995; 90: 13–16.
13. Schönhofer B, Geibel M, Haidl P, Köhler D. Nichtinvasive Beatmung am Tage bei chronisch ventilatorischer Insuffizienz. Med Klin 1999; 94: 9–12.
14. Hill N. Noninvasive ventilation. Does it work, for whom, and how? Am Rev Respir Dis 1993; 147: 1050–1055.
15. Ellis ER, Grunstein RR, Chan S, Bye PT, Sullivan CE. Noninvasive ventilatory support during sleep improves respiratory failure in kyphoscoliosis. Chest 1988; 94 (4): 811–815.
16. Laier-Groeneveld G, Benecke H, Criée C-P. 10 years of noninvasive intermittent ventilation in patients with neuromuscular disease and chest wall deformities. Eur Respir J 2000; 16: 380.
17. Goldstein RS, De Rosie JA, Avendano MA, Dolmage TE. Influence of noninvasive positive pressure ventilation on inspiratory muscles. Chest 1991; 99 (2): 408–415.
18. Juan G, Calverley P, Talamo C, Schnader J, Roussos C. Effect of carbon dioxide on diaphragmatic function in human beings. N Engl J Med 1984; 310: 874–879.

3 Klinische Indikationen

3.1 Akute respiratorische Insuffizienz
Heinrich F. Becker

3.1.1 Maskenbeatmung bei akuter respiratorischer Insuffizienz

Seit Mitte der 50er Jahre hat sich die maschinelle Beatmung über einen Endotrachealtubus als Standardverfahren in der Intensivmedizin bewährt. Warum besteht überhaupt ein Bedarf für die nicht-invasive Beatmung? Wie jede effektive Therapie ist auch die Beatmung via Tubus mit Komplikationen behaftet. Einerseits können Ventilator-induzierte Lungenschäden entstehen, die sich jedoch durch lungenprotektive Beatmungsstrategien vermindern lassen [1]. Im Vordergrund stehen aber infektiöse Komplikationen der maschinellen Beatmung über den Endotrachealtubus bzw. das Tracheostoma. Die konventionelle Beatmung ist in der Regel mit intensivmedizinischen Maßnahmen verknüpft wie Sedierung, zentralvenöse Zugänge, parenterale Ernährung, Katheter in Blase und Magen sowie Streßulkusprophylaxe. Alle diese Maßnahmen, zusammen mit den aufgehobenen Schutzreflexen der Atemwege, dem fehlenden Hustenreflex sowie der „Keimrennbahn" Tubus bedingen ein mit steigender Beatmungsdauer massiv ansteigendes Infektionsrisiko.

> Maskenbeatmung senkt das Infektionsrisiko!

Auswahl der Masken
Bei Patienten mit akuter respiratorischer Insuffizienz, gleich ob mit oder ohne vorbestehende Lungenerkrankung, liegt als Leitsymptom die Dyspnoe vor. Die Patienten haben Angst, sind tachy-

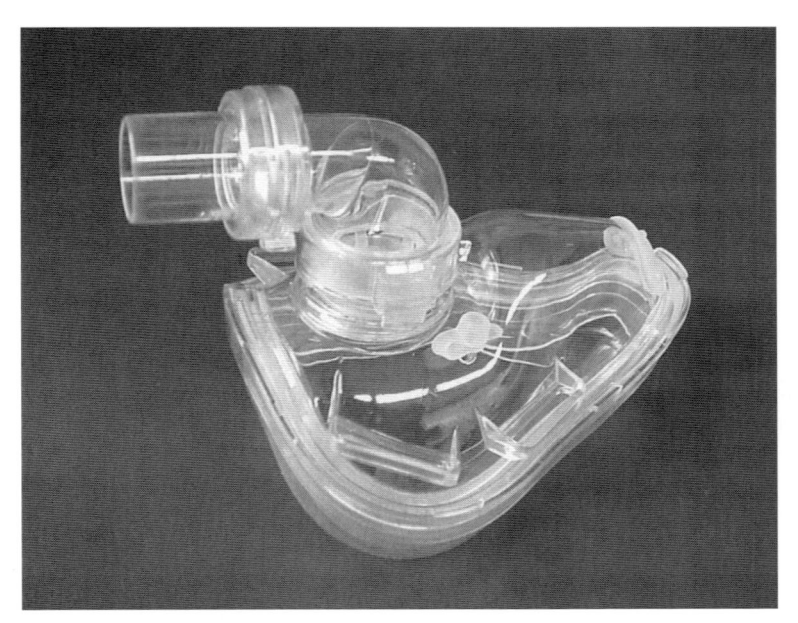

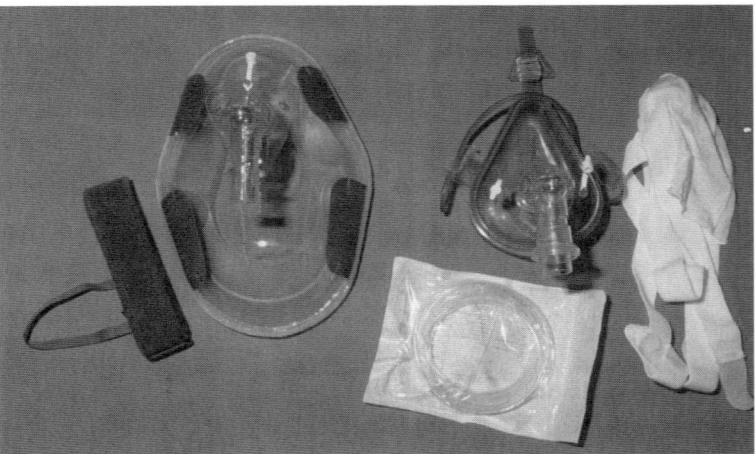

Abbildung 3.1-1a, b Konfektionierte Nasen-Mund-Masken zum Einsatz in der Intensivmedizin. **a)** Mirage Nasen-Mund-Maske (ResMed); **b)** Respironics Nasen-Mund-Masken und Ganzgesichtsmaske

pnoisch und stehen unter massivem Streß, ersichtlich auch an der regelhaft bestehenden Tachykardie. Die Atmung erfolgt durch den geöffneten Mund, um die zusätzliche Belastung durch den höheren Widerstand bei Nasenatmung zu vermeiden. Diese Tatsache bedingt, daß die nicht-invasive Beatmung bei akuter respiratorischer Insuffizienz primär über eine Nasen-Mund-Maske erfolgt. Da in der Akutsituation keine individuelle Maske angepaßt werden kann, werden ausschließlich industriell vorgefertigte Masken eingesetzt. In Deutschland kommen derzeit zwei konfektionierte Nasen-Mund-Masken und eine Ganzgesichtsmaske zum Einsatz (Abb. 3.1-1). Die Technik ist mittlerweile so weit fortgeschritten, daß mehrere sehr gute Beatmungsgeräte speziell für die Maskenbeatmung erhältlich sind. Im Maskenbereich ist die Auswahl wesentlich geringer. Obwohl der Autor die Hervorhebung eines speziellen Produkts prinzipiell vermeiden möchte, kann hier gesagt werden, daß derzeit die mit Abstand besten Ergebnisse in der Intensivmedizin unter Anwendung der Mirage-Gesichtsmaske (ResMed) erzielt werden, da diese Maske mit relativ kleinem Totraum gut abdichtet und von den Patienten als sehr komfortabel empfunden wird. Die Ganzgesichtsmaske von Respironics befindet sich erst seit kurzer Zeit im Handel, so daß wir damit noch Erfahrungen sammeln müssen.

Auswahl des Beatmungsmodus und Einstellung des Beatmungsgeräts

Prinzipiell kann die nicht-invasive Beatmung mit jedem auf der Intensivstation verfügbaren Beatmungsgerät erfolgen. Bei Patienten mit chronisch-respiratorischer Insuffizienz wurden nahezu identische Verbesserungen der Blutgase unter volumen- oder druckkontrollierter Beatmung nachgewiesen [33; 41]. Trotz dieser prinzipiellen Vergleichbarkeit der Methoden hat sich in der Praxis bei akuter respiratorischer Insuffizienz eine an der Grundkrankheit und der Akuität der Erkrankung ausgerichtete Vorgehensweise bewährt. Auch der Behandlungskomfort und die Praktikabilität für die Therapeuten spielen bei der Wahl von Beatmungsform und -muster eine wichtige Rolle.

Infolge der Symptome ist es zunächst aufwendig, Patienten mit akuter respiratorischer Insuffizienz an die Maskenbeatmung zu adaptieren. Es ist extrem schwierig und verursacht zusätzliche Probleme, in der Akutsituation eine kontrollierte Beatmung durchzuführen. In unserer Praxis hat sich daher die assistierte Beatmung mit speziell für die nicht-invasive Beatmung konzipierten Beatmungsgeräten vom Bi-level-Typ bewährt. Die Patienten steuern durch die eigenen Atmungsanstrengungen das Gerät und können so den Atemrhythmus vorgeben. Diese Geräte kompensieren Lecks bis zu einem gewissen Grad und verzichten auf unnötige Alarme. Sie sind dadurch für Patienten und Therapeuten komfortabel.

▶ O_2

Bei der akuten respiratorischen Insuffizienz wird im Gegensatz zur chronischen Ateminsuffizienz immer zusätzlich Sauerstoff verabreicht. Dies kann durch Anschluß eines O_2-Zuführungsschlauchs an die dafür an der Beatmungsmaske vorgesehenen Stutzen erfolgen. Neue Beatmungsgeräte für die nicht-invasive Beatmung im Krankenhaus verfügen über die Möglichkeit, die Sauerstoffkonzentration in der Einatemluft exakt zu steuern, indem O_2 aus dem Wandanschluß direkt im Gerät zugemischt wird. Es kann in Extremfällen mit diesen Geräten sogar mit reinem Sauerstoff beatmet werden.

Bei der zusätzlichen O_2-Gabe über die Maske ist zu beachten, daß die meist eingesetzten Beatmungsgeräte mit kontinuierlichem Gasfluß deutlich über 100 Liter Luft pro Minute fördern, die überwiegend durch die Rückatemschutzöffnungen an der Maske entweichen. Wird O_2 an der Maske zugegeben, so wird ein Großteil davon durch den hohen Luftfluß ausgewaschen. Daher muß die Sauerstoffflußrate deutlich höher sein als beispielsweise unter einer Sauerstoffmaske, um die gleiche O_2-Konzentration zu erzielen.

▶ *Lungenödem*

Beim Lungenödem liegen gesicherte Daten über die Effektivität von nCPAP vor, dabei werden Drücke um 10–12 cm H_2O appliziert. Das Behandlungsgerät sollte über eine gute Druckkonstanz verfügen, damit auch tatsächlich der gewünschte Druck permanent vorhanden ist, denn darauf beruht die Wirkung. Gerade bei älteren mechanischen Systemen ohne Gebläse, die auf vielen Intensivstationen noch benutzt werden, tritt während des Atemzyklus bei den hyperventilierenden Patienten ein Druckabfall von 5 cm H$_2$O und mehr auf.

Wird beim Lungenödem mit Hyperkapnie Bi-level-positive-airway-pressure-Therapie (bi-level PAP, auch BiPAP) angewendet, so empfiehlt sich ein exspiratorischer Druck um 8–10 cm H$_2$O und ein inspiratorischer Druck nur ca. 4 cm H$_2$O darüber. Da die Auslösung eines Myokardinfarkts durch zu rasches Absenken der Hyperkapnie in diesem Patientenkollektiv nicht sicher ausgeschlossen werden kann [34], wird derzeit eine nur geringe Differenz zwischen in- und exspiratorischem Druck favorisiert, um den PaCO$_2$ nicht zu schnell abzusenken.

> Beim Lungenödem: CPAP mit 10–12 cm H$_2$O. Falls BiPAP, nur geringe in-/exspiratorische Druckdifferenz und nur langsame Reduktion des erhöhten PaCO$_2$!

▶ *Akute respiratorische Insuffizienz*
Für Patienten mit akuter respiratorischer Insuffizienz anderer Genese hat sich die druckunterstützte Spontanatmung (pressure support ventilation, PSV) als effektiv und von den Patienten gut akzeptiert erwiesen. Die frühen Studien wurden häufig mit handelsüblichen Intensivbeatmungsgeräten erfolgreich durchgeführt. Unter maximalem Personalaufwand ist dies auch möglich. Zwei große praktische Probleme dabei sind jedoch häufige Alarme auch bei kleineren Lecks und die erschwerte Applikation von PEEP über die Maske bei diesen Geräten. Daher kommen heute meist spezielle Beatmungsgeräte vom BiPAP-Typ zum Einsatz, die über ein Gebläse einen kontinuierlichen Luftfluß erzeugen. Die spontanen Atemanstrengungen des Patienten werden an der Zunahme des Luftflusses vom Gerät sehr sensibel erkannt, und die Maschine schaltet dann vom niedrigeren Exspirationsdruck auf einen höheren Inspirationsdruck um. Durch den inspiratorischen Druck erfolgt eine Ventilationssteigerung, die um so größer ausfällt, je größer die Differenz von in- und exspiratorischem Druck ist. Die Bi-level-Geräte bauen bei kontinuierlichem Luftfluß

problemlos PEEP auf und halten diesen auch bei Lecks aufrecht. Auch der Inspirationsdruck wird selbst bei mittelgroßen Leckagen durch Steigerung des Gasflusses konstant gehalten, und somit der Beatmungserfolg nicht beeinträchtigt. Häufige Fehlalarme konventioneller Beatmungsgeräte bei kleinen Lecks werden durch diese Geräte, die speziell zur nicht-invasiven Beatmung entwickelt wurden, vermieden und stören daher weder die Patienten noch das Pflegepersonal.

3.1.2 Gesicherte Indikationen zur nicht-invasiven Beatmung

Akut exazerbierte COPD

Die COPD (chronisch-obstruktive Lungenerkrankung) wird meist durch langjährigen Nikotinkonsum verursacht. Die über viele Jahre bestehende Entzündungsreaktion führt lungenfunktionell zur rascheren Abnahme der forcierten Einsekundenkapazität (FEV_1) als beim Gesunden. Das maximale Atemminutenvolumen sinkt ab – meist lange Zeit vom Patienten unbemerkt. Oft suchen die Patienten erst bei FEV_1-Werten zwischen 1,5–1 l einen Arzt auf. Kommt dann ein Infekt hinzu, so kann bei verminderter Reserve des Atmungsapparats eine Dekompensation entstehen. Die strukturellen Schäden von Lunge und Atemwegen bewirken u. a. eine Überblähung der Lunge und einen intrinsischen PEEP (PEEPi) (Abb. 3.1-2). Dadurch entsteht eine mechanische Behinderung der Zwerchfellfunktion, aggraviert durch Hypoxie und Hyperkapnie, bei gleichzeitig erhöhter Atemarbeit durch größeres Totraumvolumen und Ventilations-/Perfusions-Ungleichgewicht [6]. Letztendlich besteht ein Ungleichgewicht zwischen erhöhter Last und verminderter Kapazität der Ventilation, die zum hyperkapnischen Atmungsversagen führt.

Neben der antiobstruktiven, sekretolytischen und antibiotischen Therapie sowie kontrollierter Sauerstoffgabe stellt heute die Unterstützung der Atmung mit nicht-invasiver Beatmung eine Säule in der Therapie dieser Patienten dar. Sie entlastet rasch die Atemmuskulatur, steigert die Ventilation und reduziert damit Hyperkapnie und Azidose. Durch die nicht-invasive Beatmung

Flow [l/s]

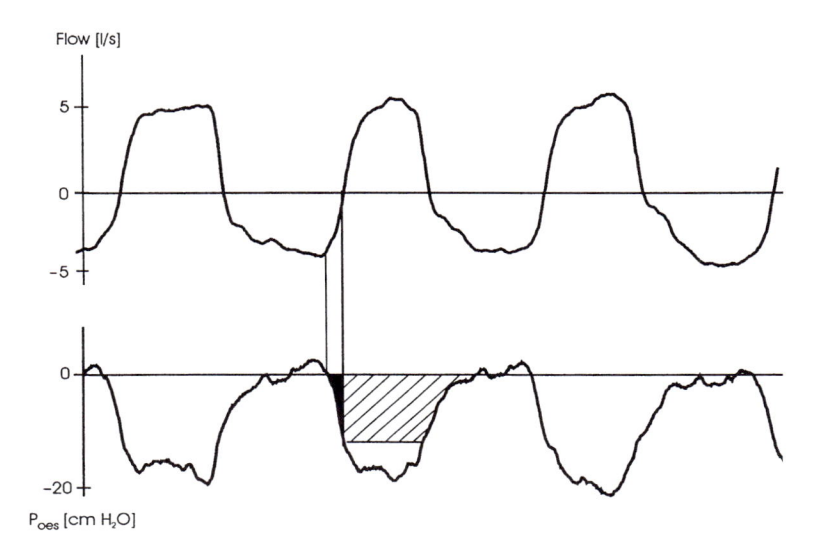

P_{oes} [cm H_2O]

Abbildung 3.1-2 Einfluß des intrinsischen PEEP auf die Atemarbeit. Der Patient beginnt die Inspiration (Abfall des Ösophagusdrucks unter Null), es erfolgt jedoch noch kein inspiratorischer Luftfluß. Ein Lufteinstrom erfolgt erst dann, wenn ein subatmosphärischer Druck in der Lunge herrscht. Der Patient muß daher zunächst ein dem positiven intrathorakalen Druck (in diesem Beispiel +12 cm H_2O) entsprechenden Unterdruck aufbauen (also –12 cm H_2O), um bei weiterem Absenken des intrathorakalen Drucks einen Lufteinstrom in die Lunge (Flußsignal wird positiv) zu erzielen. Die schraffierte und die schwarze Fläche unter der Kurve stellen näherungsweise den Teil der Atemmuskellast dar, der zur Überwindung des PEEP aufgebracht werden muß

wird die unter Sauerstoffgabe meist eintretende weitere Abnahme der Ventilation vermieden. Sauerstoff kann somit verabreicht und die Hypoxie beseitigt werden, bei erfolgreicher Maskenbeatmung ohne die Gefahr der CO_2-Narkose.

> Maskenbeatmung bei akut exazerbierter COPD ermöglicht O_2-Gabe ohne Gefahr der CO_2-Narkose.

Bei akut exazerbierter COPD wird eine *assistierte Beatmung* eingesetzt, da die kontrollierte Ventilation meist nicht toleriert wird. Ziel der Beatmung ist die möglichst große Entlastung der Atemmuskulatur und Steigerung der Ventilation. Da bei Patienten mit COPD die Steigerung der Atemarbeit durch einen PEEPi eine wichtige Rolle spielt (s. Abb. 3.1-2), ist in diesem Kollektiv die Applikation von externem PEEP (also CPAP) bis zur Höhe des PEEPi wichtig, da allein der externe PEEP schon eine Abnahme der Atemarbeit von ca. 40 % bewirkt. Eine vergleichbare Abnahme der Atemarbeit wird durch eine druckunterstützende Beatmung allein (ohne PEEP) erzielt, während die Kombination von PSV und CPAP eine Reduktion um etwa 75 % bewirkt [4].

▶ *Ergebnisse klinischer Studien zur nicht-invasiven Beatmung bei exazerbierter COPD*
Müssen Patienten mit chronisch-obstruktiver Lungenerkrankung (COPD) im Rahmen eines Infekts intubiert und mechanisch beatmet werden, so wird ca. ein Drittel dieser Patienten im Verlauf der Beatmung versterben [10]. Da selbst bei erfolgreicher Therapie die Behandlungsdauer insbesondere durch die protrahierte Entwöhnung oft Wochen andauert, wurde nach Möglichkeiten gesucht, die Intubation in diesem Kollektiv zu vermeiden. Meduri et al. berichteten erstmals, daß bei 7 von 10 Patienten mit akuter, infektbedingter Verschlechterung einer chronisch-respiratorischen Insuffizienz bei COPD durch die Maskenbeatmung eine Intubation verhindert werden konnte [31]. In den folgenden Jahren wurden mehrere kontrollierte Studien durchgeführt, die konstant eine geringere Intubationshäufigkeit und niedrigere Mortalität in der Maskenbeatmungsgruppe im Vergleich zur konventionellen Therapie ergaben [9; 10; 12; 25; 37]. Kritisch muß angemerkt werden, daß in der Mehrzahl dieser Studien jedoch eine zu geringe Patientenzahl untersucht wurde, so daß gerade die Mortalitätsunterschiede statistisch nicht signifikant sein konnten. Die größte Studie im Bereich der Intensivstation von Brochard et al. [10] mit ausreichender statistischer Aussagekraft ergab unter Maskenbeatmung im Vergleich zur konventionellen Therapie jedoch sowohl eine signifikant reduzierte Intubationshäufigkeit (26 % vs. 74 %) als auch eine geringere Mortalität (9 % vs. 29 %). Die Metaanalyse aller kontrollierten Studien [22] zeigte, daß neben der geringeren Intubationshäufigkeit und Mortalität auch die

Aufenthaltsdauer im Krankenhaus und auf der Intensivstation abnimmt. Somit stellt die akut exazerbierte COPD eine in der höchsten Evidenzgruppe gesicherte Indikation zur nicht-invasiven Beatmung dar. Bei Versagen der Maskenbeatmung kommt selbstverständlich die konventionelle Beatmung weiterhin zum Einsatz, falls keine Situation vorliegt, die eine Intubation verbietet.

Während die nicht-invasive Beatmung bislang ausschließlich auf der Intensivstation erfolgte, zeigt eine kürzlich publizierte Studie aus England, daß auch auf pneumologischen Normalstationen durch Maskenbeatmung eine Abnahme der Intubationshäufigkeit und der Mortalität erzielt werden kann [37]. Diese aus dem ausgeprägten Mangel an Intensivbetten in England geborene Studie zeigt dennoch, daß eine Unterstützung der Atmung mit positivem Druck zur Verbesserung des Behandlungsergebnisses beitragen kann.

Lungenödem

Beim Gesunden gelangen nur wenige Milliliter Flüssigkeit pro Stunde ins Interstitium der Lunge, welche über die Lymphe abtransportiert werden. Sinkt die Auswurfleistung des linken nur gering unter die des rechten Ventrikels, so entwickelt sich in wenigen Minuten ein Lungenödem.

Die Flüssigkeitsansammlung im Interstitium stimuliert J-Rezeptoren der Lunge, bereits bevor das Lungenödem klinisch erkennbar ist. Es kommt zur Stimulation der Atmung mit dem charakteristischen Symptom der Dyspnoe. Das Schleimhautödem insbesondere der kleinen Atemwege führt zur Obstruktion, was auskultatorisch als Spastik imponiert. Die Obstruktion und die Tachypnoe führen zu einem intrinsischen positiven endexspiratorischen Druck (PEEPi). Es kommt zu Mikroatelektasen und einem Ungleichgewicht des Ventilations-/Perfusionsverhältnisses bis hin zu Shunts sowie zur Abnahme der funktionellen Residualkapazität (FRC). Mit der Flüssigkeitseinlagerung im Interstitium sinkt die Compliance der Lunge. Die Beeinträchtigung der Atemmechanik, der PEEPi sowie die Hyperventilation bei Hypoxie und J-Rezeptorstimulation steigern die Atemarbeit und

den O_2-Verbrauch der Atemmuskulatur, der von 2–3 % beim Gesunden auf bis zu 30 % beim Patienten mit Lungenödem ansteigen kann [16]. Die inspiratorischen intrathorakalen Drücke werden negativer, der transmurale Druck (linksventrikulärer Druck minus intrathorakaler Druck) des linken Ventrikels steigt. Zu diesen Veränderungen tritt bei weit fortgeschrittener Stauung eine Diffusionsstörung für Sauerstoff hinzu.
Aus den genannten Veränderungen resultiert:
1. Hypoxie,
2. Zunahme der Atemarbeit und
3. Sympathikusaktivierung.
Die pulmonalen Veränderungen als Folge der Stauung führen zu einer weiteren Zunahme der kardialen Belastung und zur Steigerung des O_2-Verbrauchs der Atemmuskulatur bei gleichzeitiger Verschlechterung der O_2-Aufnahme in der Lunge. Eine Unterstützung der Atmung kann in diesen Circulus vitiosus eingreifen und durch Verbesserung von Gasaustausch und Atemmechanik zur Entlastung des linken Ventrikels und somit zur Rekompensation des Lungenödems beitragen [24].

▶ *Therapie mit Masken-CPAP*
In mehreren unkontrollierten Studien wurde der günstige Effekt von Masken-CPAP zusätzlich zur konventionellen Therapie des Lungenödems gezeigt [20; 39; 48]. Unter nCPAP nehmen Atemfrequenz und Dyspnoe schneller ab, die Oxygenierung wird rascher verbessert, und die Intubationshäufigkeit sinkt. Es liegen drei prospektive randomisierte Studien mit insgesamt 179 Patienten zur nCPAP-Therapie beim kardiogenen Lungenödem vor.

In allen drei Studien [8; 28; 40] wurde einheitlich gezeigt, daß im Vergleich zur konventionellen Therapie (Diuretika, Morphin, Nitrate und Sauerstoff) eine zusätzliche Masken-CPAP-Therapie mit Behandlungsdrücken um 10 cm H_2O bereits nach 30 Behandlungsminuten eine signifikante Abnahme der Atemfrequenz und des $PaCO_2$ bewirkt. Die Oxygenierung und der pH bessern sich rascher als unter konventioneller Therapie. Die Intubationsrate in der Masken-CPAP-Gruppe war signifikant geringer. Interessanterweise glichen sich die Unterschiede von Blutgasen und Atemfrequenz in den beiden Therapiegruppen nach einigen Stunden wieder an. Dies zeigt, daß Masken-CPAP ein zwar lediglich symptomatisches, jedoch akut sehr wirksames Therapieprinzip darstellt, welches, zusätzlich zur konventionellen Behandlung verabreicht, eine raschere Beseitigung des Lungenödems und der damit einhergehenden Symptome bewirkt. Die Mortalität im Krankenhaus lag in der Studie von Bersten et al. [8] in der konventionell behandelten Gruppe bei 20 % und in der CPAP-Gruppe bei 10 %. Zwar war diese Differenz bei der kleinen Fallzahl noch nicht statistisch signifikant, dennoch ist gerade auch durch die geringere Intubationsfrequenz eine Reduktion der Mortalität bei einem größeren Untersuchungskollektiv zu erwarten.

Masken-CPAP beim Lungenödem senkt rasch Atemfrequenz und $PaCO_2$.

▶ *Therapie mit bi-level PAP*
Die Reduktion der Atemarbeit ist vermutlich ein wichtiger Wirkungsmechanismus der Maskenbeatmung beim Lungenödem. In vielen Kliniken wird daher eine druckunterstützte Beatmung mit nasalem bi-level PAP durchgeführt. Die einzige dazu bisher publizierte randomisierte Studie mußte vorzeitig abgebrochen werden, da sich im Vergleich zu nCPAP unter nBiPAP zwar signifikant bessere Blutgaswerte und eine geringere Dyspnoe ergaben, die mit nBiPAP behandelten Patienten jedoch signifikant häufiger einen Myokardinfarkt erlitten [34]. Es muß weiter geprüft werden, ob nicht Fehler bei der Randomisierung oder Zufälle diese Daten hervorgerufen haben. Während nCPAP ein gesichertes Therapieverfahren beim Lungenödem darstellt, sind weitere Studien notwendig, bevor eine endgültige Empfehlung zur druckunterstützten Beatmung ausgesprochen werden kann. In der Praxis wenden wir nCPAP an oder bi-level PAP mit einer geringen Differenz zwischen inspiratorischem und exspiratorischem Druck (z. B. IPAP zu EPAP 12/8 cm H_2O), weil darunter zwar eine Entlastung der Atemmuskulatur erfolgt, jedoch die Ventilationssteigerung durch die Druckunterstützung gering ist und kein sehr rasches Absenken der Hyperkapnie zu befürchten ist. Dieses Vor-

gehen ist durch pathophysiologische Überlegungen, aber auch empirisch begründet.

3.1.3 Entwöhnung vom Respirator (Weaning)

Während 90 % aller beatmeten Patienten nach Besserung der zur Ateminsuffizienz führenden Erkrankung problemlos wieder vom Respirator entwöhnt werden können, gelingt dies bei einem kleinen Prozentsatz der Patienten nicht. Bei Spontanatmungsversuchen treten bei diesen Patienten die Zeichen der respiratorischen Insuffizienz auf, und nach den üblichen Kriterien ist ein Weaning nicht möglich. Die Ursachen hierfür sind äußerst vielfältig. Ohne hier auf Einzelheiten einzugehen, kann das Weaning-Versagen ganz allgemein als ein Ungleichgewicht zwischen Belastung und Kapazität des respiratorischen Systems bezeichnet werden. Trotz längerer Entwöhnungsversuche können die Patienten meist nur für einige Stunden spontan atmen, dann tritt jedoch ein Atmungsversagen mit Anstieg der Atemfrequenz, Abnahme des Atemzugvolumens und Hyperkapnie auf. Es ist also regelhaft keine permanente, sondern eine intermittierende Unterstützung der Atmung erforderlich. Da die Maskenbeatmung hervorragend zur intermittierenden Anwendung und partiellen Unterstützung der Atemfunktion geeignet ist, wurde sie schon früh insbesondere bei COPD als Weaning-Methode [17; 42; 44; 47] und zur Vermeidung der Reintubation [18; 30; 32; 42] erfolgreich eingesetzt. In einer kontrollierten Studie wurden diese Daten bestätigt: Bei 50 Patienten mit COPD zeigten Nava et al. [35], daß mit NIV eine schnellere Entwöhnung als unter Standardbeatmung möglich ist. NIV senkte die Beatmungsdauer (–6,4 Tage), die Intensivtherapiedauer (–8,9 Tage) und verbesserte die 60-Tage-Überlebensrate auf 92 % im Vergleich zu 72 % unter konventioneller Beatmung und Weaning-Strategie [35].

> Speziell bei COPD verkürzt NIV die Entwöhnungsphase signifikant.

Wenngleich weitere Studien notwendig sind, so kann bei Patienten mit COPD die Maskenbeatmung als gesichertes Verfahren zur Verbesserung und Beschleunigung des Weaning angesehen werden. Auch bei Patienten ohne COPD überwiegen die positiven Daten aus unkontrollierten Studien deutlich, jedoch stehen kontrollierte Studien noch aus.

3.1.4 Respiratorische Insuffizienz nach Transplantation

Da die nicht-invasive seltener als die konventionelle Beatmung zu infektiösen Komplikationen führt, sollten Patienten mit einer erhöhten Infektgefahr besonders von der nicht-invasiven Beatmung profitieren. Die erforderliche Immunsuppression nach Organtransplantation steigert zwangsläufig das Infektrisiko. Wird bei diesen Patienten eine konventionelle Beatmung erforderlich, so ist dies mit einer sehr hohen Letalität verbunden. Daher untersuchten Antonelli und Mitarbeiter den Effekt der nicht-invasiven Beatmung im Vergleich zur konventionellen Therapie in einer prospektiv randomisierten Studie bei 40 Patienten mit akuter respiratorischer Insuffizienz nach Organtransplantation [2]. Die Mehrzahl der Patienten hatte eine Lebertransplantation erhalten (22), gefolgt von Nieren- (12) und Lungentransplantation (6). Ursache der respiratorischen Insuffizienz war:
- ARDS (15 Patienten),
- Lungenödem (9),
- Schleimverhalt (10),
- Pneumonie (4) oder
- Lungenembolie (2).

Es bestanden keine Unterschiede in der Diagnosenverteilung beider Gruppen. Als wesentliche Resultate der Untersuchung wurden eine Reduktion der Intubationshäufigkeit (20 % vs. 70 %), eine geringere Rate letaler Komplikationen (20 % vs. 50 %) sowie eine geringere Mortalität auf der Intensivstation (20 % vs. 50 %) in der NIV-Gruppe im Vergleich zur konventionellen Therapie gezeigt. Die Krankenhausmortalität war in der NIV-Gruppe mit 35 % ebenfalls geringer als in der konventionellen Behandlungsgruppe (55 %), diese Differenz war jedoch nicht signifikant. Diese Daten zeigen, daß bei Patienten mit respiratorischer Insuffizienz nach Organtransplantation die Intubation häufig verhindert und die

Zahl letaler Komplikationen reduziert werden kann und somit zum Standard der Versorgung bei dieser Patientengruppe gehören sollte.

3.1.5 Mögliche Indikationen zur nicht-invasiven Beatmung

Pneumonie

Die Pneumonie ist mit der COPD die häufigste zur akuten respiratorischen Insuffizienz führende Erkrankung. Während die nicht-invasive Beatmung bei Patienten mit COPD, wie oben ausgeführt, eine gesicherte Therapieform darstellt, liegen bei Patienten mit Pneumonie ohne vorbestehende Lungenerkrankungen kaum Daten vor. In einer Subgruppe der von Confalonieri et al. untersuchten Patienten mit Pneumonie lag keine chronisch-obstruktive Atemwegserkrankung vor [14]. Für diese 32 Patienten ergaben sich im Vergleich zur Standardtherapie unter NIV weder hinsichtlich der Intubationsrate, der Intensiv- bzw. Krankenhausaufenthaltsdauer noch der Krankenhausmortalität relevante Unterschiede.

Wir haben in der pneumologischen Intensivstation der Universitätsklinik Marburg eine Pilotstudie durchgeführt, in der 10 Patienten mit schwerer Pneumonie ohne vorbestehende Lungenerkrankung zusätzlich zur konventionellen Therapie eine Maskenbeatmung erhielten [7]. Bei allen Patienten bestand eine schwere respiratorische Insuffizienz mit einem durchschnittlichen PaO_2/FiO_2 von 103 ± 26 (Bereich 68–144). Der mittlere APACHE-II-Score von 21,5 ± 5,3 (Bereich 13–31) reflektierte die Schwere der Erkrankung bei den Patienten. Es erfolgte eine assistierte Pressuresupport-Beatmung mittels BiPAP über eine Gesichtsmaske. Der mittlere Inspirationsdruck betrug 12,7 ± 2,7 (Bereich 8–16) cm H_2O, der Exspirationsdruck lag bei 4,1 ± 1 (Bereich 2–6) cm H_2O. Bei 7 von 10 dieser schwer respiratorisch insuffizienten Patienten konnte die Intubation vermieden werden. Die vorhergesagte Krankenhaus-Mortalität laut APACHE-II-Score betrug 40,5 %, die tatsächliche Mortalität 0 %. Obwohl es sich hier nur um eine Pilotstudie mit kleinem Patientenkollektiv ohne Kontrollgruppe handelt, sind unsere Ergebnisse der Maskenbeatmung bei Pneumonie ohne vorbestehende Lungenerkrankung jedoch vielversprechend. Die notwendige Überprüfung der Daten erfolgt derzeit in einer kontrollierten multizentrischen Studie.

Akute respiratorische Insuffizienz ohne pulmonale Vorerkrankung

Im Prinzip kann die nicht-invasive Beatmung bei allen Formen der akuten respiratorischen Insuffizienz eingesetzt werden, bei denen keine Kontraindikationen bestehen (s. u.). Es wurde eine Reihe von Studien publiziert über die Behandlung von Patienten mit respiratorischer Insuffizienz mittels konventioneller oder Maskenbeatmung. Die deutliche Mehrzahl der Studien zeigt eine Abnahme der Intubationsfrequenz unter Maskenbeatmung [29; 38; 46], während in zwei Untersuchungen kein günstiger Einfluß der NIV nachgewiesen wurde [49; 50]. Problem aller Untersuchungen mit günstigem Ergebnis für NIV ist jedoch, daß bei vielen der eingeschlossenen Patienten eine exazerbierte COPD oder ein Lungenödem als Ursache der respiratorischen Insuffizienz vorlag, also zwei Erkrankungen, für die eine gesicherte Maskenbeatmungsindikation besteht. Es ist daher schwierig, die Daten zu interpretieren und den Effekt von NIV bei anderen Indikationen zu differenzieren.

In der bislang größten kontrollierten Studie wurden 64 Patienten mit beatmungspflichtiger akuter respiratorischer Insuffizienz ohne COPD entweder konventionell oder aber nicht-invasiv beatmet [3]. Es wurde der Einfluß der beiden Therapieformen auf den Gasaustausch und das Auftreten von Komplikationen im Behandlungsverlauf untersucht. Bei etwa der Hälfte der Patienten trat die respiratorische Insuffizienz postoperativ im Rahmen eines ARDS (16), einer Atelektase oder eines Schleimverhalts (16) bzw. einer Aspiration (3) auf. Ursachen für das Atmungsversagen ohne vorangegangene Operation waren Pneumonie (9), Lungenödem (9) und Trauma (8). Nach einer Stunde Beatmung verbesserte sich die Oxygenierung in beiden Therapiegruppen nahezu identisch. Das Verhältnis von PaO_2/FiO_2 stieg unter konventioneller Beatmung von 124 ± 25 auf 211 ± 68 und unter Maskenbeatmung von 116 ± 24 auf 230 ± 76. Lediglich 10 der 32 Patienten (31,3 %)

in der Maskenbeatmungsgruppe mußten intubiert werden. Die Anzahl der schweren Komplikationen während der Intensivtherapie und hierbei insbesondere die infektiösen Komplikationen traten in der konventionell beatmeten Gruppe signifikant häufiger auf (66 % vs. 38 % der Patienten). Die Intensivtherapiedauer in der NIV-Gruppe war mit 9 ± 7 Tagen signifikant kürzer als in der konventionell beatmeten Gruppe (16 ± 17 Tage). Im Krankenhaus verstarben 47 % der konventionell und lediglich 28 % der nicht-invasiv beatmeten Patienten. Zwar war der Mortalitätsunterschied bei der untersuchten Patientenzahl statistisch nicht signifikant, dennoch zeigt auch diese Untersuchung, daß die nicht-invasive Ventilation auch bei akuter respiratorischer Insuffizienz ohne COPD vergleichbar gute, in manchen Aspekten sogar bessere Resultate als die konventionelle Beatmung erbringt.

In einer prospektiven Erhebung wurde die Praxis der NIV auf französischen Intensivstationen erfaßt. Es wurde gezeigt, daß NIV bei 35 % der Patienten versucht wird, die eine mechanische Unterstützung der Atmung benötigen. In diesem unausgewählten Krankengut, welches einen Querschnitt der Intensivmedizin darstellt, konnte gezeigt werden, daß die Pneumonierate und das Mortalitätsrisiko bei erfolgreicher NIV abnehmen [11].

Auch bei vorsichtiger Interpretation der genannten Studie kann man jedoch derzeit schon feststellen, daß die korrekt durchgeführte Maskenbeatmung nicht zu einem schlechteren Therapieergebnis führt als die konventionelle Beatmung. Daher ist es auf unserer Station zur Praxis geworden, daß bei jedem Patienten mit respiratorischer Insuffizienz ein Maskenbeatmungsversuch durchgeführt wird, falls keine Kontraindikationen vorliegen (s. u.). Sollte sich trotz optimaler Technik nach 1/2 bis 1 h keine befriedigende Oxygenierung oder Besserung der Symptomatik erzielen lassen, so erfolgt die Intubation. Eine unnötig lange ineffektive Maskenbeatmung sollte einem Patienten nicht zugemutet werden, möglicherweise erhöht sich sogar das Risiko für den Patienten durch ein solches Vorgehen. Es kann dann häufiger eine Notfallintubation erforderlich werden, und die Patienten befinden sich durch die Therapieverzögerung in einem weiter reduzierten Allgemeinzustand.

3.1.6 Kontraindikationen

Absolute Kontraindikationen für die nicht-invasive Beatmung sind
- Atem- und Kreislaufstillstand sowie
- schwere Kreislaufinstabilität mit hohem Katecholaminbedarf.

Relative Kontraindikationen sind
- fehlende oder mangelhafte Kooperation des Patienten und
- Verletzungen im Gesichts- oder HNO-Bereich.

Bei kurz bevorstehender Intubation im Rahmen einer Operation bzw. Narkose ist die nicht-invasive Beatmung nicht sinnvoll, hier sollte in der Regel direkt intubiert werden.

3.1.7 Erfolgs- bzw. Abbruchkriterien und Monitoring

Der Erfolg der nicht-invasiven Beatmung bei akuter respiratorischer Insuffizienz kann anhand einfacher klinischer Parameter und der Blutgase beurteilt werden.

Das *Leitsymptom* ist *Dyspnoe*, objektiv werden eine *Tachypnoe* und eine *Tachykardie* nachgewiesen. Bei erfolgreicher Maskenbeatmung wird sich sowohl die Dyspnoe als auch Tachypnoe und Tachykardie innerhalb von wenigen, höchstens aber 30 min, deutlich bessern. Nicht die Absolutwerte, sondern die Tendenz ist bei der Beurteilung der Parameter entscheidend. Es können also noch deutlich pathologische Werte vorliegen, aber bei gebesserten Werten kann dennoch ein guter Therapieerfolg eintreten.

Die *Blutgase* sollten immer als weiterer objektiver Parameter des Behandlungserfolgs bestimmt werden. Dabei sollte unterschieden werden, ob vor Beginn der Therapie eine respiratorische Partialinsuffizienz (Hypoxie ohne Hyperkapnie, oft mit Hypokapnie) oder eine respiratorische Globalinsuffizienz (Hyperkapnie und Hypoxie) besteht. Bei respiratorischer Partialinsuffizienz wird unter nicht-invasiver Beatmung und der immer simultan erfolgenden O_2-Applikation der PaO_2 ansteigen, und auch der $PaCO_2$ wird in Richtung Normbereich ansteigen. Letzteres ist als Zeichen der verminderten Ventilation bei abnehmendem Streß und besserer Oxygenierung zu werten.

Liegt initial eine Globalinsuffizienz vor, so sinkt der $PaCO_2$ unter Maskenbeatmung ab, obwohl sich der Sauerstoffpartialdruck unter O_2-Gabe normalisiert. Als initiales Minimalziel darf der $PaCO_2$ trotz deutlich verbesserter Oxygenierung zumindest nicht weiter ansteigen.

Ein wichtiger Punkt ist die Dauer der nicht-invasiven Beatmung bei deren Ineffektivität. Es gibt Patienten, die infolge ihres schweren Atmungsversagens trotz nicht-invasiver Beatmung keine hinreichende Atmungsfunktion erreichen und bei denen ausschließlich eine konventionelle maschinelle Ventilation den Gasaustausch sichern kann. Es ist daher notwendig, den Zeitpunkt der Beendigung der Maskenbeatmung und der nachfolgenden Intubation festzulegen. Stundenlange ineffektive Maskenbeatmungsversuche sollten dringend vermieden werden.

> Tritt unter optimaler Maskenbeatmung (guter Maskensitz, keine Lecks, optimaler PEEP und ausreichender Inspirationsdruck) keine Besserung innerhalb 30–60 min ein, so sollte intubiert werden!

Eine interessante Studie von Poponick et al. [38] zeigte, daß der Erfolg der Maskenbeatmung nicht anhand der vor Therapie bestehenden Blutgase oder des APACHE-Score vorhergesagt werden konnte. Die Blutgaswerte nach 30 min effektiver Maskenbeatmung konnten jedoch zuverlässig die Vermeidung der Intubation vorhersagen: Bei erfolgreicher Therapie ohne Notwendigkeit zur Intubation stieg der pH von 7,26 auf 7,34 an, während der $PaCO_2$ von 75 auf 62 mmHg absank. Bei Patienten, die intubiert werden mußten, trat keine relevante Veränderung von pH und $PaCO_2$ unter NIV ein. 30 min effektive Therapie reichen somit meist aus, um den Erfolg zu beurteilen.

Auch bei initialem Erfolg der Maskenbeatmung kann im Verlauf eine Verschlechterung eintreten. Es muß dann geprüft werden, ob die Beatmung technisch unzureichend ist oder eine Verschlechterung der Grundkrankheit ursächlich vorliegt. Falls keine insuffiziente Maskenbeatmung besteht oder behebbare Ursachen, wie z. B. starke Verschleimung oder technische Fehler, vorliegen, sollte ebenfalls die Intubation erfolgen.

> Auch wenn die Maskenbeatmung initial erfolgreich war, kann im weiteren Verlauf eine Verschlechterung eintreten. Dann sorgfältige Problemsuche!

3.1.8 Komplikationen/Nebenwirkungen

Die nicht-invasive Beatmung ist eine risikoarme Therapie. Abgesehen von fehlender Effektivität sind lokale Nebenwirkungen in Form von Druckstellen durch die Maske als häufigste Nebenwirkung festzustellen. In sehr seltenen Fällen kann es unter Maskenbeatmung zu einer Aspiration kommen. Selten berichten Patienten über vermehrte intestinale Luftansammlung.

3.1.9 Dauer der nicht-invasiven Beatmung und Entwöhnung

Auch für die nicht-invasive Beatmung erfolgt eine Entwöhnungsphase. Wir gehen so vor, daß intermittierend die Maske abgenommen wird, beispielsweise zum Essen und Trinken, und die beatmungsfreien Zeiten bei Besserung des Zustands kontinuierlich verlängert werden. In den Intervallen wird O_2 verabreicht. Die Patienten werden permanent hinsichtlich Zeichen des Atmungsversagens überwacht, und die SaO_2 wird kontinuierlich gemessen. Bei Patienten ohne Vorerkrankung der Lunge kann die erfolgreiche nicht-invasive Beatmung in der Regel nach wenigen Tagen beendet werden. Bei Patienten mit pulmonalen Erkrankungen und akuter Exazerbation muß geprüft werden, ob eine dauerhafte nächtliche Beatmung erforderlich ist. Als Indikationskriterien dazu dienen uns die Hyperkapnie am Tage und relevante Hypoventilationen während der Messung der Atmung im Schlaf.

> Bei Hyperkapnie am Tage und ausgeprägter Hypoventilation im Schlaf ist eine dauerhafte nächtliche Beatmung zu erwägen.

3.1.10 Ökonomische Aspekte

In der Anfangszeit der NIV ergab eine Publikation, daß die Maskenbeatmung einen extrem hohen Pflegeaufwand erfordert:

bei Patienten mit Restriktion war in 41 %, bei Patienten mit obstruktiven Erkrankungen gar in 91 % der Beatmungszeit die kontinuierliche Anwesenheit einer Pflegekraft erforderlich [13]. Allerdings war die Maskenbeatmung bei keinem der Patienten mit Obstruktion erfolgreich, ein nach heutigen Maßstäben ausgesprochen schlechtes Resultat, was möglicherweise durch die seinerzeit noch vergleichsweise primitive Technik, insbesondere durch mangelhafte Masken, bedingt war.

Neuere Studien zeigen bei größeren Patientenzahlen insgesamt keine Unterschiede im Betreuungsaufwand zwischen konventioneller und nicht-invasiver Beatmung bzw. einen höheren Zeitbedarf der Maskenbeatmung in der ersten beiden Therapietagen und einen geringeren anschließend [14; 25; 36].

Durch die im Durchschnitt kürzere Therapiedauer können dennoch Kosten eingespart werden. Für Patienten mit infektexazerbierter COPD wurde berechnet, daß durch den Einsatz der NIV pro Behandlungsfall 3244 kanadische Dollar eingespart werden können (im Jahr 1996) [21].

Die bevorstehende Einführung der DRGs macht noch eine abschließende Überlegung erforderlich. Bislang ist dort vorgesehen, eine Beatmung nur dann als solche zu werten, wenn der Patient intubiert bzw. tracheotomiert wurde, da dies als Indikator einer schweren respiratorischen Insuffizienz angesehen wird. Das DRG-System wurde entwickelt, als die nicht-invasive Beatmung mit ihren Möglichkeiten noch unbekannt war. Daher konnte diese Therapieform noch nicht berücksichtigt werden. Wenn die Schwere einer Erkrankung und somit deren Vergütung nicht an physiologischen Parametern wie Blutgasanalyse oder validierten Scores, sondern an der Nutzung bestimmter Interventionen (Intubation oder Tracheotomie) festgemacht wird, können hier schwerwiegende Probleme entstehen, da nicht die für den Patienten nach den Kriterien der Evidenz-basierten Medizin optimale Therapie, sondern die Tatsache der Intubation honoriert wird. Hier müssen seitens der Fachgesellschaften Schritte zur Adaptation des Vergütungssystems angeregt werden, damit neue Behandlungsmethoden gefördert werden, die eindeutig zu einer Therapieverbesserung führen und auch enorme ökonomische Vorteile bieten.

Literatur

1. Ventilation with lower tidal volumes as compared with traditional tidal volumes for acute lung injury and the acute respiratory distress syndrome. The Acute Respiratory Distress Syndrome Network. N Engl J Med 2000; 342: 1301–1308.
2. Antonelli M, Conti G, Bufi M, Costa MG, Lappa A, Rocco M et al. Noninvasive ventilation for treatment of acute respiratory failure in patients undergoing solid organ transplantation: a randomized trial. JAMA 2000; 283: 235–241.
3. Antonelli M, Conti G, Rocco M, Bufi M, De Blasi RA, Vivino G et al. A comparison of noninvasive positive-pressure ventilation and conventional mechanical ventilation in patients with acute respiratory failure. N Engl J Med 1998; 339: 429–435.
4. Appendini L, Purro A, Gudjonsdottir M, Baderna P, Patessio A, Zanaboni S et al. Physiologic response of ventilator-dependent patients with chronic obstructive pulmonary disease to proportional assist ventilation and continuous positive airway pressure. Am J Respir Crit Care Med 1999; 159: 1510–1517.
5. Bach JR, Alba A, Mosher R, Delaubier A. Intermittent positive pressure ventilation via nasal access in the management of respiratory insufficiency. Chest 1987; 92: 168–170.
6. Becker HF. Pathophysiologie und Klinik der respiratorischen Globalinsuffizienz. Med Klin 1997; 92: 10–13.
7. Becker HF, von Bierbrauer A, Jerrentrup A, von Berswordt D, von Wichert P. Nicht-invasive Beatmung bei schwerer Pneumonie. Intensivmedizin und Notfallmedizin 2000: 387.
8. Bersten AD, Holt AW, Vedig AE, Skowronski GA, Baggoley CJ. Treatment of severe cardiogenic pulmonary edema with continuous positive airway pressure delivered by face mask. N Engl J Med 1991; 325: 1825–1830.
9. Bott J, Carroll MP, Conway JH, Keilty SE, Ward EM, Brown AM et al. Randomised controlled trial of nasal ventilation in acute ventilatory failure due to chronic obstructive airways disease. Lancet 1993; 341: 1555–1557.
10. Brochard L, Mancebo J, Wysocki M, Lofaso F, Conti G, Rauss A et al. Noninvasive ventilation for acute exacerbations of

chronic obstructive pulmonary disease. N Engl J Med 1995; 333: 817–822.
11. Carlucci A, Richard JC, Wysocki M, Lepage E, Brochard L. Noninvasive versus conventional mechanical ventilation. An epidemiologic survey. Am J Respir Crit Care Med 2001; 163: 874–880.
12. Celikel T, Sungur M, Ceyhan B, Karakurt S. Comparison of noninvasive positive pressure ventilation with standard medical therapy in hypercapnic acute respiratory failure. Chest 1998; 114: 1636–1642.
13. Chevrolet JC, Jolliet P, Abajo B, Toussi A, Louis M. Nasal positive pressure ventilation in patients with acute respiratory failure. Difficult and time-consuming procedure for nurses. Chest 1991; 100: 775–782.
14. Confalonieri M, Potena A, Carbone G, Porta RD, Tolley EA, Umberto MG. Acute respiratory failure in patients with severe community-acquired pneumonia. A prospective randomized evaluation of noninvasive ventilation. Am J Respir Crit Care Med 1999; 160: 1585–1591.
15. Ellis ER, Bye PT, Bruderer JW, Sullivan CE. Treatment of respiratory failure during sleep in patients with neuromuscular disease. Positive-pressure ventilation through a nose mask. Am Rev Respir Dis 1987; 135: 148–152.
16. Field S, Kelly SM, Macklem PT. The oxygen cost of breathing in patients with cardio-respiratory disease. Am Rev Respir Dis 1982; 126: 9–13.
17. Goodenberger DM, Couser JI, Jr., May JJ. Successful discontinuation of ventilation via tracheostomy by substitution of nasal positive pressure ventilation. Chest 1992; 102: 1277–1279.
18. Hilbert G, Gruson D, Portel L, Gbikpi-Benissan G, Cardinaud JP. Noninvasive pressure support ventilation in COPD patients with postextubation hypercapnic respiratory insufficiency. Eur Respir J 1998; 11: 1349–1353.
19. Hill NS, Redline S, Carskadon MA, Curran FJ, Millman RP. Sleep-disordered breathing in patients with Duchenne muscular dystrophy using negative pressure ventilators. Chest 1992; 102: 1656–1662.

20. Hoffmann B, Welte T. The use of noninvasive pressure support ventilation for severe respiratory insufficiency due to pulmonary oedema. Intensive Care Med 1999; 25: 15–20.
21. Keenan SP, Gregor J, Sibbald WJ, Cook D, Gafni A. Noninvasive positive pressure ventilation in the setting of severe, acute exacerbations of chronic obstructive pulmonary disease: more effective and less expensive. Crit Care Med. 2000; 28: 2094–2102.
22. Keenan SP, Kernerman PD, Cook DJ, Martin CM, McCormack D, Sibbald WJ. Effect of noninvasive positive pressure ventilation on mortality in patients admitted with acute respiratory failure: a meta-analysis. Crit Care Med 1997; 25: 1685–1692.
23. Kerby GR, Mayer LS, Pingleton SK. Nocturnal positive pressure ventilation via nasal mask. Am Rev Respir Dis 1987; 135: 738–740.
24. Kohl, FV. Beatmung beim herzkranken Patienten. Der Internist 1991; 32: 199–205.
25. Kramer N, Meyer TJ, Meharg J, Cece RD, Hill NS. Randomized, prospective trial of noninvasive positive pressure ventilation in acute respiratory failure. Am J Respir Crit Care Med 1995; 151: 1799–1806.
26. Leger P, Bedicam JM, Cornette A, Reybet-Degat O, Langevin B, Polu JM, Jeannin L, Robert D. Nasal intermittent positive pressure ventilation. Long-term follow-up in patients with severe chronic respiratory insufficiency. Chest. 1994; 105: 100–105.
27. Levy RD, Cosio MG, Gibbons L, Macklem PT, Martin JG. Induction of sleep apnoea with negative pressure ventilation in patients with chronic obstructive lung disease. Thorax 1992; 47: 612–615.
28. Lin M, Yang Y-F, Chiang H-T, Chang M-S, Chiang BN, Cheitlin MD. Reappraisal of continuous positive airway pressure therapy in acute cardiogenic pulmonary edema. Chest 1995; 107: 1379–1386.
29. Martin TJ, Hovis JD, Costantino JP, Bierman MI, Donahoe MP, Rogers RM et al. A randomized, prospective evaluation of noninvasive ventilation for acute respiratory failure. Am J Respir Crit Care Med 2000; 161: 807–813.

30. Meduri GU, Abou-Shala N, Fox RC, Jones CB, Leeper KV, Wunderink RG. Noninvasive face mask mechanical ventilation in patients with acute hypercapnic respiratory failure. Chest 1991; 100: 445–454.
31. Meduri GU, Conoscenti CC, Menashe P, Nair S. Noninvasive face mask ventilation in patients with acute respiratory failure. Chest 1989; 95: 865–870.
32. Meduri GU, Turner RE, Abou-Shala N, Wunderink R, Tolley E. Noninvasive positive pressure ventilation via face mask. First-line intervention in patients with acute hypercapnic and hypoxemic respiratory failure. Chest 1996; 109: 179–193.
33. Meecham Jones DJ, Wedzicha JA. Comparison of pressure and volume preset nasal ventilator systems in stable chronic respiratory failure. Eur Respir J 1993; 6: 1060–1064.
34. Mehta S, Jay GD, Woolard RH, Hipona RA, Connolly EM, Cimini DM et al. Randomized, prospective trial of bilevel versus continuous positive airway pressure in acute pulmonary edema. Crit Care Med 1997; 25: 620–628.
35. Nava S, Ambrosino N, Clini E, Prato M, Orlando G, Vitacca M et al. Noninvasive mechanical ventilation in the weaning of patients with respiratory failure due to chronic obstructive pulmonary disease. A randomized, controlled trial. Ann Intern Med 1998; 128: 721–728.
36. Nava S, Evangelisti I, Rampulla C, Compagnoni ML, Fracchia C, Rubini F. Human and financial costs of noninvasive mechanical ventilation in patients affected by COPD and acute respiratory failure. Chest 1997; 111: 1631–1638.
37. Plant PK, Owen JL, Elliott MW. Early use of non-invasive ventilation for acute exacerbations of chronic obstructive pulmonary disease on general respiratory wards: a multicentre randomised controlled trial. Lancet 2000; 355: 1931–1935.
38. Poponick JM, Renston JP, Bennett RP, Emerman CL. Use of a ventilatory support system (BiPAP) for acute respiratory failure in the emergency department. Chest 1999; 116: 166–171.
39. Poulton EP, Oxon DM, Lond FRCP. Left-sided heart failure with pulmonary oedema. Lancet 1936: 981–983.
40. Räsänen J, Heikkilä J, Downs J, Nikki P, Väisänen I, Viitanen

A. Continuous positive airway pressure by face mask in acute cardiogenic pulmonary edema. Am J Cardiol 1985; 55: 296–300.
41. Restrick LJ, Fox NC, Braid G, Ward EM, Paul EA, Wedzicha JA. Comparison of nasal pressure support ventilation with nasal intermittent positive pressure ventilation in patients with nocturnal hypoventilation. Eur Respir J 1993; 6: 364–370.
42. Restrick LJ, Scott AD, Ward EM, Feneck RO, Cornwell WE, Wedzicha JA. Nasal intermittent positive-pressure ventilation in weaning intubated patients with chronic respiratory disease from assisted intermittent, positive-pressure ventilation. Respir Med 1993; 87: 199–204.
43. Robert D, Laier-Groeneveld G, Leger P. Mechanical assistance. Praxis und Klinik der Pneumologie 1988; 42 S 2: 846–849.
44. Schönhofer B, Sonneborn M, Haidl P, Kemper K, Köhler D. Stellenwert der intermittierenden Selbstbeatmung nach Entwöhnung vom Respirator. Pneumologie 1995; 49: 689–694.
45. Sullivan CE, Issa FG, Berthon-Jones M, Eves L. Reversal of obstructive sleep apnoea by continuous positive airway pressure applied through the nares. Lancet 1981; 862–865.
46. Thys F, Roeseler J, Delaere S, Palavecino L, El Gariani A, Marion E et al. Two-level non-invasive positive pressure ventilation in the initial treatment of acute respiratory failure in an emergency department. Eur J Emerg Med 1999; 6: 207–214.
47. Udwadia ZF, Santis GK, Steven MH, Simonds AK. Nasal ventilation to facilitate weaning in patients with chronic respiratory insufficiency. Thorax 1992; 47: 715–718.
48. Väisänen IT, Räsänen J. Continuous positive airway pressure and supplemental oxygen in the treatment of cardiogenic pulmonary edema. Chest 1987; 92: 481–485.
49. Wood KA, Lewis L, Von Harz B, Kollef MH. The use of noninvasive positive pressure ventilation in the emergency department: results of a randomized clinical trial. Chest 1998; 113: 1339–1346.
50. Wysocki M, Tric L, Wolff MA, Millet H, Herman B. Noninvasive pressure support ventilation in patients with acute respiratory failure: A randomized comparison with conventional therapy. Chest 1995; 107: 761–768.

3.2 Nicht-invasive Beatmung bei chronisch-ventilatorischer Insuffizienz (CVI)

Bernd Schönhofer

Epidemiologie der CVI

Auch wenn für Deutschland noch keine genauen epidemiologischen Zahlen vorliegen, läßt sich die klinische Relevanz der CVI aus im Ausland vorhandenem Datenmaterial abschätzen. Aus einer für die USA geschätzten Prävalenz [81] sind für unser Land zwischen 5000 und 10 000 Betroffene anzunehmen.

Nach einer eigenen, nicht veröffentlichten Erhebung (Stand: I/1999) in 20 etablierten deutschen Beatmungszentren wurden hier insgesamt 3600 Patienten mit CVI zu Hause beatmet. Eine nicht-invasive Beatmung erfolgte bei 91 % der Patienten dieses Kollektivs. Die Größenordnung der nicht erfaßten Patienten bleibt jedoch unklar.

Muir berichtet in diesem Zusammenhang, daß 1990 in Frankreich bereits von der staatlichen Organisation ANTADIR etwa 3500 heimbeatmete Patienten betreut wurden [94], wobei auch hierbei nicht alle in Frankreich behandelten Patienten mit CVI erfaßt wurden.

Symptomatik der CVI

Im Gegensatz zur akuten Ateminsuffizienz führt bei der CVI in der Frühphase nur die genaue Beobachtung und subtile Diagnostik zum Nachweis der ventilatorischen Insuffizienz. Die Patienten spüren in dieser Phase oftmals keine oder nur gering ausgeprägte Dyspnoe bei körperlicher Belastung. Es bestehen häufig unspezifische Symptome wie u. a. Kopfschmerzen, Tagesmüdigkeit, Konzentrationsschwäche, Schlafstörungen, psychische Symptome, physische Abgeschlagenheit mit zunehmender Mobilitätseinschränkung. Allerdings können die Symptome auch durch eine oft übersehene, gleichzeitig vorkommende obstruktive Schlafapnoe bedingt sein [39; 86; 133]. Erst im späteren Verlauf treten neben der Dyspnoe dann die hypoxiebedingten Komplikationen, wie z. B. Polyglobulie und Cor pulmonale, hinzu [13; 38; 80; 136].

3.2.1 Erkrankungen, die zur CVI führen – Indikation für intermittierende Selbstbeatmung (ISB)

Die CVI ist charakterisiert durch eine Insuffizienz der Atempumpe und geht einher mit einer Erhöhung des $PaCO_2$ [47; 85]. Das Ausmaß der Hyperkapnie entspricht dem Schweregrad der CVI, und der $PaCO_2$ hat daher die Funktion eines Leitparameters der CVI [113; 119]. Der gleichzeitig erniedrigte PaO_2 ist eine sekundäre Größe. Demgegenüber führen Erkrankungen des Lungenparenchyms zur Gasaustauschstörung. Hierbei dominiert die Hypoxämie (d. h. erniedrigtes PaO_2), wobei die gleichzeitig häufig kompensatorisch nachweisbare Hyperventilation mit einer Hypokapnie (d. h. erniedrigtes $PaCO_2$) einhergeht.

> Die Hyperkapnie ist der Leitparameter der chronisch-ventilatorischen Insuffizienz!

Bei Erkrankungen mit CVI infolge Beeinträchtigung der Atemmuskulatur und gleichzeitig fehlender oder nur gering ausgeprägter Lungenstrukturveränderung (z. B. neuromuskuläre Erkrankungen, Obesitas-Hypoventilation und Thorakorestriktion) ist die nicht-invasive Beatmung hoch effektiv. Dabei wird sie bei CVI seltener intensivmedizinisch angewendet als vielmehr in Form der intermittierenden Selbstbeatmung (ISB), von der im folgenden die Rede sein soll [75–77; 130].

Demgegenüber ist bei CVI infolge irreversibler Lungenstrukturerkrankung (wie z. B. dem Lungenemphysem) der Therapieerfolg durch ISB geringer ausgeprägt [89], da sie den morphologischen Lungenstrukturschaden nicht verändert und durch Entlastung der Atempumpe nur ein Teilaspekt der Erkrankung therapiert wird.

Analog hierzu finden sich in der Literatur Hinweise auf eine günstige Beeinflussung der Prognose von neuromuskulären Erkrankungen, Obesitas-Hypoventilation und Thoraxrestriktion durch die ISB [34; 77; 94; 130]. Zur Zeit fehlen eindeutige Daten, ob die ISB bei COPD-Patienten zur Senkung der Mortalität führt [23; 89; 94–96].

Auch wenn im Einzelfall die Entscheidung, mit der ISB zu

beginnen, viele Aspekte einbezieht (z. B. die Symptomatik, die Lungenfunktion, die Atmung im Schlaf oder die Blutgase am Tage), kommt der zugrundeliegenden Diagnose ein besonderer Stellenwert zu. Die – abhängig von der Grunderkrankung – unterschiedliche Ausprägung des durch ISB erreichbaren Effektes wurde auch bei den kürzlich veröffentlichten Empfehlungen zur Indikation der ISB der International Consensus Conference berücksichtigt [24]. So liegt der zur ISB führende CO_2-Schwellenwert für Thorakorestriktion bei 45 mmHg und für COPD bei 55 mmHg.

Restriktive Lungen- und Thoraxwanderkrankungen
Eine restriktive Ventilationsstörung liegt dann vor, wenn die Lunge in ihrer Ausdehnungsfähigkeit eingeschränkt ist. Dies kann durch die Abnahme der Elastizität des Lungengewebes oder der Thoraxwand verursacht werden [14]. Darüber hinaus führt die Abnahme des verfügbaren Lungengewebes durch Wirbelsäulenverkrümmung, Bindegewebsvermehrung, Wassereinlagerung oder operative Manipulation zur restriktiven Ventilationsstörung. Immer wird hierdurch die Gasaustauschfläche verkleinert. Lungenfunktionell sind die Vitalkapazität (VC) und die totale Lungenkapazität (TLC) reduziert und der Atemstoßtest (FEV_1) gemessen in Prozent der VC relativ normal bis erhöht. Allgemein gilt, daß die restriktiven Lungen- und Thoraxwanderkrankungen infolge der CVI mit einer erhöhten Mortalität einhergehen [52].

▶ *Post-Tbc-Syndrom*
In der Prä-Tuberkulostatika-Ära wurden verschiedene, heute zum Teil heroisch anmutende, Operationen zur Behandlung der Lungentuberkulose durchgeführt. Diese verhalfen zwar nicht selten zur Heilung der Lungentuberkulose [25], führten jedoch gleichzeitig zum Verlust von Lungenparenchym oder Teilen des knöchernen Thorax (z. B. in Form der *Thorakoplastik* [51; 105], des *Pneumo- und Oleothorax*, der *extrapleuralen Pneumolyse* oder *Phrenicusexhärese*). Das gemeinsame Ziel aller Verfahren war die Verkleinerung des Thoraxraumes und/oder die Kompression des infizierten Lungenparenchyms. Infolge der Intervention nahmen die betroffenen Lungenareale nicht mehr nennenswert an der

Ventilation teil. Alle Maßnahmen bedingten eine restriktive Ventilationsstörung, die häufig im weiteren Verlauf zur CVI führte.

▶ *Torsionsskoliose*
Die idiopathische Skoliose stellt mit 90 % den weitaus größten Anteil der Skoliosen im Wachstumsalter dar. Darüber hinaus unterscheidet man kongenitale und neuromuskuläre Skoliosen sowie die Skoliosen bei zugrundeliegenden Systemerkrankungen (wie z. B. neuromuskulären Erkrankungen).

Bezüglich des Grades der Beeinträchtigung der Atemmechanik bzw. des Zwerchfelles gilt, daß die Skoliose häufig erst durch eine zusätzliche Torsionskomponente zur CVI mit pulmonal-arterieller Hypertonie [12] und erhöhter Mortalitätsrate führt. So wurde nachgewiesen, daß die 2,5-Jahres-Überlebensrate bei Skoliosepatienten, die älter als 65 Jahre waren und eine O_2-Therapie erhielten, lediglich 25 % beträgt [134].

Neuromuskuläre Erkrankungen

Die Krankheitsbilder aus dem neuromuskulären Formenkreis gehen häufig mit einer CVI einher [98]. Diese Erkrankungen sind charakterisiert durch Muskelschwäche, d. h., unabhängig vom gegebenen Atemantrieb ist die Kraftentwicklung reduziert.

▶ *Häufige Erkrankungen im Kindes- bzw. Jugendalter*
Da auch in der Erwachsenenmedizin Krankheitsbilder mit CVI auftreten, die sich bereits im Kindes- oder Jugendalter manifestieren, soll hierauf kurz eingegangen werden.

Die Häufigkeit der *Duchenne-Muskeldystrophien* (MD) liegt bei 1:3000 männliche Geburten. Von relevanter Bedeutung für die CVI ist die Progredienz der Torsionsskoliose (s. d.). Entsprechend dem spontanen Krankheitsverlauf sterben etwa 90 % der Patienten zwischen dem 16. und 19. Lebensjahr primär infolge der CVI [60; 138]. Im Vergleich zur Duchenne-MD ist die *Becker-MD* etwa fünfmal seltener. Durch die langsamere Progredienz treten die Symptome 5–10 Jahre später auf.

Bei der *spinalen Muskelatrophie (SMA)* liegt das organische Substrat in der Vorderhornzelle. Klinisch werden die infantile, die intermediäre und die juvenile Form der SMA unterschieden.

▶ *Häufige Erkrankungen im Erwachsenenalter*
Physiologisch gesehen werden etwa 90 % der Inspirationsarbeit vom Zwerchfell geleistet. Eine Parese des gesamten Zwerchfells führt zur CVI [44; 72]. Demgegenüber wird eine einseitige Zwerchfellparese vom Patienten häufig nicht bemerkt. Die gesunde kontralaterale Zwerchfellhälfte kompensiert dann die inkomplette *Zwerchfellparese*. Erst bei maximaler körperlicher Anstrengung realisieren diese Patienten eine physische Limitierung. Demgegenüber ist die Symptomatik bei bilateraler Zwerchfellparese eindrucksvoll. Die Patienten sind infolge Dyspnoe unfähig, in der Horizontalen zu schlafen. Im Non-REM-Schlaf garantiert die weiterhin aktive Atemhilfsmuskulatur eine suffiziente Atmung und kompensiert so die Zwerchfellparese. Im REM-Schlaf führt eine neuronal bedingte Inhibition der Atemhilfsmuskulatur jedoch zum Ausfall dieses Kompensationsmechanismus und damit zur Manifestation der CVI [115; 132].

Die Ursache der Zwerchfellparesen ohne zugrundeliegende neuromuskuläre Systemerkrankungen bleibt oft ungeklärt (sogenannte idiopathische Zwerchfellparese, [44; 72]). Daneben können auch chirurgische Eingriffe im Bereich der Halswirbelsäule oder herzchirurgische Interventionen (Hypothermie-induziert) zur Schädigung des N. phrenicus führen. Neben trauma- oder tumorbedingter Schädigung kann es auch im Rahmen von neurologischen Infektionserkrankungen (z. B. bei Enzephalitis, Herpes zoster, Poliomyelitis, Diphtherie, Myelitis oder Polyneuropathien) zur Schädigung des N. phrenicus kommen.

Die *Amyotrophe Lateralsklerose (ALS)* führt durch Degeneration des 1. und 2. Motoneurons zu atrophischen und spastischen Paresen mit fortschreitender Funktionseinschränkung der gesamten Skelettmuskulatur. Die mittlere Überlebenszeit nach Diagnosestellung beträgt etwa 3 Jahre und ist sehr häufig durch eine muskulär bedingte zunehmende CVI limitiert [53; 139]. In der Spätphase der ALS steht häufig – infolge einer Schwäche der Atemmuskulatur – die CVI im Vordergrund [121].

Das sogenannte *Postpoliomyelitissyndrom (PPS)* ist charakterisiert durch eine etwa 25–35 Jahre nach der Poliomyelitis acuta anterior auftretende Muskelermüdbarkeit mit Zunahme der Paresen und

Atrophien, ungewöhnliche Muskel- und Gelenkschmerzen und eine Schluckstörung [15; 28; 30; 90]. Ungefähr 25 % der Patienten mit Zustand nach Poliomyelitis acuta anterior leiden unter dem PPS [28]. Das PPS wird verursacht durch eine Dekompensation der von der ehemaligen Poliomyelitis acuta anterior nicht betroffenen, meist durch Reinnervationsvorgänge entsprechend vergrößerten motorischen Einheiten. Aufgrund dieses Mechanismus kommt es beim PPS auch häufig zur Beeinträchtigung des Zwerchfells mit nachfolgender CVI.

Die *Myasthenia gravis (MG)* ist eine autoimmunologisch bedingte Erkrankung des neuromuskulären Überganges. Acetylcholinrezeptor-Antikörper besetzen die postsynaptischen Rezeptoren und inhibieren so die neuromuskuläre Übertragung. Die myasthenische Krise führt zur akuten respiratorischen Insuffizienz mit der Indikation zur notfallmäßigen maschinellen Beatmung. Es existieren in der Literatur nur wenige Hinweise auf den Zustand der Ventilation im chronischen Verlauf der MG. Systematische Untersuchungen ergaben jedoch in der Mehrzahl der Fälle mit MG eine Reduktion der Muskelkraft und das Phänomen der Atemmuskelermüdbarkeit [70; 91].

Obesitas-Hypoventilation

In Anlehnung an die Physiognomie des dicken Jungen Joe aus den „The Pickwick Papers" von Charles Dickens wurde das Krankheitsbild – bestehend aus extremer Adipositas, Somnolenz, Zyanose, periodischer Atmung im Schlaf, sekundärer Polyglobulie und dekompensiertem Cor pulmonale – beschrieben [19]. Dieses auch als Obesitas-Hypoventilations-Syndrom (OHS) bezeichnete Krankheitsbild ist außerdem charakterisiert durch eine schwergradige Hypoventilation bzw. eine Hyperkapnie im Schlaf und am Tage sowie häufig eine relevante chronisch-obstruktive Bronchitis; auch läßt sich oft zusätzlich eine obstruktive Schlafapnoe nachweisen.

Dem Krankheitsbild liegt eine komplexe Pathogenese zugrunde. Es steht eine erhöhte Atemarbeit, die sich in drei Komponenten aufgliedern läßt, im Vordergrund:

1. erhöhte elastische Atemarbeit infolge des das Zwerchfell belastenden Übergewichtes; in diesem Zusammenhang ist die kausale Verknüpfung von Übergewicht und Restriktion beschrieben [74];
2. die resistive Atemarbeit infolge der zusätzlich nachweisbaren obstruktiven Atemwegserkrankung [4; 16];
3. der erhöhte intrinsic PEEP (intrinsic positive endexpiratory pressure) [101].

Chronisch-obstruktive Lungenerkrankung (COPD)
Nach der Definition der American Thoracic Society (ATS) werden unter dem Begriff COPD chronisch-obstruktive Bronchitis (COB) und Emphysem zusammengefaßt [4]. Etwa 15–20 % der Patienten mit chronischer Bronchitis entwickeln im Laufe der Erkrankung eine obstruktive Ventilationsstörung, die dann zum klassischen Krankheitsbild der COB führt [40]. Bei einem Teil der Patienten mit COB kommt es infolge des erheblichen Elastizitätsverlustes des Bronchialbaums zusätzlich zum Kollaps der peripheren Atemwege [4]. Hiermit verbunden ist eine deutliche Verschlechterung der Prognose. Die häufigste Ursache der COB ist das Inhalationsrauchen, gefolgt von Infektionen und, deutlich seltener, einer erheblichen Staubbelastung. Die Atemwegsobstruktion führt zur Druckbelastung der Atemmuskulatur und ist damit eine wesentliche Ursache für Dyspnoe. Per definitionem ist die Gasaustauschfläche bei der reinen COB nicht reduziert. Auch wenn eine COB mit peripherem Atemwegskollaps häufig gleichzeitig mit einem Emphysem vorkommt, können beide Krankheitsbilder isoliert auftreten.

Für die Symptomatik in Form von Dyspnoe bereits in Ruhe oder bei Belastung ist neben der Atemwegsobstruktion die durch das Lungenemphysem reduzierte Gasaustauschfläche verantwortlich. Zusätzlich führt die mit dem Lungenemphysem einhergehende dynamische Lungenüberblähung infolge Abflachung des Zwerchfells zur Beeinträchtigung der Atemmechanik [29; 45; 92; 112; 129]. Die reduzierte Gasaustauschfläche verursacht Hypoxie und kompensatorische Hyperventilation mit konsekutiver Belastung der Atempumpe. Die zunächst intakte Atemmuskulatur ist beim isolierten Lungenemphysem infolge der Hyperventilation volumenbelastet. Bei gleichzeitig vorkommender COB besteht zusätzlich eine Druckbelastung.

Schließlich dürfen im Zusammenhang mit COPD die Bronchiektasen nicht unerwähnt bleiben. Bronchiektasen sind jedoch keine eigene Entität, sondern treten häufig im Spätstadium der COPD gemeinsam mit der CVI auf. Komplizierend treten Bronchiektasen auch bei der zystischen Fibrose auf.

3.2.2 Therapieeffekt der ISB

Die Therapieform der Wahl bei CVI ist die ISB. An dieser Stelle soll kurz erwähnt werden, daß neben der ISB vor allem bei Erkrankungen mit gleichzeitiger Gasaustauschstörung die Sauerstofftherapie indiziert sein kann [68].

Prinzipiell stehen bei der ISB kontrollierte und assistierte Beatmungsformen zur Verfügung. Bei der rein kontrollierten Beatmung übernimmt das Beatmungsgerät den gesamten Ventilationsbedarf des Patienten und führt zur kompletten Entlastung der Atempumpe, wenn der Patient die Eigenatmung einstellt. Im Idealfall wird die gesamte Atemarbeit vom Beatmungsgerät erbracht. Demgegenüber ist die assistierte Beatmung eine Mischform aus Spontanatmung und maschineller Beatmung.

Dieses Beatmungsform ist vorteilhaft für die Patienten, die während der Beatmung ihren eigenen Atemantrieb nicht einstellen können, da hierbei die Spontanatmung erhalten bleibt. Nachteil der assistierten Beatmungsformen ist jedoch die weiterbestehende inspiratorische Atemarbeit. Die patientenseitige Initiierung der Inspiration (Trigger) ist durch eine inkomplette Entlastung der Atempumpe und die damit verbleibende Atemarbeit für den Patienten charakterisiert [41; 59; 82–84]. Insbesondere kommt es bei hohem intrinsischem PEEP zu vermehrter Atemarbeit, da der Patient in der frühen Inspiration isometrische Atemarbeit zur Überwindung des intrinsischen PEEP leisten muß, ohne in dieser Phase bereits einatmen zu können [35; 36].

Unter Einbeziehung der Literatur und anhand eigener Untersuchungsergebnisse wird im folgenden die Effektivität der

ISB (wenn möglich unter Berücksichtigung der zugrundeliegenden Erkrankung) anhand unterschiedlicher Parameter behandelt.

Blutgase

Die Anwendung der intermittierenden Selbstbeatmung führt zur weitgehenden Normalisierung der Blutgase während der Spontanatmung am Tage (Abb. 3.2-1).

Anhand der Studienergebnisse aus der Literatur ist das Ausmaß der Abnahme des $PaCO_2$ bzw. der Zunahme des PaO_2 bei neuromuskulären Erkrankungen, Obesitas-Hypoventilation und Thorakorestriktion vergleichbar [5; 20; 37; 42; 43; 55; 58; 66; 75; 76; 106; 111; 137]. Hier erweist sich die ISB als die Therapieform der Wahl.

Demgegenüber sind die Ergebnisse bzgl. der Auswirkung der ISB auf die Blutgase bei der COPD widersprüchlich [56; 89]. Bei COPD konnte bisher keine kontrollierte Studie anhand größerer Fallzahlen über einen längeren Zeitraum einen eindeutigen Thera-

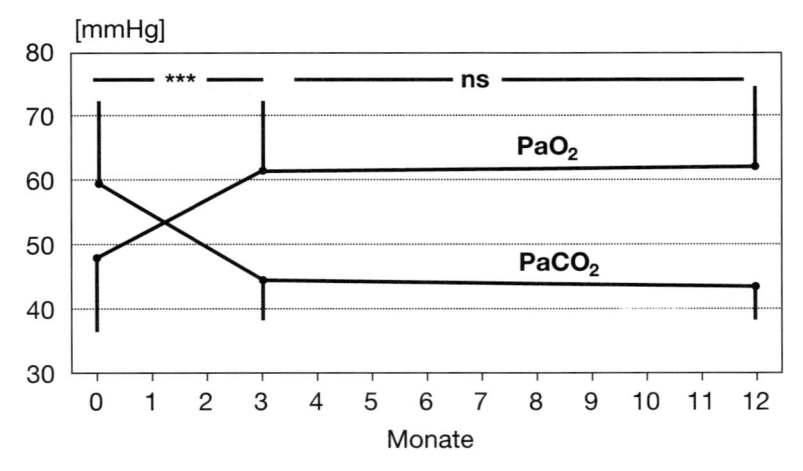

Abbildung 3.2-1 Graphische Darstellung der Mittelwerte und Standardabweichung von $PaCO_2$ und PaO_2 bei Spontanatmung bei 220 Patienten mit chronisch-ventilatorischer Insuffizienz vor (Baseline), nach 3 und 12 Monaten intermittierender Selbstbeatmung. *** $p < 0,001$, ns = nicht signifikant

pieerfolg der ISB in Form der Positiv- (PPV) oder Negativdruckbeatmung (NPV) nachweisen. Hinsichtlich der NPV wurde die Effektivität lediglich in kontrollierten Kurzzeitstudien oder unkontrollierten Studien gezeigt [89]. Insbesondere in einer randomisierten Langzeitstudie (NPV versus „sham" = Placebo-Beatmung) mit 184 Patienten führte die NPV (5 h am Tag über 12 Wochen) weder zur Verbesserung der Blutgase noch der Lungenfunktion, der Muskelkraft oder der Dyspnoeempfindung [127]. Die Ergebnisse der vorhandenen Studien zur PPV bei COPD blieben bisher ebenfalls ohne eindeutige Aussage. Auch hier ergaben nur Studien mit kleinen Fallzahlen eine Verbesserung der nächtlichen Hypoventilation und Blutgase am Tage [89]. In einer Cross-over-Studie über einen Zeitraum von 3 Monaten ließen sich durch PPV ohne gleichzeitige Änderung der Blutgase am Tage lediglich neurophysiologische Testergebnisse bessern. Auch kam es zu keiner Verbesserung der Lungenfunktion, der nächtlichen Sauerstoffsättigung oder der Dyspnoeempfindung [135].

Ein wesentlicher Grund für die unterschiedlichen Studienergebnisse liegt offensichtlich in der fehlenden Trennung der Kollektive entsprechend ihrer Pathophysiologie. Oft werden in der Diagnose COPD verschiedene Untergruppen der COPD subsumiert. Es wäre jedoch aufgrund der vorhandenen pathogenetischen Unterschiede bzgl. Akzeptanz und Erfolgsquote der ISB notwendig, die einzelnen Krankheitsbilder zu differenzieren. Pathophysiologisch betrachtet handelt es sich bei den auch Pink puffer und Blue bloater (bzw. Patient mit Obesitas-Hypoventilation) genannten Typen um unterschiedliche Entitäten des Oberbegriffs COPD [18; 22; 47; 104]. Im Endstadium des Emphysems vom Pink-puffer-Typ dominiert der fortgeschrittene Lungenstrukturschaden (vergleichbar einem „Schweizer Käse") mit im Vordergrund stehender kollateraler Ventilation [140] und konsekutiver Reduktion der CO_2-Clearance. Diese Pathomorphologie ist eine wesentliche Ursache für die oft nur geringgradige oder sogar fehlende Besserung der Blutgase trotz länger dauernder ISB (Abb. 3.2-2).

So ließ sich häufig bei hyperkapnischen Patienten mit Emphysem trotz konsequenter ISB keine Normalisierung der Blutgase erreichen [2; 87; 110; 118].

[% Zunahme des PaO$_2$]

[% Zunahme des PaCO$_2$]

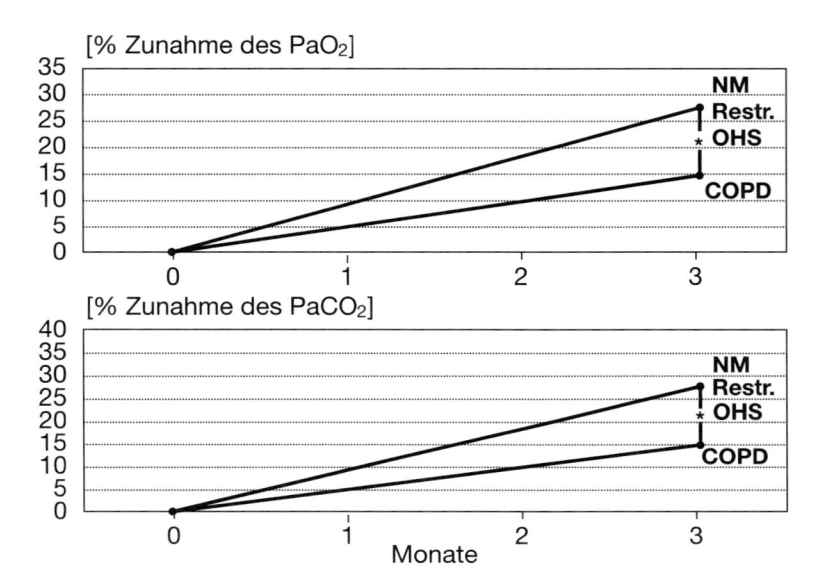

Monate

Abbildung 3.2-2 Prozentuale Änderung des PaCO$_2$ und PaO$_2$ während einer 3monatigen Behandlung mit ISB getrennt nach Erkrankungsgruppen. Die Änderung der Werte ist in der COPD-Gruppe im Vergleich zu den 3 anderen Gruppen geringer.
* p < 0,05. NM = neuromuskuläre Erkrankungen, OHS = Obesitas-Hypoventilations-Syndrom, Restr. = Thorakorestriktion

Es soll am Ende dieses Abschnittes noch erwähnt werden, daß sich die unterschiedlichen Ergebnisse zur Auswirkung der ISB auf die Blutgase zumindest teilweise auch dadurch erklären lassen, daß sich die in den Studien verwandten Beatmungsverfahren (d. h. kontrolliert oder assistiert) bzgl. der Entlastung der Atemmuskulatur unterscheiden (s. o.).

Atmung im Schlaf

Die Spontanatmung im Schlaf bei CVI ist als schwergradige Hypoventilation durch ausgeprägte Hyperkapnie und Sauerstoffentsättigung gekennzeichnet [11a]. Sichtbar an der Zunahme der Sauerstoffsättigung (SaO$_2$) und der korrespondierenden Abnahme des transkutan gemessenen CO$_2$ (PtcCO$_2$) kommt es nach

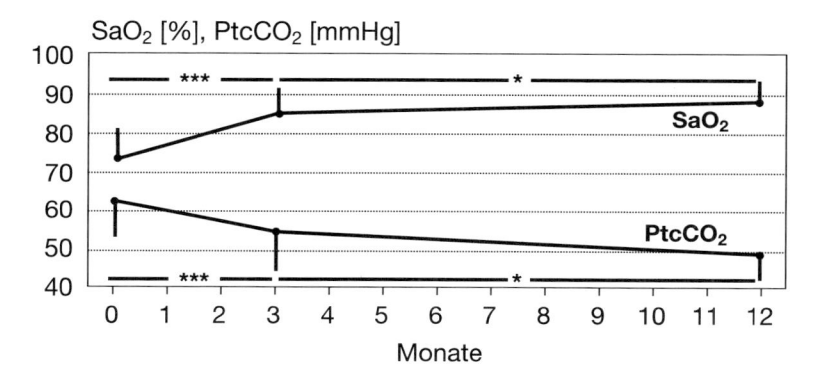

Abbildung 3.2-3 Graphische Darstellung der Mittelwerte und Standardabweichung der Sauerstoffsättigung (SaO_2) und des transkutan gemessenen CO_2-Partialdruckes ($PtcCO_2$) während der Spontanatmung im Schlaf bei 220 Patienten mit chronisch-ventilatorischer Insuffizienz vor (Baseline), nach 3 und 12 Monaten intermittierender Selbstbeatmung. * $p < 0,05$, *** $p < 0,001$

längerer Anwendung der ISB zur Besserung der Spontanatmung im Schlaf (Abb. 3.2-3). Bei den Erkrankungen mit CVI infolge frühzeitig auftretender Insuffizienz der Atempumpe ohne schwerwiegende Lungenstrukturerkrankung ist die Zunahme der SaO_2 im wesentlichen eine Funktion der verbesserten Ventilation auch außerhalb der ISB.

Dennoch läßt sich auch nach längerer ISB-Anwendung Hypoventilation während der Spontanatmung besonders REM-Schlaf-assoziiert nachweisen [10; 64; 69; 86; 115].

Im Vergleich zum Tag ist die Hypoventilation im Schlaf bei CVI stärker ausgeprägt [48; 64], so daß es sinnvoll scheint, die ISB vorwiegend während der Nacht anzuwenden. Unter pathophysiologischem Aspekt stellt sich jedoch die Frage, ob die immer gleichzeitig vorhandene schlafbezogene Atmungsstörung wesentlich zur Pathogenese der CVI beiträgt. Wir verglichen daher prospektiv eine im Schlaf durchgeführte ISB mit einer 8stündigen ISB am Tage bei wachen Patienten [117]. Es sollte die Frage beantwortet werden, ob der Effekt der nicht-invasiven Beatmung zwingend von der nächtlichen Anwendung der ISB abhängt. Erstaunlich war, daß die Beatmung am Tage beim wachen Patienten vergleichbar mit der nächtlichen ISB beim spontan atmenden Patienten zur Besserung der Blutgase am Tage führte. Es ließ sich damit zeigen, daß der Therapieeffekt der ISB bei CVI unabhängig von der Tageszeit der Anwendung bzw. vom Schlaf ist. Ohne direkten Einfluß auf die nächtliche Hypoventilation führte die ISB am Tage auch zur Zunahme der Spontanatmung im Schlaf. Im Analogschluß kann gefolgert werden, daß der wesentliche Therapieeffekt der ISB nicht primär an die Besserung der Schlafqualität, sondern an den *Grad der Entlastung der Atemmuskulatur* gebunden ist. Es ergibt sich indirekt aus dem Ergebnis, daß die gestörte Schlafarchitektur bei CVI wahrscheinlich keine primäre Ursache, sondern Folge der CVI ist. Der Hintergrund der Studie war eine pathophysiologische Fragestellung. In der Praxis ist es jedoch sinnvoll, die ISB während der Nacht anzuwenden. Neben der besseren Praktikabilität ist mit der nächtlichen ISB eine verbesserte Schlafqualität [10; 106; 123] und möglicherweise die Reduktion der Hypoventilations-assoziierten pulmonal-arteriellen Hypertonie verbunden.

> Der Therapieeffekt der ISB bei CVI ist unabhängig von der Tageszeit ihrer Anwendung.

Lungenfunktion
Anhand eigener Daten und in Übereinstimmung mit der Literatur [5; 20; 37; 77; 116; 117; 120] änderten sich die lungenfunktionellen Parameter infolge ISB zwar tendenziell in Richtung Besserung, blieben jedoch ohne klinische Relevanz. Die wesentliche Erklärung hierfür ist, daß die ISB ohne direkten Einfluß auf die broncho-pulmonale Funktion bzw. Lungenstruktur bleibt. Bei der in einigen Studien beobachteten Zunahme der VC bei Patienten mit Restriktion wird als mögliche Ursache eine Eröffnung von Mikroatelektasen durch ISB diskutiert [14; 56].

Atemmuskelkraft
Die in der Literatur veröffentlichten Ergebnisse zur Atemmuskelkraft nach ISB bleiben widersprüchlich. Bei der Restriktion wird

sowohl von nicht gebesserter [43; 49; 66] als auch von gebesserter Kraft berichtet [37]. Ähnlich verhält sich die Datenlage bei der COPD [2; 110]. Wie bereits zuvor erwähnt, sind unterschiedliche Beatmungsformen (und der assoziierte Grad der Entlastung der Atemmuskulatur) möglicherweise eine wesentliche Erklärung für die diskrepanten Ergebnisse.

Hämoglobin (Hb) und Hämatokrit (Hkt)
Prinzipiell führt eine längerdauernde Hypoxie zur sekundären Polyglobulie [36]. Die Bedeutung von Erythropoetin (EPO) für die sekundäre Polyglobulie ist hierbei letztlich nicht geklärt [9]. Da unter ISB die Hypoxämie abnimmt, stellten wir die Hypothese auf, daß es gleichzeitig zur Reduktion der Polyglobulie kommt. Da sich Hb und Hkt gleichsinnig verhalten, wird im folgenden nur der Hkt verwandt. Wir untersuchten in einer nicht-kontrollierten Studie insgesamt bei 141 Patienten mit CVI den Verlauf des Hkt vor und nach 3monatiger Anwendung der ISB und fanden eine signifikante Abnahme des Hkt (Abb. 3.2-4). Es ergab sich eine positive Korrelation zwischen Abnahme der Polyglobulie und Besserung der Ventilation. Mit anderen Worten: je höher die erreichte Zunahme der Ventilation bei Spontanatmung, desto größer die Abnahme der Polyglobulie. Dabei ergab sich kein klinisch relevanter Unterschied zwischen den zur CVI führenden Diagnosen.

Körperliche Ausdauer
Die Limitation der körperlichen Belastbarkeit bei Patienten mit CVI wird verursacht durch eine komplexe Interaktion zwischen Muskelfunktion (in Form von Kraft und Ausdauer), Lungenfunktion und kardiovaskulärem System. Bisher existieren zur Thematik der globalen körperlichen Belastbarkeit bei CVI vorwiegend Ergebnisse zur COPD [46; 79; 128].

In einer kontrollierten Studie untersuchten wir bei 10 Patienten mit CVI infolge Thorakorestriktion den Effekt einer 3- bzw. 6monatigen ISB auf 3 unterschiedliche Ausdauertests (Abb. 3.2-5). Nach 3 Monaten ISB wies die Wegstrecke im Vergleich zu den anderen Tests die geringste Steigerung der Ausdauerzeit im Verlauf auf (im Mittel 32 %). Die Zuwachsrate der ergospirometrischen Belastung

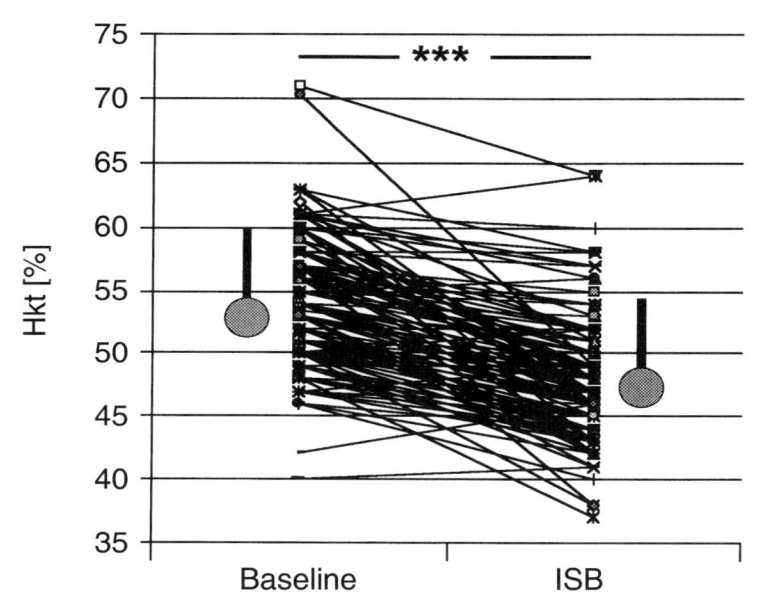

Abbildung 3.2-4 Mittelwert und Standardabweichung des Hämatokrit (Hkt) vor und nach drei Monaten intermittierender Selbstbeatmung bei Patienten mit chronisch-ventilatorischer Insuffizienz. *** $p < 0{,}001$

lag im Mittel bei 176 %. Der größte Leistungszuwachs unter ISB (im Mittel 278 %) wurde bei der inspiratorischen Gewichtsbelastung erzielt (hier wurde inspiratorisch ein Gewicht angehoben) [125]. Bei der Kontrolle nach 6 Monaten kam es zu keiner weiteren Steigerung. Bei der Kontrollgruppe kam es zu keiner relevanten Verbesserung der genannten Ausdauertests.

Einige andere Studien untersuchten ebenfalls den Einfluß der ISB auf die Ausdauerleistung. Bei Patienten mit COPD führte die Negativdruckbeatmung in 2 kontrollierten Studien mit kleiner Fallzahl zu keiner Zunahme der Ausdauer anhand der Ergospirometrie bzw. 6-Minuten-Wegstrecke [21; 127]. Die Auswirkung der ISB in Form der Positivdruckbeatmung wurde bei 6 Patienten mit CVI infolge Restriktion in einer unkontrollierten Studie untersucht

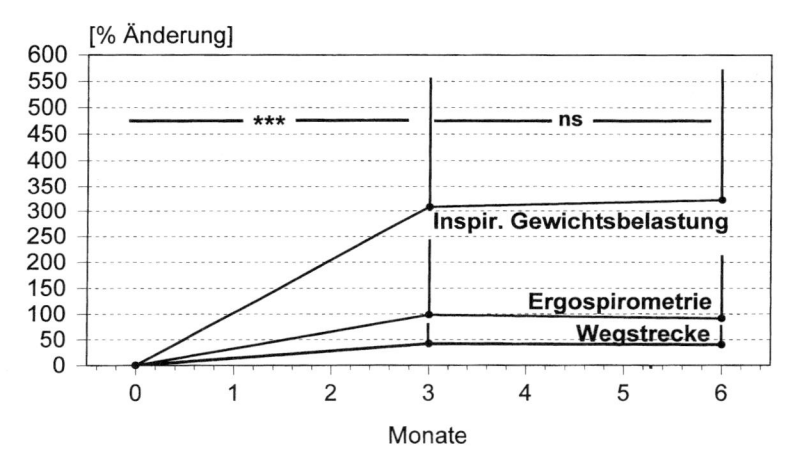

Abbildung 3.2-5 Graphische Darstellung von Mittelwerten und Standardabweichung der prozentualen Änderung der Ausdauerzeiten bei inspiratorischer Gewichtsbelastung, Wegstrecke und Ergospirometrie bezogen auf die Baseline, nach 3 und 6 Monaten intermittierender Selbstbeatmung. Es wurden Patienten mit chronisch-ventilatorischer Insuffizienz infolge Thorakorestriktion untersucht. *** $p < 0{,}001$, ns = nicht signifikant

[49]. Im Gegensatz zur Atemmuskelkraft, die bei den Verlaufskontrollen (nach 3 und 14 Monaten) nicht zunahm, besserten sich jedoch bei der 3-Monatsuntersuchung die Wegstrecke, die inspiratorische Gewichtsbelastung und das maximale Atemmanöver. Diese Verbesserung ließ sich nach 14 Monaten weiterhin nachweisen. Der Kritikpunkt an dieser Studie ist allerdings, daß die Patienten mit ISB auch gleichzeitig an einem Trainingsprogramm teilnahmen und sich damit die nachgewiesenen Effekte nicht eindeutig im Sinne von Ursache und Wirkung trennen ließen.

Ferner untersuchten wir in einer unkontrollierten Studie die Entwicklung der körperlichen Aktivität in häuslicher Umgebung nach längerer Anwendung von ISB mit einem Schrittzähler [116]. Neben der Besserung der Blutgase kam es nach einer 3monatigen ISB bei einer heterogenen Patientengruppe unabhängig von der Genese der CVI zu einer deutlichen Zunahme der körperlichen Aktivität im Mittel um 120 % (Abb. 3.2-6).

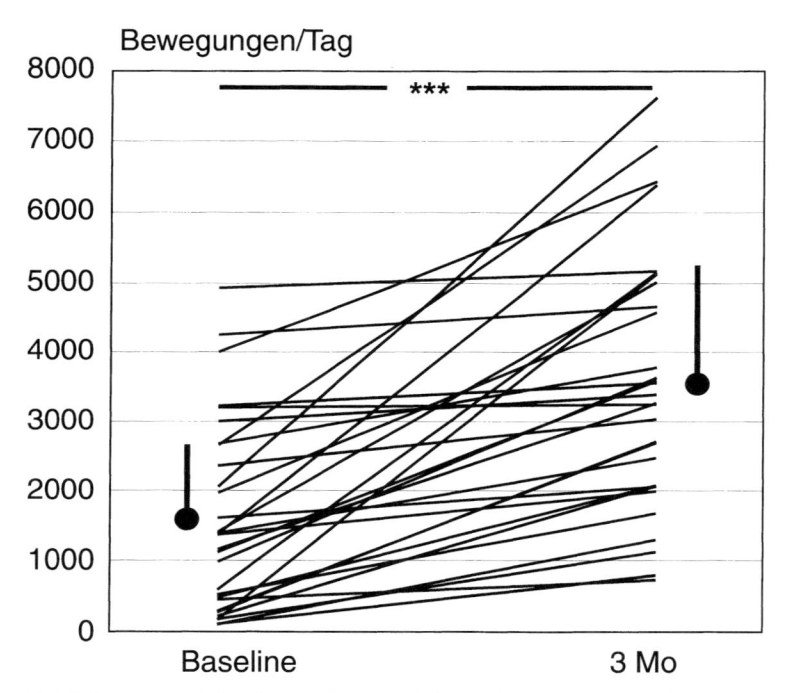

Abbildung 3.2-6 Mittelwert, Standardabweichung und Einzelwerte der mit dem Zähler registrierten Bewegungen/d zur Baseline und nach 3 Monaten intermittierender Selbstbeatmung bei Patienten mit chronisch-ventilatorischer Insuffizienz. *** $p < 0{,}001$

Pulmonale Hämodynamik

Alle Krankheitsbilder, die zur CVI führen, können in unterschiedlichem Ausmaß einen pulmonal-arteriellen Hochdruck (PAH) verursachen. Insbesondere für die COPD konnte gezeigt werden, daß die PAH vor Beginn einer Sauerstoff-Langzeittherapie im Vergleich zu anderen Parametern den besten prognostischen Faktor darstellt [43; 99; 100].

Nach 1jähriger Anwendung der ISB konnten wir bei 20 Patienten mit CVI infolge Thoraxrestriktion eine mittlere Abnahme des pulmonal-arteriellen Mitteldrucks (PAPm) von 8,4 mmHg nach-

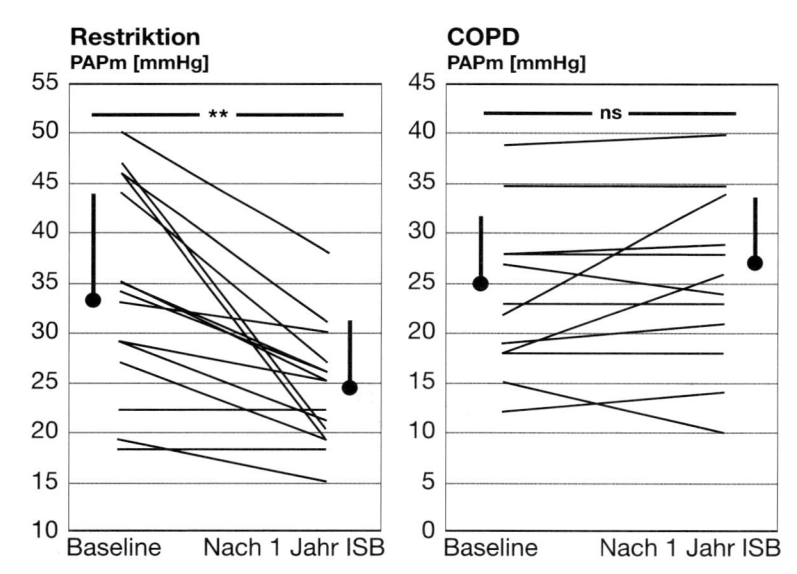

Abbildung 3.2-7 Graphische Darstellung der Mittelwerte, Standardabweichung und Einzelwerte des pulmonal-arteriellen Mitteldrucks (PAPm) zur Baseline und nach 1 Jahr intermittierender Selbstbeatmung bei Patienten mit chronisch-ventilatorischer Insuffizienz infolge COPD und Thorakorestriktion. ** $p < 0{,}01$, ns = nicht signifikant

weisen (Abb. 3.2-7) [124]. Der Grad dieser Senkung des PAPm geht deutlich über den aus der MRC-Studie (MRC = Medical Research Council) bekannten Effekt der Sauerstoff-Langzeittherapie hinaus [93].

Durch den Therapieeffekt der ISB hat sich in dieser Gruppe neben der unmittelbar in Folge der ISB gebesserten Ventilation in der Nacht auch die Spontanatmung am Tage gebessert (sichtbar an einer Normalisierung der PaO_2- und $PaCO_2$-Mittelwerte). Der Pathogenese der PAH entsprechend (alveoläre Hypoxie induziert Vasokonstriktion nach dem Euler-Liljestrand-Mechanismus) kam es mit der Umkehrung der Verhältnisse während der einjährigen ISB zur deutlichen Abnahme der Druckwerte im kleinen Kreislauf. Da die Patienten mit Restriktion während der Studie keine zusätzliche Sauerstoff-Langzeittherapie erhielten und keine relevante Veränderung in der Begleitmedikation zugelassen war, ist auch bei fehlender Kontrollgruppe die Schlußfolgerung zulässig, daß bzgl. dieser Patientengruppe die ISB die wesentliche Ursache für die nachgewiesene Besserung der pulmonalen Hämodynamik ist.

Möglicherweise führte neben der Zunahme des PaO_2 auch die Senkung des $PaCO_2$ unter ISB zur Senkung des PAH. Es wurde diesbezüglich kürzlich gezeigt, daß Hyperkapnie eo ipso ebenfalls einen druckerhöhenden Effekt im Bereich des pulmonal-arteriellen Kreislaufs aufweist [67].

Demgegenüber kam es bei den Patienten mit COPD unter ISB und Fortsetzung der Sauerstoff-Langzeittherapie am Tage nach einem Jahr zu keiner signifikanten Absenkung des PAH [124]. Es muß allerdings ergänzt werden, daß die Ausgangswerte des PAPm vor ISB in der COPD-Gruppe niedriger lagen als bei Patienten mit Thorakorestriktion.

Atmungsregulation

Physiologischerweise kommt es mit zunehmendem $PaCO_2$ zur Steigerung des Atemantriebs mit nachfolgender Hyperventilation. Im Sinne der „permissiven Hyperkapnie" geht die CVI mit einer Verstellung des zentralen Atmungsreglers in Form einer reduzierten Empfindlichkeit der CO_2-Rezeptoren einher, so daß Hypoventilation trotz Hyperkapnie möglich ist.

Durch Einatmen von CO_2 in unterschiedlichen Konzentrationsstufen läßt sich die CO_2-Antwort des Atmungssystems (CAA) objektivieren [108]. Wir untersuchten die CO_2-Reglerantwort bei Patienten mit CVI unterschiedlicher Ausprägung zur Baseline und den Folgezeitpunkten unter ISB. Hierbei ergab sich ein umgekehrt proportionales Verhältnis zwischen der Höhe der Hyperkapnie und der CAA. Mit anderen Worten: je höher die Hyperkapnie, desto geringer die CAA.

Je höher der PCO_2, desto geringer der Atemantrieb.

Nach längerdauernder Anwendung der ISB kommt es häufig zur deutlichen Abnahme oder sogar Normalisierung der Ventilation und damit der CO_2-Werte in Ruhe. Hinsichtlich der

Atmungsregulation konnten andere Autoren und auch wir zeigen, daß die CO_2-Empfindlichkeit wieder zunimmt, d. h., die „CO_2-Schwelle" nimmt wieder im Sinne der zunehmenden Atemantwort ab [1; 126]. Dennoch blieb in unserer Untersuchung die CAA bei Patienten auch nach ISB im Vergleich zum Normalkollektiv deutlich verringert. Die genauen neuronalen und biochemischen Mechanismen, die zur Resensibilisierung der CAA führen („Resetting") [56], waren nicht Inhalt dieser Untersuchung und sind weiterhin unbekannt.

Teleologisch betrachtet ist eine bleibende Reduktion der CAA sinnvoll bei Patienten mit ehemalig manifester CVI. Es ist offensichtlich, daß die ISB bei Patienten mit CVI zu keiner definitiven Beseitigung der Grunderkrankung führt, sich jedoch die Ventilation in Ruhe weitgehend normalisiert und die allgemeine Leistungsbreite steigt. Unsere Hypothese zur zugrundeliegenden Pathophysiologie ist folgende: Eine in Form der reduzierten CAA weiterhin latent verfügbare „protektive Strategie" gewährleistet, daß auch für den zukünftigen Fall einer akuten Überlastung der AP ein zentral vermittelter Schutzmechanismus integriert ist. Mit anderen Worten: das Atemzentrum akzeptiert unter körperlicher Belastung erneut Hypoventilation bzw. Hyperkapnie auch nach längerer Anwendung der ISB (in Form der weiterhin nachweisbaren Reduktion der CAA), um so eine akute, eventuell lebensbedrohliche Erschöpfung der Atempumpe zu vermeiden.

Lebensqualität

In der Vergangenheit wurden meistens isoliert physiologische Parameter der CVI vor und nach ISB untersucht, ohne die Relevanz dieser Therapieform für die Lebensqualität zu beachten. ISB führt jedoch darüber hinaus zur Besserung der Lebensqualität [6; 7; 50; 62; 102; 141]. Auch wir konnten anhand des Saint George's Questionnaire [65] eine verbesserte Lebensqualität unter ISB nachweisen (Abb. 3.2-8) [116]. Einschränkend muß jedoch gesagt werden, daß bisher verfügbare Fragebögen zur Quantifizierung der Lebensqualität nicht für CVI spezifisch sind.

Auch für COPD-Patienten wurde eine Besserung der Lebensqualität unter ISB nachgewiesen [87]. Es entspricht auch unserer

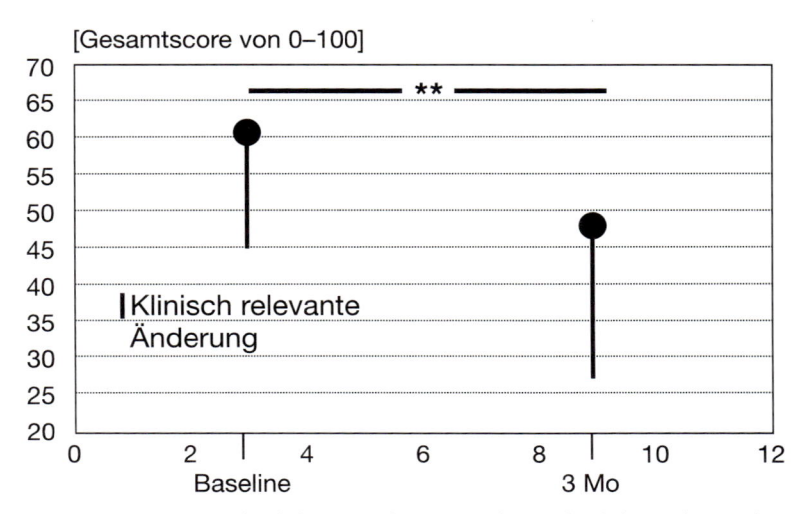

Abbildung 3.2-8 Verlauf der Mittelwerte und Standardabweichung des Gesamtscores des St. George's Respiratory Questionnaire zur Lebensqualität zur Baseline und nach 3 Monaten intermittierender Selbstbeatmung bei Patienten mit chronisch-ventilatorischer Insuffizienz (n = 30). Eine Änderung des Scores um 4 Punkte hat klinische Relevanz [65]. Monate (Mo), ** $p < 0{,}01$

alltäglichen Erfahrung, daß einzelne Patienten mit COPD nach subjektiver Einschätzung (vor allem in Form abnehmender Dyspnoe) von der ISB profitieren, auch ohne daß sich anhand der physiologischen Meßparameter ein wesentlicher Therapieeffekt objektivieren läßt. Eine Ursache hierfür könnte die Tatsache sein, daß bisher keine objektiven Methoden zur adäquaten Erfassung der Dyspnoe existieren.

3.2.3 Wesentliche Wirkungsmechanismen der ISB

Unter Berücksichtigung der verfügbaren Literatur und der eigenen Ergebnisse entstand Abbildung 3.2-9 zum komplexen Wirkungsprinzip der ISB.

Passend in das pathophysiologische Konzept der Ermüdung der Atempumpe und der CVI ist die Entlastung der Atempumpe

Lebensqualität + Mobilität + Prognose ↑

```
                                        Pulmonale ↓
                                        Hypertonie ↓
                 Ausdauer + ↑              ↑
                 Kraft der AP             PaO₂ ↑
                 + peripheren             PaCO₂ ↓
                 Muskulatur                ↑
  Schlaf- ↑         ↑
  qualität ↑   Entlastung der AP      Ventilation ↑
                     ↑
        Intermittierende Selbstbeatmung (ISB)
```

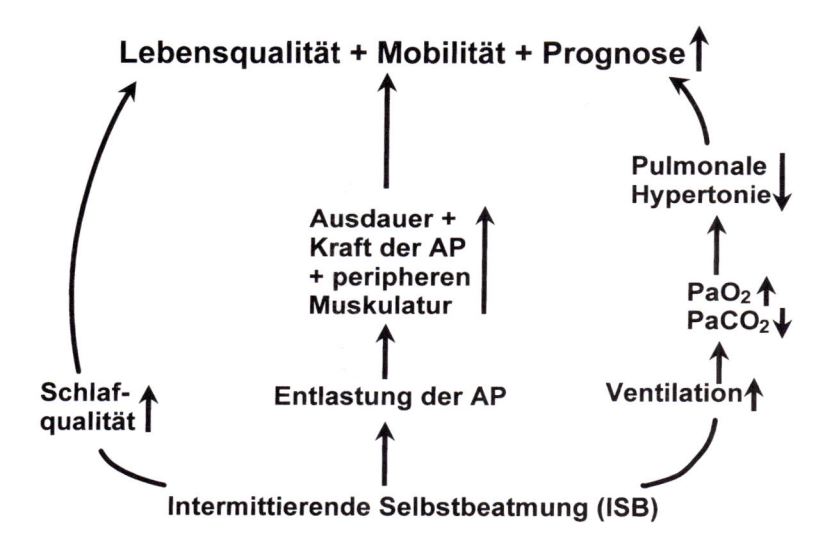

Abbildung 3.2-9 Epikritische Zusammenschau zu den Wirkungsprinzipien der intermittierenden Selbstbeatmung bei chronisch-ventilatorischer Insuffizienz

im Sinne eines Regenerationsprozesses ein wesentlicher Wirkungsmechanismus der ISB [78; 109]. ISB führt sowohl zur Zunahme der Kraft als auch der Ausdauer der Atemmuskulatur.

ISB steigert Kraft und Ausdauer der Atemmuskulatur.

Gleichzeitig kommt es mit der verbesserten Ventilation im Schlaf unter ISB zur Zunahme der Schlafqualität [10; 106; 123]. Via nervaler Rückmeldung der „gebesserten Peripherie" über Afferenzen (z. B. langsame C-Fasern) an das Atemzentrum wird von dort über die efferente Steuerung eine „kontrollierte Mehrventilation" zugelassen [103]. Die abnehmende pulmonale Hypertonie und eine Rekonditionierung der Beinmuskulatur ermöglichen eine weitere Steigerung der allgemeinen körperlichen Aktivität bei gleichzeitig abnehmender Dyspnoe. Nicht zuletzt führen alle diese Effekte zu einer Stabilisierung der psychischen Verfassung und Besserung der Lebensqualität.

Die verfügbaren epidemiologischen Daten und Vergleiche mit historischen Kollektiven mit CVI zeigen, daß die Lebenserwartung unter ISB insbesondere bei Thorakorestriktion, Obesitas-Hypoventilation und neuromuskulären Erkrankungen deutlich zunimmt [8; 27; 33; 77; 96; 111; 130].

Demgegenüber kommt es durch ISB bei der CVI infolge COPD weder bzgl. physiologischer Parameter noch der Prognose zu einer eindeutigen Besserung [56; 89]. Dieser Sachverhalt spiegelt sich ebenfalls in der relativ geringen Therapiecompliance wider, die wir in einer eigenen Untersuchung nachweisen konnten [118].

Literatur

1. Annane D, Quera-Salva MA, Lofaso F, Vercken JB, Lesieur O, Fromageot C, Clair B, Gajdos P, Raphael JC. Mechanisms underlying effects of nocturnal ventilation on daytime blood gases in neuromuscular diseases. Eur Respir J 1999; 13: 157–162.
2. Ambrosino N, Nava S, Bertone P, Fracchia C, Rampulla C. Physiologic evaluation of pressure support ventilation by nasal mask in patients with stable COPD. Chest 1992; 101: 385–391.
3. American Association for Respiratory Care. Consensus statement on noninvasive positive pressure ventilation. Respir Care 1997; 42: 365–369.
4. ATS: The official statement 1986. Standards for the diagnosis and care of patients with chronic obstructive pulmonary disease (COPD) and asthma. Am Rev Respir Dis 1987; 136: 225–244.
5. Bach JR, Alba AS. Management of chronic alveolar hypoventilation by nasal ventilation. Chest 1990; 97: 52–57.
6. Bach JR, Campagnolo DI, Hoeman S. Life satisfaction of individuals with Duchenne muscular dystrophy using long-term mechanical ventilation support. Am J Phys Med Rehabil 1991; 70: 129–135.
7. Bach JR, Campagnolo DI. Psychosocial adjustment of postpoliomyelitis ventilator assisted individuals. Arch Phys Med Rehabil 1992; 73: 934–939.

8. Bach JR. The prevention of failure due to inadequate pump function. Respir Care 1997; 42: 403–413.
9. Balter MS, Daniak N, Chapman KR, Sorba SA, Rebuck AS. Erythropoietin response to acute hypoxemia in patients with chronic pulmonary disease. Chest 1992; 102: 482–485.
10. Barbé F, Quera-Salva MA, De Lattre J, Gajdos P, Augusti AGN. Long-term effects of nasal intermittent positive-pressure ventilation on pulmonary function and sleep architecture in patients with neuromuscular diseases. Chest 1996; 110: 1179–1183.
11. Barchfeld T, Schönhofer B, Wenzel M, Köhler D. Atemarbeit zur Differenzierung verschiedener Formen der schlafbezogenen Atmungsstörung. Pneumologie 1997; 51: 931–935.
11a. Becker HF, Piper AJ, Flynn WE, McNamara SG, Grunstein RR, Peter JH, Sullivan CE. Breathing during sleep in patients with nocturnal desaturation. Am J Respir Crit Care Med 1999; 159: 112–8.
12. Bergofsky EH, Turino GM, Fishman AP. Cardiorespiratory failure in kyphoscoliosis. Medicine 1959; 38: 263–317.
13. Bergofsky EH. Cor pulmonale in the syndrome of alveolar hypoventilation. Prog Cardiovasc Dis 1967; 9: 414–437.
14. Bergofsky EH. Respiratory failure in disorders of the thoracic cage. Am Rev Respir Dis 1979; 119: 643–669.
15. Borg K, Kaijser L. Lung function in patients with prior poliomyelitis. Clin Physiol 1990; 10: 201–212.
16. Bradley TD, Rutherford R, Lue F, Moldofsky H, Grossman RF, Zamel N, Phillipson EA. Role of Diffuse Airway Obstruction in the Hypercapnia of Obstructive Sleep Apnea. Am Rev Respir Dis 1986; 134: 920–924.
17. Brochard L, Mancebo J, Wysocki M, Lofaso F, Conti G, Rauss A, Simonneau G, Benito S, Gasparetto A, Lemaire F, Isabey D, Harf A. Noninvasive ventilation of acute exacerbation of chronic obstructive pulmonary disease. N Engl J Med 1995; 333: 817–822.
18. Burrows B, Bloom JW, Traver GA, Cline MG. The course and prognosis of different forms of chronic airways obstruction in a sample from the general population. N Engl J Med 1987; 317: 1309–1314.

19. Burwell CS, Robin ED, Whaley RD, Bickelman AG. Extreme obesity associated with alveolar hypoventilation: A Pickwickian syndrome. Am J Med 1956; 21: 811–818.
20. Carroll N, Branthwaite MA. Control of nocturnal hypoventilation by nasal intermittent positive pressure ventilation. Thorax 1988; 43: 349–353.
21. Celli B, Lee H, Criner G, Bermudez M, Rassulo J, Gilmartin M, Miller G, Make B. Controlled trial of external negative pressure ventilation in patients with severe chronic airflow obstruction. Am Rev Respir Dis 1989; 140: 1251–1256.
22. Chan CS, Bye PTP, Woolcock J, Sullivan CE. Eucapnia and hypercapnia in patients with chronic airflow limitation. Am Rev Respir Dis 1990; 141: 861–865.
23. Clini E, Sturani C, On behalf of AIPO. The Italian multicentric study on non-invasive nocturnal pressure support ventilation (NPSV) in COPD patients. Am J Respir Crit Care Med 1999; 159: A295.
24. Consensus Conference. Clinical indications for noninvasive positive pressure ventilation in chronic respiratory failure due to restrictive lung disease, COPD, and nocturnal hypoventilation – a consensus conference report. Chest 1999; 116: 521–534.
25. Cournand A, Richards DW. Pulmonary insufficiency. II. The effects of various types of collaps therapy on cardiopulmonary function. Am Rev Tuberc 1941; 44: 123–172.
26. Criée CP, Laier-Groeneveld G, Hüttemann U. Die Atempumpe. Atemw.-Lungenkrkh. 1991; 17: 94–101.
27. Curren FJ, Colbert AP. Ventilator management in Duchenne muscular dystrophy and postpoliomyelitis syndrome: twelve years' experience. Arch Physic Med & Rehab 1989; 70: 180–185.
28. Dalakas MC, Elder G, Hallett M, Ravits J, Baker M, Papadopoulos N, Albrecht P, Sever J. A long-term follow-up study of patients with post-poliomyelitis neuromuscular symptoms. N Engl J Med 1986; 314: 959–963.
29. De Troyer. Effect of hyperinflation on the diaphragm. Eur Respir J 1997; 10: 708–713.
30. Dean E, Ross J, Rad JD, Courtenay L, Madill KJ. Pulmonary function in individuals with a history of poliomyelitis. Chest 1991; 100: 118–123.

31. Donner CF, Howard P, Robert D. Patient selection and techniques for home mechanical ventilation. Eur Respir J 1993; 6: 3–4.
32. Drinker P, Shaw LA. An apparatus for the prolonged administration of artificial respiration: I. A design for adults and children. J Clin Invest 1929; 7: 229–247.
33. Edwards PR, Howard P. Methods and prognosis of non-invasive ventilation in neuromuscular disease. Monaldi Arch Chest Dis 1993; 48: 176–182.
34. Elliott MW, Mulvey DA, Moxham J, Green M, Branthwaite MA. Domiciliary nocturnal nasal intermittent positive pressure ventilation in COPD: mechanisms underlying changes in arterial blood gas tensions. Eur Respir J 1991; 4: 1044–1052.
35. Elliott MW, Mulvey DA, Moxham J, Green M, Branthwaite MA. Inspiratory muscle effort during nasal intermittent positive pressure ventilation in patients with chronic obstructive airways disease. Anaesthesia 1993; 48: 8–13.
36. Elliott MW, Simonds AK. Nocturnal assisted ventilation using bilevel positive airway pressure: the effect of expiratory positive airway pressure. Eur Respir J 1995; 8: 436–440.
37. Ellis ER, Bye PTP, Bruderer JW, Sullivan CE. Treatment of respiratory failure during sleep in patients with neuromuscular disease. Am Rev Respir Dis 1987; 135: 148–152.
38. Fishman AP. Hypoxia and its effect on the pulmonary circulation: How and where it acts. Circ Res 1979; 38: 221–231.
39. Flenley DC. Sleep in chronic obstructive lung disease. Clin Chest Med 1985; 6: 651–661.
40. Fletcher CM, Peto R, Tinker CM, Speizer FE. The natural history of chronic bronchitis and emphysema. Oxford University Press, 1976.
41. Flick GR, Bellamy PE, Simmons DH. Diaphragmatic contraction during assisted mechanical ventilation. Chest 1989; 96: 130–135.
42. Garay SM, Turino GM, Goldring RM. Sustained reversal of chronic hypercapnia in patients with alveolar hypoventilation syndromes: Long-term maintenance with noninvasive nocturnal mechanical ventilation. Am J Med 1981; 70: 269–274.
43. Gay PC, Patel AM, Viggiano RW, Hubmayr RD. Nocturnal

nasal ventilation for treatment of patients with hypercapneic respiratory failure. Mayo Clinic Proc 1991; 66: 695–703.
44. Gibson GJ. Diaphragmatic paresis: Pathophysiology, clinical features, and investigations. Thorax 1989; 44: 960–970.
45. Gibson GJ, Clark E, Pride NB. Static transdiaphragmatic pressure in normal and in patients with chronic hyperinflation. Am Rev Respir Dis 1981; 124: 685–689.
46. Girault C, Daudenthun I, Chevron V, Tamion F, Leroy J, Bonmarchand G. Noninvasive ventilation as a systematic extubation and weaning technique in acute-on-chronic respiratory failure: a prospective, randomized controlled study. Am J Respir Crit Care Med 1999; 160: 86–92.
47. Glauser FL, Fairman RP, Bechard D. The causes and evaluation of chronic hypercapnea. Chest 1987; 91: 755–759.
48. Goldstein RS, Molotiu N, Sktrastins R, Long S, de Rosie JA, Contreras M, Popkin J, Rutherford R, Phillipson EA. Reversal of sleep-induced hypoventilation and chronic respiratory failure by nocturnal negative pressure ventilation in patients with restrictive ventilatory impairment. Am Rev Respir Dis 1987b; 135: 1049–1055.
49. Goldstein RS, de Rosie JA, Avendano MA, Dolmage TE. Influence of noninvasive pressure ventilation on inspiratory muscles. Chest 1991; 99: 408–415.
50. Goldstein RS, Psek JA, Gort EH. Home mechanical ventilation. Chest 1995; 108: 1581–1586.
51. Gough JH, Barlow D, Holmes-Sellers T, Thompson VC. The results of thoracoplasty in the treatment of pulmonary tuberculosis. Thorax 1957; 12: 241–252.
52. Grassi V, Tantutti C. Respiratory prognosis in chest wall diseases. Monaldi Arch Chest Dis 1993; 48: 183–187.
53. Hayashi H, Shuuichi K, Kawada A. Amyotrophic lateral sclerosis patients living beyond respiratory failure. J Neurol Sci 1991; 105: 73–78.
54. Hilbert G, Gruson D, Portel L, Gbikpi-Benissan G, Cardinaud JP. Noninvasive pressure support ventilation in COPD patients with postextubation hypercapnic respiratory insufficiency. Eur Respir J 1998; 11: 1349–1353.

55. Hill NS, Eveloff SE, Carlisle CC, Goff SG. Efficacy of nocturnal nasal ventilation in patients with restrictive thoracic disease. Am Rev Respir Dis 1992; 145: 365–371.
56. Hill NS. Noninvasive ventilation. Am Rev Respir Dis 1993; 147: 1050–1055.
57. Hillberg RE, Johnson DC. Noninvasive ventilation. N Engl J Med 1997; 337: 1746–1752.
58. Hoeppner VH, Cockroft DW, Dosman JA, Cotton DJ. Nighttime ventilation improves respiratory failure in secondary kyphoscoliosis. Am Rev Respir Dis 1984; 129: 240–243.
59. Imsand C, Feihl F, Perret C, Fitting JW. Regulation of inspiratory neuromuscular output during sychronized intermittent mechanical ventilation. Anesthesiology 1994; 80: 13–22.
60. Inkley SR, Oldenburg FC, Vignos PJ. Pulmonary function in Duchenne muscular dystrophy related to stage of disease. Am J Med 1974; 56: 297–306.
61. Jackson M, Smith I, King M, Shneerson J. Long term non-invasive domiciliary assisted ventilation for respiratory failure following thoracoplasty. Thorax 1994; 49: 915–919.
62. Janssens JP, Penalosa B, Degive C, Rabeus M, Rochat T. Quality of life of patients under home mechanical ventilation for restrictive lung diseases: a comparative evaluation with COPD patients. Monaldi Arch Chest Dis 1996; 51: 178–184.
63. Jiang JS, Kao SJ, Wang SN. Effect of early application of biphasic positive airway pressure on the outcome of extubation in ventilator weaning. Respirology 1999; 4: 161–165.
64. Jimenez JFM, Sanchez de Cos Escuin J, Vicente CD, Valle MH, Otero FF. Nasal intermittent positive pressure ventilation. Chest 1995; 107: 382–388.
65. Jones PW, Quirk FH, Baveystock CM. The St. George's Respiratory Questionnaire. Respir Med 1991; 85: 25–31.
66. Kerby GR, Mayer LS, Pingleton SK. Nocturnal positive pressure ventilation via nasal mask. Am Rev Respir Dis 1987; 135: 738–780.
67. Kiely DG, Cargill IC, Lipworth J. Effects of hypercapnia on hemodynamic, inotropic, lusitropic, and electrophysiologic indices in humans. Chest 1996; 109: 1215–1221.

68. Köhler D, Criée CP, Raschke F. Leitlinien zur häuslichen Sauerstoff- und Heimbeatmungstherapie. Pneumologie 1996; 50: 927–931.
69. Krachman SL, Quaranta AJ, Berger TJ, Criner GJ. Effects of noninvasive positive pressure ventilation on gas exchange and sleep in COPD patients. Chest 1997; 112: 623–628.
70. Laier-Groeneveld G, Criée CP. Intermittent mechanical ventilation in myasthenia gravis. Eur Respir J 1996; 9: 345S.
71. Laier-Groeneveld G, Rasche K, Weyland W, Braun U, Hüttemann U, Criée CP. The oxygen cost of breathing in patients with chronic ventilatory failure. Am Rev Respir Dis 1992; 145: A155.
72. Laroche CM, Carroll N, Moxham J, Green M. Clinical significance of severe isolated diaphragm weakness. Am Rev Respir Dis 1988; 138: 862–866.
73. Lassen HCA. A preliminary report on the 1952 epidemic of poliomyelitis in Copenhagen with special reference to the treatment of acute respiratory insufficiency. Lancet 1953; 1: 37–40.
74. Lazarus R, Sparrow D, Weiss ST. Effects of obesity and fat distribution on ventilatory function. Chest 1997; 111: 891–898.
75. Leger P, Jennequin J, Gerard M, Robert D. Home positive pressure ventilation via nasal mask for patients with neuromuscular weakness or restrictive lung or chest-wall disease. Respir Care 1989; 34: 73–77.
76. Leger P, Langevin B, Guez A, Sukkar F, Sortor Leger S, Robert D. What to do when nasal ventilation fails for neuromuscular patients. Eur Respir Rev 1993; 3: 279–283.
77. Leger P, Bedicam JM, Cornette A, Reybet-Degat O, Langevin B, Polu JM, Jeannin L, Robert D. Nasal intermittent positive pressure ventilation. Chest 1994; 105: 100–105.
78. Levine S, Henson D, Levy S. Respiratory muscle rest therapy. Clin Chest Med 1988; 9: 297–309.
79. Light RW, Mahutte CK, Brows SE. Etiology of carbon dioxide retention at rest and during exercise in chronic airflow obstruction. Chest 1988; 94: 61–67.
80. Macnee W. Pathophysiology of cor pulmonale in chronic

obstructive pulmonary disease. Am J Respir Crit Care Med 1994; 150: 1158–1168.
81. Make BL, Gilmartin ME. Rehabilitation and homecare for ventilator-assisted individuals. Clin Chest Med 1986; 7: 679–691.
82. Marini JJ, Capps JS, Culver BH. The inspiratory work of breathing during assisted mechanical ventilation. Chest 1985; 87: 612–618.
83. Marini JJ, Rodriguez RM, Lamb VJ. The inspiratory workload of patient initiated mechanical ventilation. Am Rev Respir Dis 1986; 134: 902–909.
84. Marini JJ, Smith TC, Lamb VJ. External work and force generation during synchronized intermittent mechanical ventilation. Am Rev Respir Dis 1988; 138: 1169–1179.
85. Martin TJ, Sanders MH. Chronic alveolar hypoventilation: a review for the clinician. Sleep 1995; 18: 617–634.
86. McNicholas WT. Impact of sleep in respiratory failure. Eur Respir J 1997; 10: 920–933.
87. Meecham Jones DJ, Paul EA, Jones PW, Wedzicha JA. Nasal pressure support ventilation plus oxygen compared with oxygen therapy alone in hypercapnic COPD. Am J Respir Crit Care Med 1995; 152: 538–544.
88. Mellins RB, Balfour HH, Turino GM, Winters RW. Failure of automatic control of ventilation (Ondine's Curse). Medicine 1970; 49: 487–504.
89. Meyer TJ, Hill NS. Noninvasive positive pressure ventilation to treat respiratory failure. Ann. Intern Med. 1994; 120: 760–770.
90. Midgren B. Lung function and clinical outcome in postpolio patients: a prospective cohort study during 11 years. Eur Respir J 1997; 10: 146–149.
91. Mier-Jedrzejowicz AK, Brophy C, Green M. Respiratory muscle function in myasthenia gravis. Am Rev Respir Dis 1988; 138: 867–873.
92. Minh V, Dolan GF, Konopka RF, Moser KM. Effect of hyperinflation on inspiratory function of the diaphragm. J Appl Physiol 1976; 40: 67–73.
93. MRC-Working Party. Report of British Medical Research

Council Working Party. Long term oxygen therapy in chronic bronchitis and emphysema. Lancet 1981; 1: 681–686.
94. Muir JF. Intermittent positive pressure ventilation (IPPV) in patients with chronic obstructive pulmonary disease (COPD). Eur Respir J 1992; 2: 335–345.
95. Muir JF, Voisin C, Ludot A. Home mechanical ventilation (HMV) – National insurance System (France). Eur Respir J 1992; 2: 418–421.
96. Muir JF, De La Samoniere P, Cuvelier A, Chevret S, Tengang B, Chastang C. Survival of severe hxypercapnic COPD under long-term home mechanical ventilation with NPPV + oxygen versus oxygen therapy alone. Preliminary results of a European multicentre study. Am J Respir Crit Care Med 1999; 159: A295.
97. Nava S, Ambrosino N, Clini E et al. Noninvasive mechanical ventilation in the weaning of patients with respiratory failure due to chronic obstructive pulmonary disease. A randomized, controlled trial. Ann Intern Med 1998; 128: 721–728.
98. NHLBI Workshop summary. Respiratory muscle fatigue. Am Rev Respir Dis 1990; 142: 474–480.
99. Nocturnal oxygen therapy trial group. Continuous or nocturnal oxygen therapy in hypoxaemic COPD. Ann Intern Med 1980; 93: 391–398.
100. Oswald-Mammosser M, Weitzenblum E, Quoix E, Moser G, Charpentier C, Kessler R. Prognostic factors in COPD patients receiving long-term oxygen therapy. Chest 1995; 107: 1193–1198.
101. Pankow W, Podszus T, Gutheil T, Penzel T, Peter J, von Wichert P. Expiratory flow limitation and intrinsic positive end-expiratory pressure in obesity. J Appl Physiol 1998; 85: 1236–1243.
102. Pehrsson F, Olofson J, Larsson S, Sullivan M. Quality of life of patients treated by home mechanical ventilation due to restrictive ventilatory disorders. Respir Med 1994; 88: 21–26.
103. Petrozzino JJ, Scardella AT, Edelman NH, Santiago TV. Respiratory muscle acidosis stimulates endogenous opioids during inspiratory loading. Am Rev Respir Dis 1993; 147: 607–615.

104. Petty TL. Chronic obstructive pulmonary disease. New York-Basel, Marcel Dekker, 1994.
105. Philipps MS, Kinnear WJM, Shneerson JM. Late sequelae of pulmonary tuberculosis treated by thoracoplasty. Thorax 1987; 42: 445–451.
106. Piper AJ, Sullivan CE. Effects of long-term nocturnal nasal ventilation on spontaneous breathing during sleep in neuromuscular and chest wall disorders. Eur Respir J 1996; 9: 1515–1522.
107. Raphael JC, Chevret S, Chastang C, Buovet F. Randomized trial of preventive nasal ventilation in Duchenne muscular dystrophy. Lancet 1994; 343: 1600–1604.
108. Read DMC. A clinical method for assessing the ventilatory response to carbon dioxide. Australas Ann Med 1967; 16: 20–32.
109. Reid DP, Wilcox P. Respiratory muscle rest. Sem Resp Med 1992; 13: 22–32.
110. Renston JR, DiMarco AF, Supinski GS. Respiratory muscle rest using nasal BiPAP ventilation in patients with stable severe COPD. Chest 1994; 105: 1053–1060.
111. Robert D, Willig TN, Paulus J. Long-term nasal ventilation in neuromuscular disorders: report of a consensus conference. Eur Respir J 1993; 6: 599–606.
112. Rochester DF, Braun NMT. The diaphragm and dyspnea: Evidence from inhibiting diaphragmatic activity with respirators. Am Rev Respir Dis 1979; 119: 77–80.
113. Schönhofer B, Köhler D. Ventilatorische Insuffizienz und hyperkapnische Kompensation infolge chronisch belasteter „Atempumpe" Dtsch Med Wschr 1994; 119: 1209–1214.
114. Schönhofer B, Sonneborn M, Haidl P, Kemper K, Köhler D. Stellenwert der intermittierenden Selbstbeatmung nach Entwöhnung vom Respirator. Pneumologie 1995; 49: 689–694.
115. Schönhofer B. Atemmuskulatur: Funktion der respiratorischen Pumpe im Schlaf. In: Schulz H (Hrsg.). Kompendium Schlafmedizin. Ecomed-Verlag, 1997: VI-2.
116. Schönhofer B, Ardes P, Geibel M, Köhler D, Jones P. Evaluation of a movement detector to measure daily activ-

ity in patients with chronic lung disease. Eur Respir J 1997; 10: 2814–2819.
117. Schönhofer B, Geibel M, Sonneborn M, Haidl P, Köhler D. Daytime mechanical ventilation in chronic respiratory insufficiency. Eur Respir J 1997; 10: 2840–2846.
118. Schönhofer B, Köhler D. Akzeptanz und Effektivität der intermittierenden Selbstbeatmung bei COPD in der Initialphase der Therapieeinstellung. Atemw.-Lungenkrkh. 1997; 23; 517–522.
119. Schönhofer B, Köhler D. Hyperkapnie. Intensivmed 1997; 34: 501–512.
120. Schönhofer B, Sonneborn M, Haidl P, Böhrer H, Köhler D. Comparison of two controlled modes for non-invasive mechanical ventilation: volumetric respirator versus barometric device with two levels of positive airway pressure. Eur Respir J 1997; 10: 184–191.
121. Schönhofer B. Therapeutische Strategien der ventilatorischen Insuffizienz bei amyotropher Lateralsklerose (ALS). Nervenarzt 1998; 69: 312–319.
122. Schönhofer B, Haidl P, Kemper P, Köhler D. Entwöhnung vom Respirator („Weaning") bei Langzeitbeatmung. Dtsch Med Wochenschr 1999; 124: 1022–1028.
123. Schönhofer B, Köhler D. Effect of non-invasive mechanical ventilation on sleep and nocturnal ventilation in chronic respiratory failure. Thorax 2000; 55: 308–314.
124. Schönhofer B, Barchfeld T, Wenzel M, Köhler D. Long-term effects of noninvasive mechanical ventilation on pulmonary hemodynamics in patients with chronic respiratory failure. Thorax 2001 (im Druck).
125. Schönhofer B, Wallstein S, Wiese C, Köhler D. Non-invasive mechanical ventilation improves endurance performance in patients with chronic respiratory failure due to thoracic restriction. Chest 2001 (im Druck).
126. Schucher B, Laier-Groeneveld G, Hüttemann U, Criée CP. Effekte der intermittierenden Selbstbeatmung auf Atemantrieb und Atempumpfunktion. Med Klin 1995; 90: 13–16 (Sondern.).

127. Shapiro SH, Ernst P, Gray-Donald K, Martin JG, Wood-Daiphinee S, Beaupre A, Macklem PT. The effect of negative pressure ventilation in severe chronic obstructive pulmonary disease: The results of a randomized clinical trial. Lancet 1992; 340: 1425–1429.
128. Simard AA, Maltais F, LeBlanc P. Functional outcome of patients with chronic obstructive pulmonary disease and excercise hypercapnia. Eur Respir J 1995; 8: 1339–1344.
129. Similowski T, Sheng Y, Gauthier AP, Macklem PT, Bellemare F. Contractile properties of the human diaphragm during chronic hyperinflation. N Engl J Med 1991; 325: 917–923.
130. Simonds AK, Elliott MW. Outcome of domiciliary nasal intermittent positive pressure ventilation in restrictive and obstructive disorders. Thorax 1995; 50: 604–609.
131. Stauffer JL, Olson DE, Petta TL. Complications and consequences of endotracheal intubation and tracheostomy. Am J Med 1981; 70: 65–76.
132. Stradling JR, Kozar LF, Dark J, Kirby T, Andrey FM, Phillipson EA. The effect of diaphragm paralysis on ventilation in awake and sleeping dogs. Am Rev Respir Dis 1987; 136: 633–637.
133. Stradling JR. Obstructive sleep apnoea: definitions, epidemiology, and natural history. Thorax 1995; 50: 683–689.
134. Ström K, Pehrsson K, Boe J, Nachemson A. Survival of patients with severe thoracic spine deformities receiving domiciliary oxygen therapy. Chest 1992; 102: 164–168.
135. Strumpf DA, Millman RP, Carlisle CC, Grattan LM, Ryan SM, Erickson AD, Hill NS. Nocturnal positive-pressure ventilation via nasal mask in patients with severe chronic obstructive pulmonary disease. Am Rev Respir Dis 1991; 144: 1234–1239.
136. Vanuxem D, Guillot C, Fornaris E, Weiller PJ, Grimaud C. Secondary polycythaemia in chronic respiratory insufficiency. Thorax 1977; 32: 317–321.
137. Vianello A, Bevilacqua M, Salvador V, Cardaioli C, Vinventi E. Long-term nasal intermittent positive pressure ventilation in advanced Duchenne's muscular dystrophy. Chest 1994; 105: 445–448.

138. Vignos PJ. Respiratory function and pulmonary infection in Duchenne muscular dystrophy. Isr J Med Sci 1977; 13: 207–214.
139. Vitacca M, Clini E, Facchetti D, Pagani M, Poloni M, Porta R, Ambrosino N. Breathing pattern and respiratory mechanics in patients with amyotrophic lateral sclerosis. Eur Respir J 1997; 10: 1614–1621.
140. Voshaar T, Schönhofer B, Köhler D. Selektive Alveolobronchiolographie bei Lungenemphysem: Ein Vergleich mit HRCT und Lungenfunktion. Atemw.-Lungenkrkh. 1994; 20: 420–423.
141. Windisch W, Petermann F, Laier-Groeneveld, Fischer S, Criée CP. Lebensqualität bei Heimbeatmung. Klin Med 1997; 92: 95–100 (Sondernr.).

4 Beatmungsmuster/ Beatmungsformen

Hilmar Burchardi

4.1 Begriffe

Unter nicht-invasiver Beatmung (non-invasive ventilation, NIV) versteht man die Beatmung über eine Maske. Sie stellt einen Teilaspekt in der großen Vielfalt möglicher Beatmungsformen dar. Zum besseren allgemeinen Verständnis des Themas Beatmung soll hier ein Überblick vor allem auch über die invasiven Verfahren gegeben werden.

4.1.1 Beatmungsmuster

Das *Beatmungsmuster* beschreibt den zeitlichen Ablauf von Druck, Flow und Volumen innerhalb des Beatmungszyklus. Es wird durch die Einstellgrößen Tidalvolumen, Beatmungsfrequenz und Inspirationsflow, das Atemzeitverhältnis (Zeitdauer von Inspirations- zu Exspirationsphase), die Dauer des inspiratorischen Plateaus sowie durch die Höhe des endexspiratorischen Drucks beschrieben. Das Beatmungsmuster ist also durch die Einstellparameter am Respirator gekennzeichnet. Unter *Beatmungsform* dagegen versteht man die Wechselbeziehung zwischen Patient und Beatmungsgerät [1; 2].

Die *Beatmungsdrücke* lassen sich am Gerät oder am Tubusansatz bestimmen. Sie sind abhängig vom Hubvolumen und den atemmechanischen Eigenschaften des Lungen-Thorax-Systems. Veränderungen von Compliance und Resistance haben entsprechende Veränderungen der Atemwegs- bzw. Beatmungsdrücke zur Folge. Die Drücke sind um so höher, je niedriger die Compliance bzw. je höher der Widerstand in den Atemwegen (Resistance) ist. Die inspiratorischen Beatmungsdrücke sind immer höher als die tatsächlichen Drücke in den Atemwegen, da die Resistance des Tubus dahinter zum Druckabfall führt. Die eigentlichen Atemwegsdrücke in der Lunge lassen sich jedoch in der klinischen Routine nicht direkt messen.

Das *Atemzeitverhältnis* (I/E-Ratio) ist das Verhältnis zwischen Inspirations- und Exspirationsdauer. Es wird entweder direkt am Respirator eingestellt oder ergibt sich aus den Einstellungen von Tidalvolumen, Beatmungsfrequenz und Inspirationsflow. Bei gesunden Lungen wird zumeist ein Atemzeitverhältnis zwischen 1:2 und 1:1 gewählt. Bei pathologischen Lungenveränderungen mit ventilatorischen Verteilungsstörungen wie beim ARDS kann dagegen die Beatmung mit umgekehrtem Atemzeitverhältnis (inversed ratio ventilation, IRV) sinnvoll sein [3]; dabei wird die Inspirationsphase gegenüber der Exspirationsphase verlängert (I/E > 1). Bei obstruktiven Atemwegserkrankungen wird dagegen eher eine längere Exspirationsphase empfohlen.

Mit dem positiven endexspiratorischen Druck (PEEP) wird über den gesamten Beatmungszyklus ein positiver Druck in der Lunge aufrechterhalten, wodurch eine vollständige Exspiration verhindert wird. Damit wird angestrebt, das im akuten Lungenversagen verminderte Lungenvolumen anzuheben, die kollabierten Alveolen wiederzueröffnen und offenzuhalten und somit die gasaustauschende Oberfläche in der Lunge zu vergrößern. Dadurch wird die Shuntdurchblutung in den Lungen vermindert. Die maschinelle Beatmung wird heute praktisch immer mit positivem endexspiratorischem Druck (*positive endexpiratory pressure*, PEEP) eingesetzt.

Der *Beatmungszyklus* besteht aus Inspirationsphase und Exspirationsphase. In der aktiven Inspirationsphase strömt das Frischgas entsprechend der Druckdifferenz zwischen dem Respirator und dem intrapulmonalen Druck in die Lunge. Dagegen erfolgt die Exspirationsphase stets passiv. Sie wird durch die Einstellung des Beatmungsmusters kaum beeinflußt, da der exspiratorische Flow in erster Linie durch die Resistance in den Atemwegen sowie durch die Compliance von Lunge und Thorax vorgegeben wird.

4.1.2 Steuerung des Respirators

Der Wechsel von der Inspirations- zur Exspirationsphase erfolgt durch eine differenzierte Ventilsteuerung. Nach ihrem Steuerungsprinzip wird zwischen druck-, flow-, volumen- und zeitgesteuerten Respiratoren unterschieden. In den heutigen modernen Respiratoren wird diese Steuerung vielfach computerunterstützt geregelt. Dadurch wird eine Vielzahl verschiedener Beatmungsformen und -muster möglich, die auf z. T. unterschiedlichen und voneinander unabhängig arbeitenden Steuerungsmechanismen beruhen. Somit kann der Beatmungsmodus an die individuellen pathophysiologischen Voraussetzungen und Anforderungen des Patienten angepaßt werden.

Bei der *Drucksteuerung* schaltet der Respirator von der Inspiration zur Exspiration um, wenn ein am Gerät eingestellter Umschaltdruck erreicht wird (*pressure cycled ventilation*; Abb. 4-1). Dieser ist der maximal erreichbare Beatmungsdruck. Die Beatmungsvolumina ändern sich in Abhängigkeit von Compliance und Resistance in der Lunge. Verringert sich die Compliance, so wird weniger Volumen ventiliert und umgekehrt. Spontanatemaktivitäten des Patienten beeinflussen die Ventilation: Beim Anstieg der Atemwegsdrücke, z. B. durch Gegenatmen des Patienten, schaltet der Respirator früher um. Dadurch vermindern sich Inspirationszeit und Atemzugvolumen. Bei einer Leckage verlängert sich hingegen die Inspirationsdauer, der Umschaltdruck wird dann u. U. nicht mehr erreicht.

Bei der *Flowsteuerung* wird zur Exspiration umgeschaltet, wenn der Inspirationsflow einen Minimalwert unterschreitet (Abb. 4-2). Damit ist dieses Steuerungsprinzip anfällig gegenüber Undichtigkeiten. Bereits relativ geringfügige Gasverluste verhindern die Umschaltung zur Exspiration, da das Steuerungskriterium nicht erfüllt wird.

Bei der *Volumensteuerung* wird zur Exspiration umgeschaltet, wenn das eingestellte Tidalvolumen abgegeben worden ist (Abb. 4-3). Dabei ist es unerheblich, ob das Gas die Lungen des Patienten erreicht hat oder durch eine Leckage entwichen ist. Volumengesteuerte Respiratoren arbeiten volumenkonstant; Änderungen

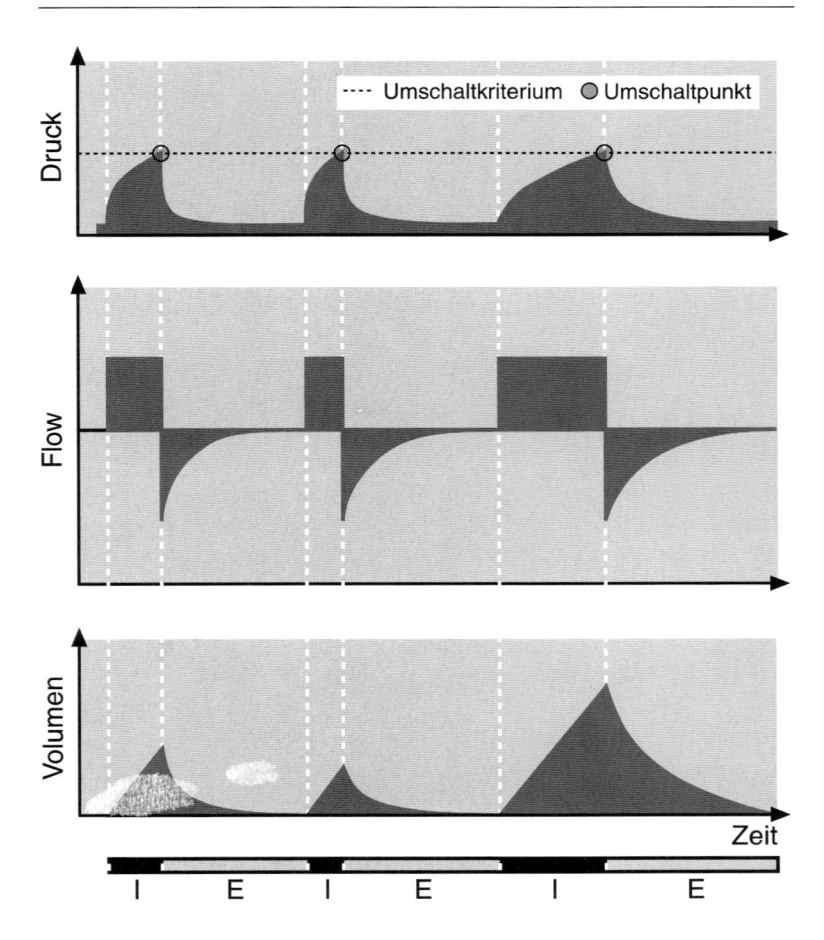

Abbildung 4-1 Druckgesteuerte Beatmung. Umschaltkriterium ist der Druck; nach Überschreiten des am Gerät eingestellten Umschaltdrucks wird die Exspirationsphase eingeleitet. Konstanter Flow, inkonstante Atemvolumina, variable Atemzeitverhältnisse. I = Inspirationsphase, E = Exspirationsphase

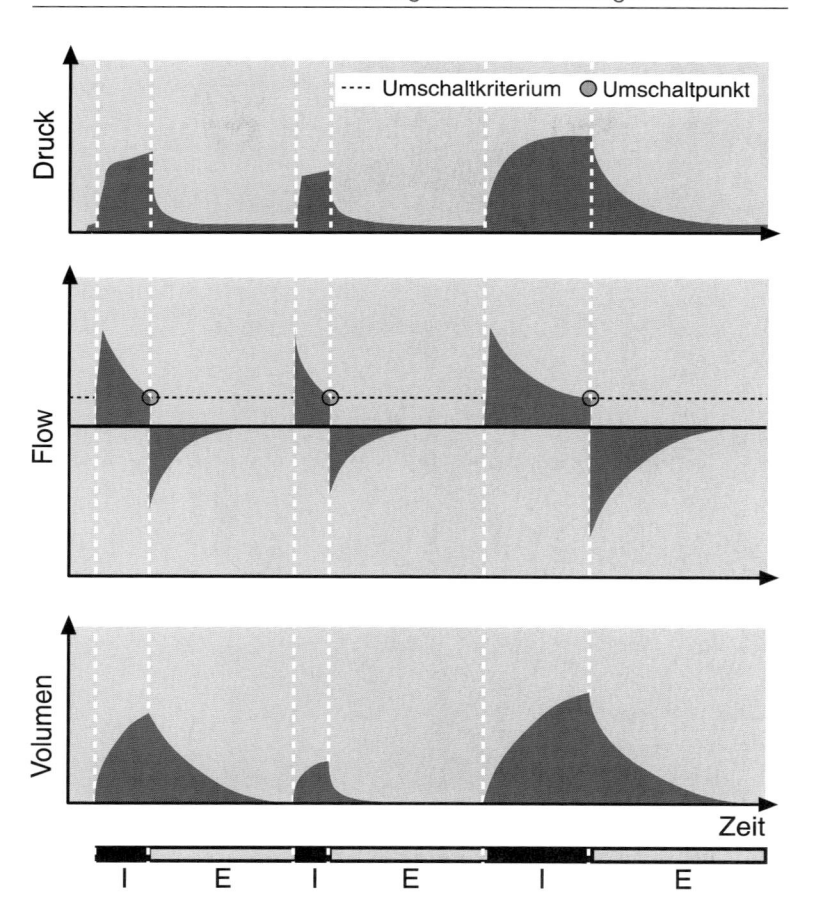

Abbildung 4-2 Flowgesteuerte Beatmung. Nach Unterschreiten eines definierten Inspirationsflows wird die Exspirationsphase eingeleitet. Inkonstanter Beatmungsdruck, inkonstante Atemvolumina, variable Atemzeitverhältnisse. I = Inspirationsphase, E = Exspirationsphase

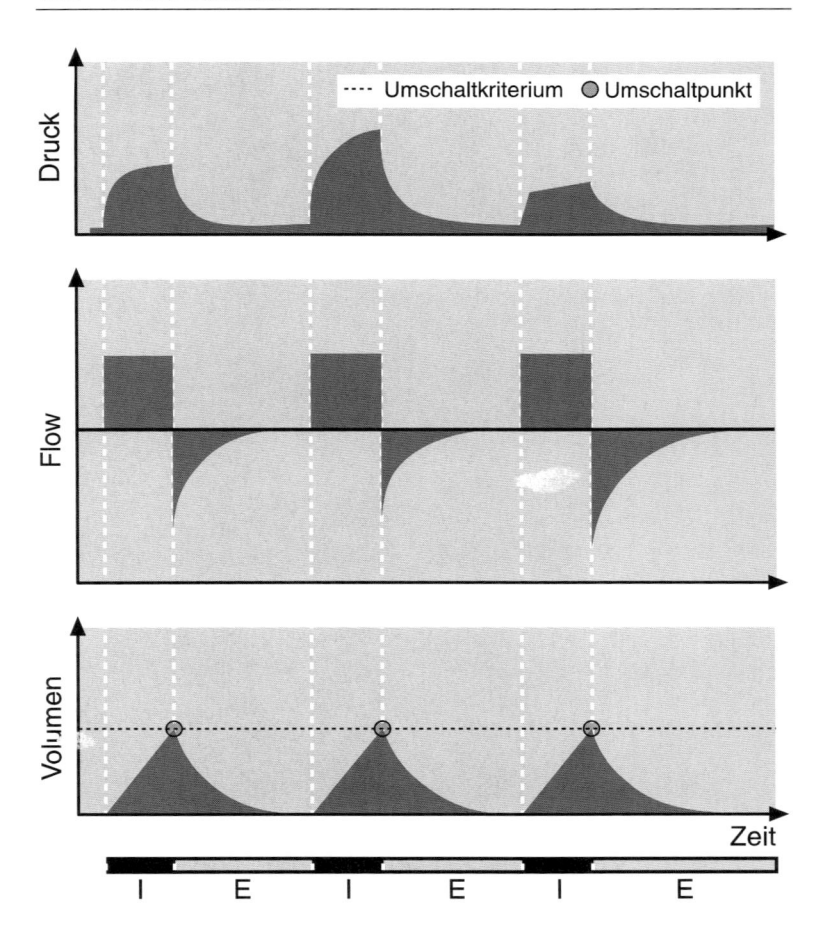

Abbildung 4-3 Volumengesteuerte Beatmung. Volumengesteuerte Respiratoren arbeiten volumenkonstant, die Beatmungsdrucke hängen von Compliance und Resistance der Lunge ab. Bei Konstanzflow resultieren konstante Atemzeitverhältnisse. I = Inspirationsphase, E = Exspirationsphase

der pulmonalen Compliance und der Atemwegswiderstände wirken sich nur auf den inspiratorischen Beatmungsdruck aus, nicht aber auf das Atemzugvolumen.

Bei der *Zeitsteuerung* wird nach definierten Zeitabständen umgeschaltet, deren Dauer durch Atemzeitverhältnis und Atemfrequenz vorgegeben ist (Abb. 4-4). Änderungen von Compliance und Resistance beeinflussen Hubvolumina und Beatmungsdrücke. Die Zeitsteuerung ist heute das gebräuchlichste Steuerungsprinzip bei Intensivrespiratoren, da mit ihr die unterschiedlichsten Beatmungsmuster verwirklicht werden können.

▶ *Triggerung*
Ein wichtiges Steuerungsprinzip bei assistierender Beatmung ist die *Triggerung*. Dabei löst die initiale Spontanatmungsaktivität des Patienten einen maschinellen Beatmungsvorgang aus (assistierte Beatmung). Bei Spontanatmung wird dieser Trigger zum Auslösen eines *Demand-flow*-CPAP eingesetzt (s. d.). In modernen Respiratoren erfolgt diese Steuerung über empfindliche elektronische Druck- oder Flowsensoren. Die *Triggerempfindlichkeit (Triggerschwelle)* kann meist individuell als Differenzdruck (Drucktrigger) oder als Flowäquivalent (Flowtrigger) eingestellt werden. Hohe Triggerschwellen steigern bei Spontanatmung die Atemarbeit des Patienten durch ineffektive isovolumetrische und unökonomische Atemexkursionen. Es ist daher nicht sinnvoll, hohe Atemfrequenzen oder unerwünschte Eigenatmung des Patienten durch das Erhöhen der Triggerschwelle am Respirator zu unterdrücken. Dyspnoe, Streß, Angst, motorische Unruhe usw. sind die Folge; durch ventilatorische Erschöpfung des Patienten kann sich dann die Beatmungsdauer u. U. verlängern.

Andererseits bringen niedrige Triggerschwellen ein Risiko zur *Selbsttriggerung*: Dann können bereits geringe Schwankungen von Druck, Flow oder Volumen (z. B. durch Bewegungen des Patienten oder Kondenswasser in den Atemschläuchen) eine unerwünschte maschinelle Inspiration auslösen. Die Höhe der Triggerschwelle muß daher individuell bestimmt werden.

Die *Triggerlatenz* ist der Zeitraum vom Beginn der Inspirationsbemühung des Patienten bis zur tatsächlichen Öffnung des

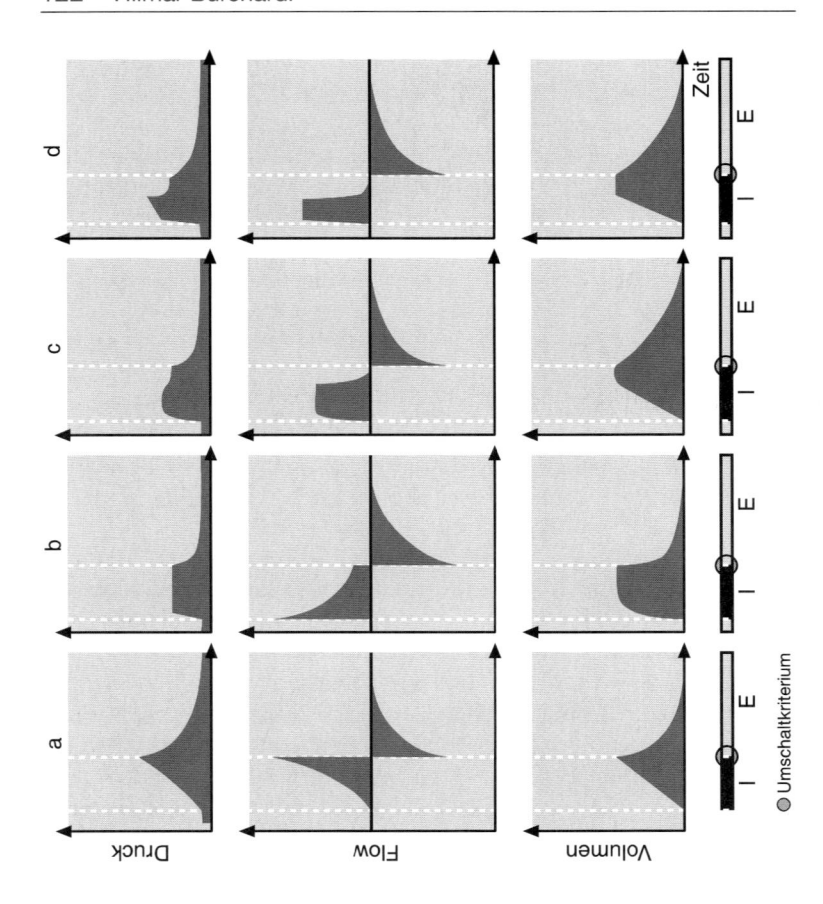

Abbildung 4-4a–d
Zeitgesteuerte Beatmung. Umschaltkriterium ist der Ablauf der Inspirationszeit. Unterschiedlichste Beatmungsformen und -muster können realisiert werden, wie z. B.
a) Beatmung mit akzelerierendem Flow,
b) Beatmung mit dezelerierendem Flow,
c) druckkontrollierte Beatmung,
d) volumenkontrollierte Beatmung

Inspirationsventils. Sie wird bestimmt durch die Sensitivität des gesamten Regelkreises aus Atemmechanik, Steuersensor und Ventil. Die Triggerlatenz ist gerätespezifisch; sie sollte kurz sein, damit der maschinelle Ventilationsflow möglichst verzögerungsfrei geliefert wird. Bei langen Triggerlatenzzeiten wird insbesondere unter Spontanatmung das Volumen ungenügend rasch bereitgestellt. Das führt zu Phasenverschiebungen zwischen Patient und Respirator und zur Erhöhung der isometrischen Atemarbeit.

4.2 Beatmungsformen

Im wesentlichen werden 3 Grundformen der Beatmung unterschieden, die sich am Anteil der von Maschine bzw. Patient geleisteten Atemarbeit orientieren [4]:
- kontrollierte Beatmung (continuous mandatory ventilation, CMV),
- maschinell unterstützte Spontanatmung (pressure support ventilation, PSV),
- Spontanatmung (spontaneous ventilation, SV).

Moderne Respiratoren lassen sich bedarfsgerecht an die aktuellen ventilatorischen Erfordernisse des Patienten anpassen. Durch Kombination verschiedener Beatmungsformen reicht das Spektrum von der totalen Übernahme der Ventilation bis hin zur partiellen Unterstützung der Eigenatmung des Patienten durch intermittierende maschinelle Beatmungszüge und/oder maschinelle Unterstützung der einzelnen Spontanatemzüge (augmentierte Spontanatmung). Voraussetzung für alle Formen der unterstützten Spontanatmung ist allerdings ein intaktes Atemzentrum. Die unterstützende Beatmung ist heute die vorherrschende Beatmungsform in der Langzeitbeatmung [1; 2].

4.2.1 Kontrollierte Beatmung (CMV)

Bei der kontrollierten Beatmung übernimmt der Respirator die gesamte Ventilation; sämtliche Beatmungsparameter sind vorgegeben; der Patient kann das inspiratorische Beatmungsmuster nicht beeinflussen. Die maschinellen Beatmungshübe werden entweder volumenkontrolliert (volume-controlled ventilation, VCV) oder druckkontrolliert (pressure-controlled ventilation, PCV) abgegeben. Die Exspiration dagegen erfolgt passiv, d. h., sie wird durch die mechanischen Eigenschaften von Thorax und Lunge sowie die Strömungswiderstände des Schlauchsystems beeinflußt. Ist ein externer PEEP eingestellt, so bestimmt auch dieser die Exspirationsphase. Vom Patienten wird keine Atemarbeit erbracht, sofern er nicht „gegen die Maschine atmet".

Volumenkontrollierte Beatmung

Zielparameter und Kontrollvariable der volumenkontrollierten Beatmung (*volume-controlled ventilation*, VCV) ist das Tidal- oder Atemzugvolumen. Die *Atemwegsdrücke* sind abhängig von den eingestellten Volumina und den atemmechanischen Eigenschaften des Thorax-Lungen-Systems des Patienten. Da stets die gleichen Tidalvolumina abgegeben werden, kann die volumenkontrollierte Beatmung auch als volumenkonstante Beatmung bezeichnet werden. Das Atemminutenvolumen (AMV) ergibt sich aus der Höhe des eingestellten Tidalvolumens und der Beatmungsfrequenz. Je niedriger die Compliance der beatmeten Lunge ist, z. B. bei schweren Erkrankungen des Lungenparenchyms im Rahmen des ARDS, desto höher sind die erforderlichen maschinellen Beatmungsdrücke, um die gewünschten Volumina zu erreichen. Anstiege der Resistance der Atemwege wie beim Status asthmaticus führen ebenfalls zur Zunahme der Beatmungsdrücke.

Vor allem bei Verwendung kleiner Tubusdurchmesser darf der am Respirator angezeigte Beatmungsdruck nicht mit dem Druck in den Atemwegen oder gar den Alveolen gleichgesetzt werden, da der inspiratorische Spitzendruck durch die Überwindung des Tubuswiderstandes entsteht. Erst der inspiratorische Plateaudruck repräsentiert den Druck innerhalb des Thorax-Lungen-Systems und eignet sich daher zur Bestimmung der Compliance. Eine plötzliche Zunahme der Beatmungsdrücke kann auf eine Tubusfehllage oder eine Tubusokklusion (z. B. durch Sekret) hinweisen.

Zur Vermeidung unerwünschter Druckspitzen wird bei der volumenkontrollierten Beatmung eine *inspiratorische Druckbegrenzung* dringend empfohlen.

Die *drucklimitierte Beatmung (pressure-limited ventilation, PLV)* ist eine sinnvolle Zusatzfunktion bei der volumenkontrollierten Beatmung: Wird der eingestellte Begrenzungsdruck überschritten, so führt das nicht zum Abbruch der Inspirationsphase, sondern zur Abnahme des Flows (Flowdezeleration). Der Inspirationsflow wird erst dann abgebrochen, wenn das eingestellte Tidalvolumen vollständig abgegeben (Volumensteuerung) oder die Inspirationszeit abgelaufen ist (Zeitsteuerung).

Bei den Anwendern der **nicht-invasiven Beatmung** wird es übrigens vorgezogen, statt „volumenkontrolliert" die Bezeichnung **„kontrollierte Beatmung mit Volumenvorgabe"** zu verwenden. Damit soll zum Ausdruck gebracht werden, daß das Gasvolumen, das unter NIV letztlich den Patienten erreicht, eben nicht kontrolliert ist, sondern infolge von Leckagen (z. B. an der Maske) oft deutlich niedriger liegt als am Gerät eingestellt.

Druckkontrollierte Beatmung

Bei der druckkontrollierten Beatmung (*pressure-controlled ventilation*, PCV) ist der Druck sowohl Zielparameter als auch Kontrollvariable der Beatmung. Nach Erreichen des eingestellten inspiratorischen Druckniveaus dezeleriert der initial hohe Flow, wodurch während der Inspirationszeit ein konstanter Druck in den Atemwegen aufrechterhalten wird. Das effektiv verabreichte Tidalvolumen hängt von der Höhe des inspiratorischen Druckniveaus, der aktiven Inspirationszeit sowie den atemmechanischen Eigenschaften der beatmeten Lunge ab. Druckkontrollierte Beatmungsformen sind daher grundsätzlich volumeninkonstant. Ändern sich Compliance oder Resistance plötzlich, so ändern sich auch die Tidal- bzw. Minutenvolumina. Dies kann u. U. eine Hypoventilation zur Folge haben (Abb. 4-5), wodurch dann ein Alarm ausgelöst wird.

Die Umschaltung zur Exspiration ist zeitgesteuert, d. h., die freie Exspiration ist nicht vor Ablauf einer definierten Inspirationsdauer möglich. Damit ist eine ungehinderte Spontanatmung nicht mög-

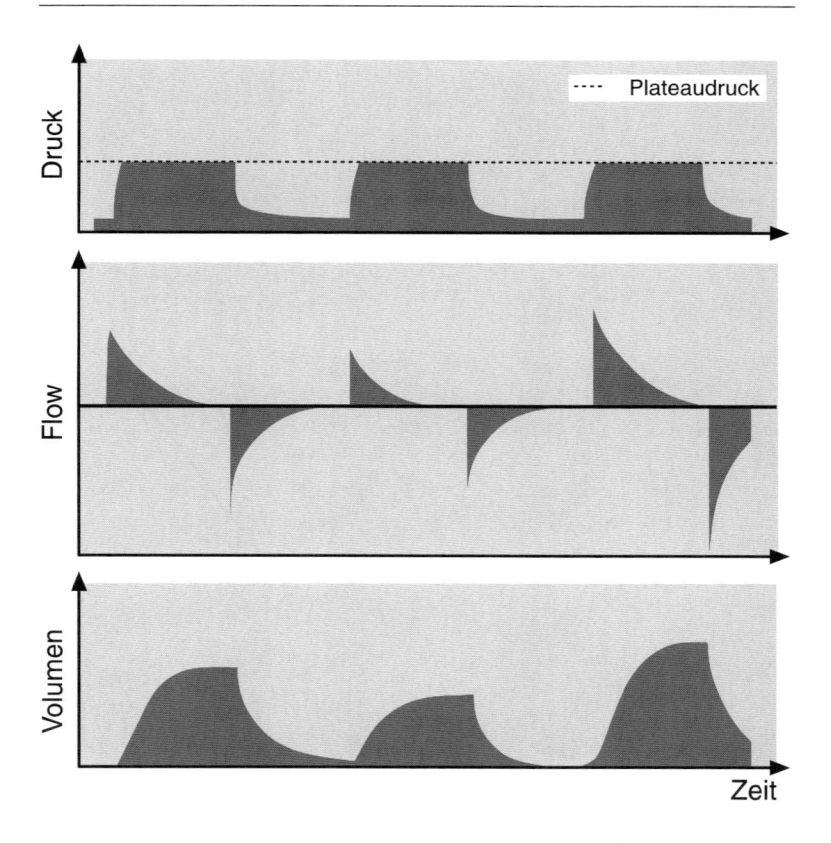

Abbildung 4-5 Druckkontrollierte Beatmung. Nach Erreichen des Plateaudrucks dezeleriert der Inspirationsflow. Die Inspirationsdauer ist zeitgesteuert. Die abgegebenen Tidalvolumina sind grundsätzlich inkonstant und hängen von Compliance und Resistance der Lunge ab

lich. Inspirationsbemühungen des Patienten während der Exspirationsphase können jedoch einen erneuten druckkontrollierten Beatmungszug auslösen.

Eine inspiratorische Druckbegrenzung verhindert, daß bei forcierter Gegenatmung oder bei Hustenstößen das eingestellte

Druckniveau überschritten wird, dann öffnet sich das Exspirationsventil, und die Inspiration wird abgebrochen.

> PCV ist volumeninkonstant und schließt Spontanatmung aus.

Bei folgenden Situationen können sich unter druckkontrollierter Beatmung die Atemvolumina unbeabsichtigt vermindern:
- Abnahme der Compliance (z. B. Lungenödem);
- Zunahme der Resistance (z. B. Sekretretention, Atelektase);
- Zunahme des intrathorakalen Druckes (z. B. Pneumothorax, Hämatothorax);
- Leckage;
- unzureichende Sedierung, Gegenatmen des Patienten.

Da das vorgewählte inspiratorische Druckniveau bei druckkontrollierter Beatmung nicht überschritten wird, ist das Risiko einer Druckschädigung und Überdehnung der Lunge (Baro-/Volutrauma) geringer. Undichtigkeiten im System, z. B. durch Leckagen im Beatmungssystem, können innerhalb gewisser Grenzen noch kompensiert werden.

4.2.2 Maschinell assistierte Beatmung/unterstützte Spontanatmung

Die klassische assistierte Beatmung ist im Grunde eine kontrollierte Beatmung, die jedoch vom Patienten selbst ausgelöst (d. h. getriggert) wird: *assist-control ventilation*, A/C. Dadurch kann der Patient die maschinelle Beatmungsfrequenz und damit das Atemminutenvolumen selbst bestimmen und sie seinem Bedarf anpassen. Nach der Triggerung ist die weitere inspiratorische Ventilation dann maschinell (volumen- oder druckkontrolliert). Die Atemarbeit des Patienten wird durch die Höhe der Triggerschwelle vorgegeben; bei korrekter Einstellung sollte sie gering sein.

Intermittierende mandatorische Beatmung (IMV/SIMV)

Dieses Verfahren wird ohne Synchronisation als IMV (*intermittent mandatory ventilation*) bzw. mit Synchronisation als SIMV (*synchronized IMV*) bezeichnet. Die intermittierende mandatorische

Beatmung kombiniert Spontanatmung mit volumen- oder druckkontrollierter maschineller Beatmung. Zwischen den intermittierenden maschinellen Beatmungszügen, deren Frequenz, Hubvolumen und Beatmungsmuster einstellbar sind, kann der Patient ungehindert spontan atmen. Sie ist damit eine maschinelle Unterstützung der Spontanatmung für Patienten, deren Eigenventilation nicht ausreicht.

IMV unterscheidet sich von der „klassischen" assistierten Beatmung dadurch, daß zwischen den maschinellen Beatmungshüben eine effektive Spontanatmung möglich ist. In dieser Phase wird nicht jede Inspirationsbemühung des Patienten mit einem maschinellen Beatmungszug beantwortet. Das Ausmaß an effektiver maschineller Unterstützung wird durch die eingestellte IMV-Frequenz und die Höhe der maschinellen Tidalvolumina vorgegeben. Dieses bestimmt auch den Anteil der Atemarbeit des Patienten, der vom Respirator übernommen wird.

> **Bei IMV ist zwischen den maschinellen Beatmungshüben eine effektive Spontanatmung möglich.**

Werden die maschinellen Beatmungszüge patientengetriggert und dadurch mit der Spontanatmung synchronisiert, so spricht man von SIMV. Die maschinellen Beatmungszüge können allerdings nur innerhalb eines bestimmten Zeitintervalls, dem *Erwartungszeitfenster*, getriggert werden, damit die freie Spontanatmung zwischen den Beatmungen nicht behindert wird (Abb. 4-6). Wird innerhalb dieses Erwartungszeitfensters keine Spontanatmungsaktivität des Patienten vom Respirator registriert, wird der nächste maschinelle Beatmungshub unsynchronisiert abgegeben.

▶ *Fehlermöglichkeiten bei der Geräteeinstellung*
SIMV erfordert eine ständige Anpassung der maschinellen Parameter an die aktuellen ventilatorischen Bedürfnisse des Patienten. Durch falsche Geräteeinstellung kann die Spontanatmung behindert werden, z. B. wenn das spontane Atemzugvolumen größer als das eingestellte IMV-Volumen ist oder der Patient in den maschinellen Beatmungszug hinein atmet. Da Spontanatmung

Beatmungsmuster/Beatmungsformen 129

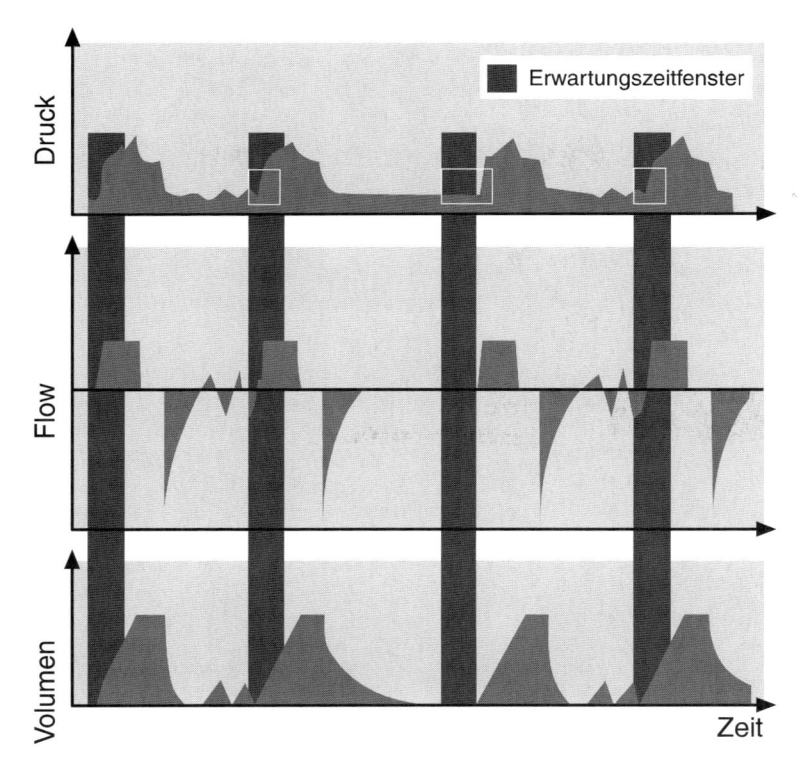

Abbildung 4-6 SIMV. Spontanatmungsbemühungen innerhalb des Erwartungszeitfensters lösen (volumen-)kontrollierte Beatmungshübe aus. Wird keine Inspirationsbemühung detektiert, wird der maschinelle Beatmungshub unsynchronisiert abgegeben

ausschließlich zwischen den intermittierenden maschinellen Beatmungshüben möglich ist, schließen hohe IMV-Frequenzen oder auch volumenkontrollierte Beatmungshübe mit niedrigem Inspirationsflow eine effektive Spontanatmung weitgehend aus.

Bei erheblicher Ateminsuffizienz können andererseits die spontan geatmeten Tidalvolumina zwischen den maschinellen Hüben so niedrig sein, daß sie zur alveolären Ventilation nur wenig beitragen. Ineffektive Atemarbeit ist die Folge. Bei einge-

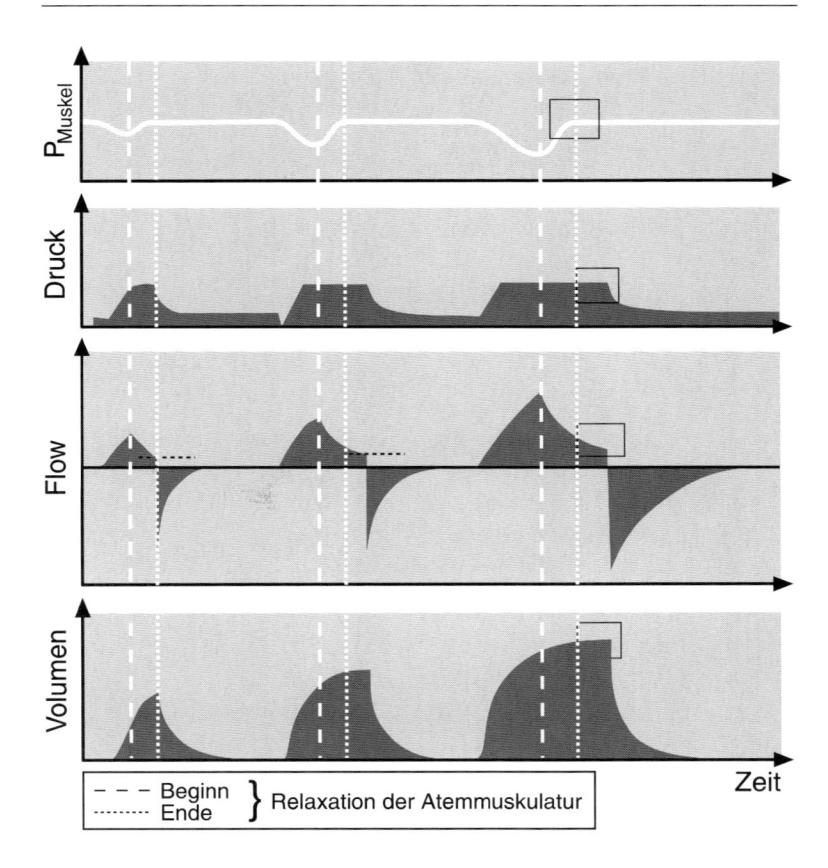

Abbildung 4-7 PSV. Atemmechanik und maschinelle Volumenlieferung. Die Flow- und Volumenlieferung nimmt trotz gleichbleibender Druckunterstützung mit zunehmenden Inspirationsbemühungen ($P_{Muskel} \cong$ Pleuradruck) des Patienten zu. Die Volumenlieferung erfolgt über die vollständige Relaxation der Atemmuskulatur hinaus, da die Expirationsphase erst nach Abfall des Spitzenflows unter 25 % (Umschaltkriterium) eingeleitet wird. Dieser Anteil der Druckunterstützung entspricht maschineller Beatmung

schränkter muskulärer Reserve, verminderter FRC und/oder erhöhtem Ventilationsbedarf des Patienten erscheint daher die Unterstützung jedes einzelnen Atemzuges durch eine angemessene inspiratorische Druckunterstützung (PSV) sinnvoller, zumal die in- und exspiratorische Atemarbeit durch zusätzliche Atemwegswiderstände wie Tubus, Demandventile usw. ohnehin erhöht ist.

Druckunterstützte Spontanatmung (PSV)
Die druckunterstützte Spontanatmung ist eine Mischform aus Spontanatmung und flowgesteuerter maschineller Beatmung (Abb. 4-7). Jede Inspirationsbemühung des Patienten verursacht nach Überwindung der Triggerschwelle einen sprunghaften Anstieg des Beatmungsdrucks auf das eingestellte inspiratorische Druckniveau. Das resultierende Tidalvolumen ist nicht nur abhängig von der Höhe des eingestellten Differenzdrucks sowie der Intensität und Dauer der Inspirationsbemühung, sondern auch von der Compliance und Resistance der Lunge des Patienten.

Die *Exspiration* wird eingeleitet,
- sobald der Flow auf einen vorgegebenen Anteil des inspiratorischen Spitzenflows (z. B. 25 % bei Erwachsenen, 6 % bei Kindern) abgesunken ist (Flowsteuerung)
oder
- wenn ein definierter, nicht veränderbarer absoluter Flow (meist zwischen 2 und 6 l/min) unterschritten wird
oder
- wenn Exspirationsbemühungen des Patienten als Druckanstieg (z. B. 1–3 cm H_2O oberhalb des eingestellten inspiratorischen Unterstützungsdrucks) erkannt werden (Drucksteuerung).

▶ *Probleme*
Nicht immer stimmt die Umschaltung zur Exspiration mit dem Ende der Inspirationsbemühungen des Patienten überein. Insbesondere bei hoher inspiratorischer Druckunterstützung kann sich die maschinelle Volumenzufuhr über die vollständige Relaxation der Atemmuskulatur hinaus fortsetzen (Abb. 4-7). Eine solche zusätzliche Volumenlieferung ist grundsätzlich uner-

wünscht, da sie nicht dem Inspirationsbedürfnis des Patienten entspricht und de facto eine maschinelle Beatmung ist. Unter Umständen können hierdurch sogar die Spontanatmungsaktivitäten des Patienten behindert und die Atemarbeit gesteigert werden.

Bei starkem Atemantrieb des Patienten ist die Synchronisation zwischen Patient und Respirator oft schlecht; es kommt dann leicht zum „Kampf gegen den Respirator" [5]. Dieses Phänomen tritt häufig bei Patienten mit obstruktiven Atemwegserkrankungen auf [6; 7]. Ursache sind u. a. Effekte durch intrinsic PEEP. Gelegentlich hilft dann eine Anhebung des externen PEEP. Nicht selten ist jedoch eine medikamentöse Dämpfung des Atemantriebs (etwa mit Opiaten) oder ein Wechsel der Beatmungsform notwendig.

Bei der druckunterstützten Spontanatmung (PSV) bestimmt der Patient den Beginn des maschinell unterstützten Atemzugs, eine enge Korrelation zwischen maschineller Flowlieferung und den Inspirationsbemühungen des Patienten besteht aber nicht.

Da PSV einen intakten Atemantrieb des Patienten zwingend voraussetzt, können Störungen des Atemantriebs (z. B. durch Sedativa oder Opioide) eine Hypoventilation bis hin zur Apnoe zur Folge haben. Einige Respiratoren verfügen deshalb über eine Sicherheitsfunktion, die sogenannte *Apnoeventilation*: Sobald ein vorher definiertes Minutenvolumen oder eine Mindest-Atemfrequenz unterschritten wird, erfolgt automatisch ein Wechsel auf maschinelle Beatmung. Verfügt der Respirator über keine derartige Funktion, so muß der Patient engmaschig überwacht werden, z. B. durch Kapnometrie.

Um den ventilatorischen Bedarf des Patienten möglichst optimal zu erfüllen, muß ein hoher initialer Inspirationsflow erzeugt werden. Bei Patienten mit restriktiven Lungenveränderungen oder mit hoher Resistance in den Atemwegen kann es zum vorzeitigen Abbruch der Inspirationsphase kommen, wenn das Umschaltkriterium zu früh erreicht wird; dann werden zu niedrige Volumina abgegeben.

▶ *Kombinierte Beatmungsformen*
PSV kann als eigenständige Beatmungsform angewendet oder mit anderen Verfahren wie SIMV, MMV oder BIPAP kombiniert wer-

den. In jedem Fall sollte die druckunterstützte Spontanatmung mit PEEP/CPAP kombiniert werden.

> Die druckunterstützte Spontanatmung sollte immer mit PEEP/CPAP kombiniert werden!

Biphasic positive airway pressure (BIPAP) und airway pressure release ventilation (APRV)

Mit der druckorientierten Beatmungsform des BIPAP kann durch Variation zweier CPAP-Niveaus und der jeweiligen Zeiten dieser Niveaus fast jede Beatmungsform imitiert werden [8; 9]. Unabhängig voneinander werden folgende Parameter eingestellt (Abb. 4-8):
- unteres Druckniveau = Exspirationsdruck (p_1),
- Exspirationszeit (t_1),
- oberes Druckniveau = Inspirationsdruck (p_2),
- Inspirationszeit (t_2).

Die Druckniveaus wechseln zeitgesteuert; sie können durch Vorgabe eines entsprechenden Erwartungszeitfensters auch patientengetriggert ausgelöst werden. Eine zusätzliche Spontanatmung ist zu jedem Zeitpunkt möglich, da die In- und Exspirationsventile bei BIPAP während des gesamten Atemzyklus virtuell offen sind. Der Respirator regelt die Gasflüsse kontinuierlich nach, so daß die eingestellten oberen und unteren Atemwegsdrücke konstant bleiben. Im Gegensatz zur druckkontrollierten Beatmung ist BIPAP daher eher eine *druckgeregelte* Beatmung.

> Bei BIPAP ist eine zusätzliche Spontanatmung jederzeit und auf jedem Druckniveau möglich; ohne Spontanatmung entspricht BIPAP einer druckkontrollierten Beatmung (PC-CMV).

Durch die Möglichkeit, die Druckniveaus und deren Dauer sowie die Beteiligung der Spontanatmung unabhängig zu beeinflussen, ergeben sich zahlreiche Variationsmöglichkeiten, mit denen verschiedene Beatmungsformen „imitiert" werden können (Abb. 4-9). Fließende, individuell angepaßte Übergänge zwischen den Beatmungsformen sind damit möglich. Ein zusätzlicher Ventilationsbedarf des Patienten, z. B. durch Wachheit, Streß,

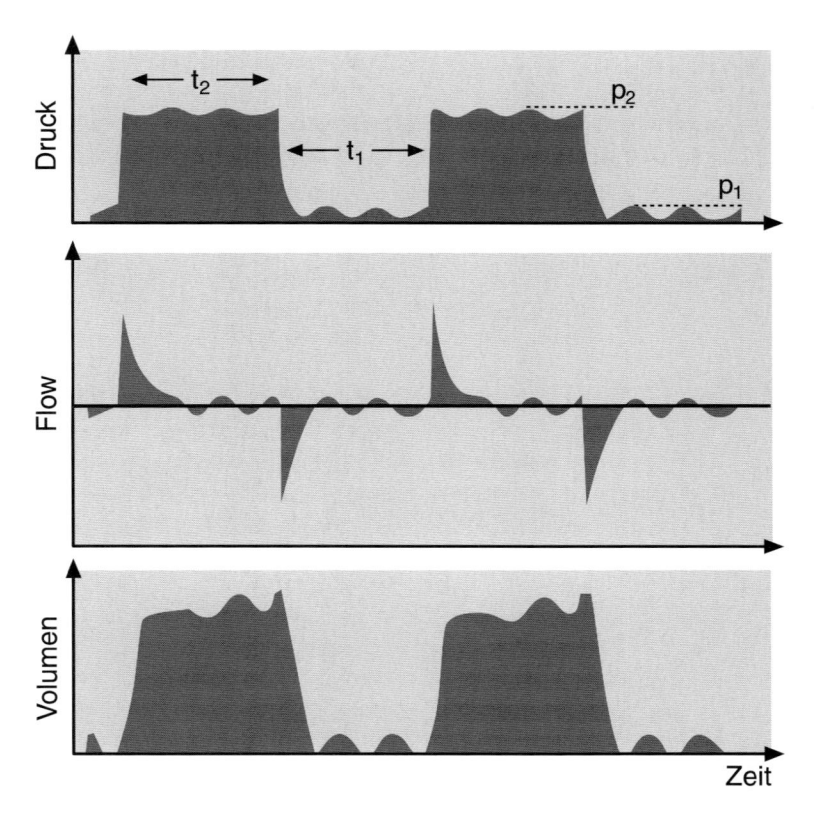

Abbildung 4-8 BIPAP (biphasic positive airway pressure). Wechsel zwischen 2 Druckniveaus (p_1 und p_2), deren Dauer (t_1 und t_2) zeitgesteuert ist. Freie Spontanatmung ist während des gesamten Atemzyklus möglich.

Schmerz usw., kann durch die freie Spontanatmungsmöglichkeit jederzeit und bedarfsgerecht auf beiden Druckniveaus gedeckt werden: Aus „Gegenatmen" wird „Mitatmen".

Die *airway pressure release ventilation* (APRV) kann als eine Sonderform des BIPAP verstanden werden [10–12]. Hier atmet der Patient lediglich auf dem oberen Druckniveau spontan. Von diesem Druckniveau wird regelmäßig für sehr kurze Zeit (0,5–1,0 s) der CPAP-Druck auf das untere Niveau entlastet (pressure release). Diese Entlastung und die nachfolgende Wiederanhebung des Druckes stellt damit einen maschinellen Beatmungshub dar. Während der kurzen Entlastungsphase findet keine Spontanatmung statt. Wie BIPAP ist also auch APRV eine Kombination zwischen maschineller Beatmung und Spontanatmung, allerdings mit extremem Atemzeitverhältnis. Indikationen zu dieser Beatmungsform sind die restriktiven Lungenparenchymveränderungen, wie das akute Lungenversagen (ARDS).

▶ *BiPAP™ (bi-level positive airway pressure)*
BiPAP™, eingetragenes Warenzeichen der Fa. Respironics Inc., ist ein Beatmungsunterstützungssystem für die nicht-invasive Beatmung und sollte mit der oben genannten Beatmungsform BIPAP nicht verwechselt werden. BiPAP™ (BiPAP S/T-D Ventilatory Support System) unterstützt die Eigenatmung des Patienten ähnlich einer druckunterstützten Beatmung (PSV).

Das Gerät verfügt über 3 Optionen:
1. *S-mode*: Inspiratorische Druckunterstützung (inspiratory positive airway pressure; IPAP; vergleichbar mit PSV) mit externen PEEP (expiratory positive airway pressure, EPAP).
2. *T-mode*: Komplett kontrollierte Beatmung. Dabei sind neben IPAP und EPAP auch die Atemfrequenz und das I:E-Verhältnis fest vorgegeben.
3. *ST-mode*: Kombination aus inspiratorischer Druckunterstützung (S-mode) und kontrollierter Beatmung (T-mode) bei Unterschreiten einer Schutzfrequenz (vergleichbar der o. g. Apnoeventilation). Dabei wird eine Sicherheits-Atemfrequenz mit festem I:E-Verhältnis vorgegeben, die bei Bradypnoe oder Apnoe eine kontrollierte Beatmung garantiert. Liegt die Spontanatmungsfrequenz des Patienten über der Backup-Atemfrequenz, dann wird der Patient nur in seiner Spontanatmung druckunterstützt (wie bei *S-mode*).

Damit funktioniert es nach der Art einer pressure support ventilation (PSV), bei der jeder Atemzug des Patienten mit einem inspiratorischen Hilfsdruck unterstützt wird, nicht aber nach dem o. g. BIPAP-Prinzip (d. h. Spontanatmung jederzeit und auf jedem

PCV-BIPAP
a

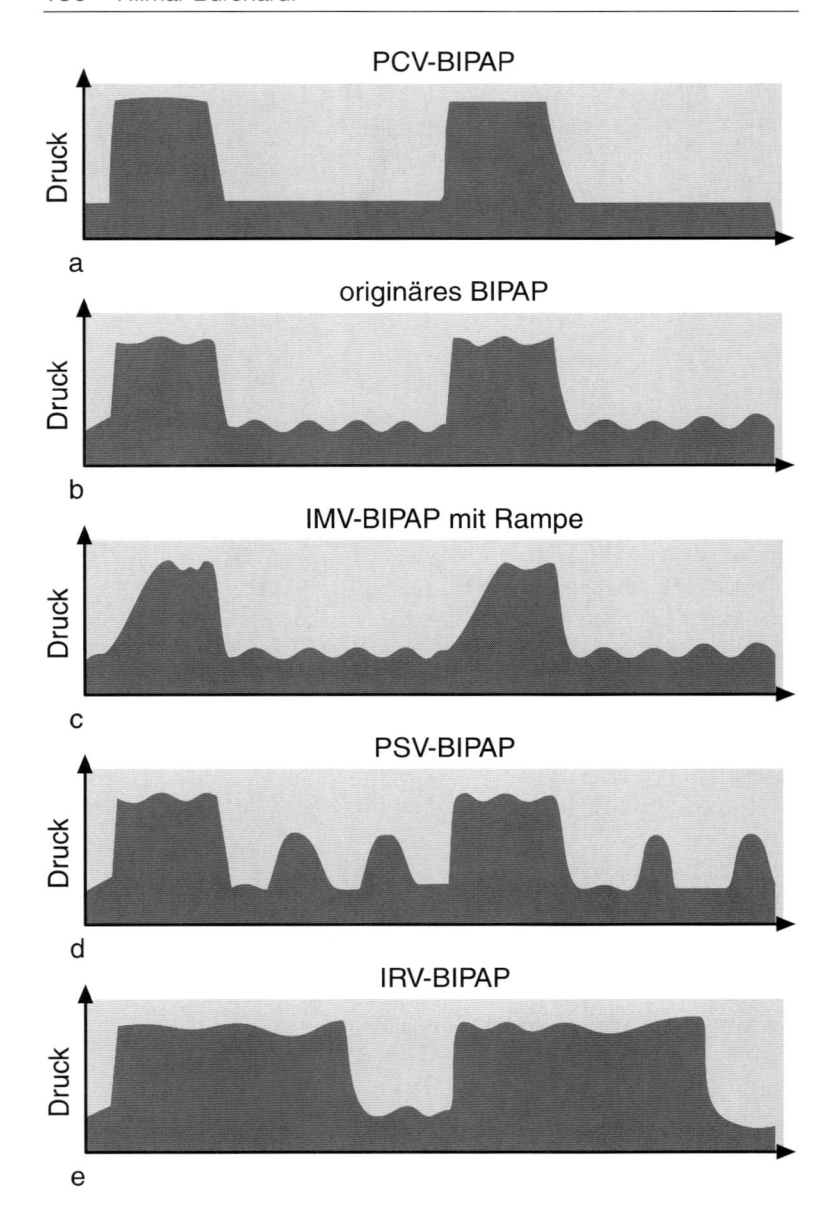

originäres BIPAP
b

IMV-BIPAP mit Rampe
c

PSV-BIPAP
d

IRV-BIPAP
e

APRV

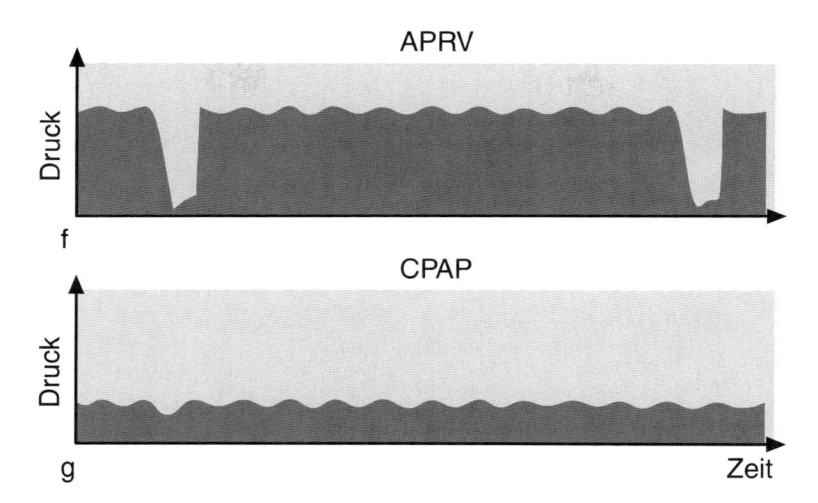

f

CPAP

g   Zeit

Abbildung 4-9a–g BIPAP-Variationen. **a)** PCV-BIPAP: druckkontrollierte Beatmung ohne Spontanatmung (= PC-CMV); **b)** originäres BIPAP: druckkontrollierte Beatmung mit ungehinderter Spontanatmung; **c)** IMV-BIPAP mit Variation der inspiratorischen Druckanstiegsgeschwindigkeit (Rampe); **d)** PSV-BIPAP = inspiratorische Druckunterstützung (PSV) der Spontanatmung; **e)** IRV-BIPAP = Umkehr des Atemzeitverhältnisses (inversed ratio ventilation); **f)** BIPAP/APRV = extreme inversed ratio ventilation; **g)** CPAP = Angleichung beider Druckniveaus (mit oder ohne inspiratorische Druckunterstützung)

Druckniveau). Andere überwiegend für die Heimbeatmung eingesetzte Geräte sind einfache druckkontrollierte (pressure-controlled ventilation, PCV) oder volumenkontrollierte (volume-controlled ventilation, VCV) Respiratoren.

Proportional assist ventilation (PAV)

Proportional assist ventilation (PAV) ist eine neuartige Modifikation der inspiratorischen Druckunterstützung [13–15]. Ähnlich wie diese unterstützt PAV jeden einzelnen Spontanatemzug des Patienten. Voraussetzung ist also auch hier ein intakter Atemantrieb.

Anders als bei der klassischen inspiratorischen Druckunterstützung, bei der das Druckniveau fest vorgegeben ist, orientiert sich jedoch der PAV-Unterstützungsdruck an der Muskelkraft des Patienten. Die aktuelle ventilatorische Unterstützung ändert sich von Atemzug zu Atemzug proportional zur aufgebrachten inspiratorischen Arbeit des Patienten (= Inspirationssog), etwa ähnlich einer Servounterstützung der Kfz-Lenkung. Sie unterliegt damit direkt der Kontrolle des patienteneigenen Atemantriebs. Der Grad der maschinellen Unterstützung ist einstellbar. Zur teilweisen oder vollständigen Kompensation der Muskelarbeit ist bei der primären Einstellung von PAV zumindest näherungsweise die Kenntnis von Resistance und Compliance der Lunge erforderlich. Bei fehlerhafter Einstellung sind Störungen des Steuerungsmechanismus möglich.

Mit PAV soll sich die maschinelle Unterstützung den wechselnden ventilatorischen Bedürfnissen des Patienten besser und „physiologischer" anpassen als bei der herkömmlichen inspiratorischen Druckunterstützung. Dabei soll gleichzeitig die Atemmuskulatur effektiver entlastet werden.

Die exakte Bestimmung von Compliance und Resistance für die Einstellung ist nicht praktikabel. Man kann aber diese Größen anhand klinischer Parameter abschätzen. Hierbei besteht jedoch das Risiko der Über- oder Unterkompensation durch fehlerhafte Anpassung der Geräteparameter. Um eine Überkompensation zu vermeiden, sollte primär nur eine etwa 80%ige Kompensation der Atemarbeit angestrebt werden. Dennoch sind sogenannte *Runaway-Phänomene* nicht auszuschließen, etwa wenn sich die Lungencompliance im Verlauf bessert, die Geräteparameter aber nicht nachgeführt werden. Zeichen der Überkompensation können inadäquat hohe Tidalvolumina sein, Aktivierung der Exspirationsmuskulatur („Pressen") oder auch Unruhe des Patienten („zuviel Luft").

Bisher ist die klinische Erfahrung mit PAV relativ begrenzt. Erste Ergebnisse weisen darauf hin, daß PAV Vorteile gegenüber PSV aufweisen kann, wie etwa bei restriktiven Lungenerkrankungen oder bei Patienten mit einer Insuffizienz der Atempumpe, z. B. bei chronisch-ventilatorischer Insuffizienz (COPD, neuromuskuläre

Erkrankungen). Problematisch für die klinische Routine bleibt allerdings die korrekte Einstellung und Anpassung der Steuergrößen anhand von Resistance und Compliance, die eine breite Anwendung der Methode derzeit verhindert.

▶ *Automatische Tubuskompensation (ATC)*
Unter Spontanatmung verursacht der zusätzliche Strömungswiderstand durch den Endotrachealtubus eine u. U. erhebliche Zunahme der Atemarbeit für den Patienten. Dieser Widerstand variiert erheblich mit unterschiedlichem Flow. Daher kann die gelegentlich empfohlene Kompensation durch eine festeingestellte geringe inspiratorische Druckunterstützung (von etwa 5 cm H_2O) den Tubuswiderstand nicht wirksam ausschalten.

Die nach dem Prinzip der PAV wirkende Zusatzfunktion *automatic tube compensation* (ATC, Fa. Dräger) ermöglicht eine bessere Anpassung der inspiratorischen Druckunterstützung an die wechselnden Atemgasflüsse innerhalb der Inspirationsphase [16–19]. Die inspiratorische Druckunterstützung ist um so höher, je mehr Flow vom Patienten angefordert wird, und nimmt ab, sobald die Inspirationsbemühungen des Patienten nachlassen. Bei voller Kompensation des Tubuswiderstands fühlt sich der Patient idealerweise so, als sei er gar nicht intubiert. Dieses wird als *elektronische Extubation* bezeichnet. Allerdings ist dieser Modus derzeit nur in wenigen Beatmungsgeräten verfügbar.

4.2.3 Negativdruckbeatmung

Die Negativdruckbeatmung mittels eines Tankrespirators (sog. Eiserne Lunge) repräsentierte die ersten sensationellen Beatmungsbehandlungen der fünfziger Jahre. Die Faszination dieses alten Ansatzes liegt darin, daß hierbei, anders als bei der positiven Druckbeatmung, die physiologischen Druckverhältnisse gewahrt bleiben: Die Inspiration entsteht durch Sog außerhalb des Thorax (also im Tankrespirator), wegen des negativen intrathorakalen Drucks strömt die Luft durch den geöffneten Mund in die Lunge. Eine luftdichte Verbindung, etwa als Endotrachealtubus oder als dichtschließende Maske, ist nicht erforderlich, dafür eine

Dichtung am Hals des Patienten. Durch den negativen intrathorakalen Druck können die Auswirkungen auf das Herz-Kreislauf-System minimiert werden.

Es gibt bis zum heutigen Tage nicht wenige Mitteilungen über Anwendungen eines Tankrespirators auch bei erwachsenen Patienten [20]. So wurde etwa bei COPD-Patienten eine intermittierende Negativdruckbeatmung (z. B. 6–8 h/d) mit Erfolg eingesetzt [21; 22]. Solche Berichte sind allerdings alle unkontrollierte und retrospektive Beobachtungen; kontrollierte, randomisierte Studien fehlen [23]. So muß die Anwendung der Negativdruckbeatmung bislang als experimentelles Behandlungsverfahren angesehen werden.

Die Beatmung mit Tankrespiratoren, die auch in modernen Konstruktionen angeboten werden (z. B. Dima Negavent „Portable Lung"), kann mit verschiedenen Beatmungsmustern eingesetzt werden:
- *Zyklisch-negativer Druck:* Dabei wird zur Inspiration im Tank ein subatmosphärischer Druck aufgebaut. Die anschließende Exspiration erfolgt dann passiv.
- *Negativer/positiver Druck:* Hierbei wird die Exspiration durch einen positiven Druck im Tank unterstützt.
- *Kontinuierlich negativer Druck:* Während der Patient spontan atmet, besteht über den gesamten Atemzyklus im Tank ein subatmosphärischer Druck, wodurch der Effekt eines CPAP erreicht wird.
- *Kontinuierlich negativer Druck + inspiratorischer Negativdruck*: Auf den kontinuierlich negativen Tankdruck wird für die Inspiration ein zusätzlicher Negativdruck superponiert.

Als nicht zu unterschätzende Nachteile dieses Verfahrens müssen der Verlust an Patientenkomfort und eine erhebliche Beeinträchtigung der Pflege in Kauf genommen werden. Ein weiteres relevantes Problem stellt die häufig auftretende Obstruktion der oberen Atemwege im Schlaf mit langfristigen Hypoventilationen dar.

4.3 Spontanatmung mit CPAP

Unter Spontanatmung *(spontaneous ventilation, SV)* erbringt der Patient die gesamte inspiratorische und exspiratorische Atemarbeit. Da die Atemarbeit beim intubierten Patienten durch den Widerstand des oralen oder nasalen Endotrachealtubus zusätzlich erhöht wird, sollte man eine länger dauernde Spontanatmung über den Tubus ohne zusätzliche Atemhilfe vermeiden. Hier bietet die dichtschließende Maske deutliche Vorteile. Wird ein positiver Atemwegsdruck unter Spontanatmung eingesetzt, so spricht man von einem CPAP *(continuous positive airway pressure)*.

4.3.1 Continuous-flow-CPAP

Continuous-flow-CPAP-Systeme sind einfache Systeme (über Maske oder Tubus), bei denen keine zusätzliche Unterstützung der Ventilation notwendig ist. Ein kontinuierlich fließender Atemgasstrom erzeugt in Verbindung mit einem PEEP-Ventil den positiven Atemwegsdruck; der Patient muß keine zusätzliche Atemarbeit zur Triggerung von Demandventilen aufbringen. Durch ein Reservoir mit hoher Compliance im Inspirationsschenkel wird der Gasverbrauch reduziert und versucht, die in- und exspiratorischen Druckschwankungen im System auszugleichen (z. B. Dräger CF 800). Gerade bei hohem Atemminutenvolumen sind die Druckschwankungen aber erheblich.

4.3.2 Demand-flow-CPAP

In modernen Respiratoren sind Demand-flow-CPAP-Systeme integriert, die mit einem getriggerten Bedarfsflow arbeiten. Nach Triggerung durch die Inspiration der Patienten wird vom Respirator ein Flow bereitgestellt, wobei die Höhe des Gasflusses von der Inspirationsbemühung (Inspirationssog) des Patienten abhängt. Ein maximaler inspiratorischer Sog öffnet das Inspirationsventil vollständig, so daß – gerätespezifisch unterschiedlich – Gasflüsse bis 180 l/min zur Verfügung gestellt werden können.

Dieser Atemgasflow kann natürlich nur mit einer gewissen

technisch bedingten Verzögerung geliefert werden. Die vom Patienten zur Triggerung der Demand-Ventile zusätzlich zu leistende Atemarbeit ist allerdings bei modernen Respiratoren gering. Vorteilhaft bei diesen Systemen ist der geringere Gasverbrauch sowie die problemlose Überwachung der Atmungsparameter.

4.3.3 Flow-by

Mit dem Triggermechanismus *Flow-by* sollen die Gasflüsse noch besser an die Bedürfnisse des Patienten angepaßt und die in- und exspiratorische Atemarbeit reduziert werden. Gesteuert wird über eine kontinuierliche vergleichende Messung der Atemgasflüsse im In- und Exspirationsschenkel, dabei wird der Gasfluß bei spontanatmungsbedingten Flowdifferenzen entsprechend nachgeführt, bis erneut eine Flowäquivalenz erreicht wurde (Puritan-Bennett 7200, Hamilton Veolar u. a.).

4.4 Spezielle Aspekte der nicht-invasiven Beatmung

Für die nicht-invasive Beatmung werden in Abhängigkeit von der Therapiesituation nur wenige der genannten Beatmungsformen klinisch eingesetzt.

Masken-CPAP hat seinen Stellenwert insbesondere beim Lungenödem und zur Vermeidung von Atelektasen.

Bei akuter oder exazerbierter chronisch-respiratorischer Insuffizienz wird die druckunterstützte Beatmung (PSV), in der Regel über ein Bi-level-positive-airway-pressure-Gerät im Spontanatmungsmodus zur Maskenbeatmung eingesetzt. Vorteile sind die Steuerung der Atemfrequenz sowie der In- und Exspirationsdauer durch den Patienten, die Leckkompensation, die sensible Flowtriggerung sowie die problemlose Applikation von externem PEEP.

Bei Patienten mit chronisch-respiratorischer Insuffizienz wird ebenfalls dieses Verfahren eingesetzt, insbesondere bei Patienten mit COPD. Liegt dem Atemversagen eine neuromuskuläre Erkrankung oder Kyphoskoliose zugrunde, so hat sich für die

Heimbeatmung auch die kontrollierte Beatmung bewährt, die entweder volumen- (*kontrollierte Beatmung mit Volumenvorgabe*, s. o.) oder druckkontrolliert erfolgen kann.

Literatur

1. Burchardi H, Rathgeber J. Maschinelle Beatmung, Intensivmedizin. Edited by Burchardi H, Larsen R, Schuster HP, Suter PM. Berlin – Heidelberg – New York: Springer, 2001: 529–570.
2. Rathgeber J. Grundlagen der maschinellen Beatmung. Handbuch für Ärzte und Pflegepersonal. Aktiv Druck & Verlag, 1999.
3. Sydow M, Burchardi H. Inversed ratio ventilation and airway pressure release ventilation. Curr Opinion Anaesthesiology 1996; 9: 523–528.
4. AARC AAfRC. Consensus statement on the essentials of mechanical ventilators – 1992. Respir Care 1992; 37: 1000–1008.
5. Fabry B, Guttmann J, Eberhard L, Bauer T, Haberthür C, Wolff G. An analysis of desynchronization between the spontaneously breathing patient and ventilator during inspiratory pressure support. Chest 1995; 107: 1387–1394.
6. Georgopoulos D, Brochard L. Ventilatory strategies in acute exacerbations of chronic obstructive pulmonary disease. Mechanical ventilation from intensive care to home care. Edited by Roussos C. Sheffield, European Respiratory Society, 1998: 12–44.
7. Georgopoulos D, Burchardi H. Ventilatory strategies in adult patients with status asthmaticus. Mechanical ventilation from intensive care to home care. Edited by Roussos C. Sheffield, European Respiratory Society, 1998: 45–83.
8. Baum M, Benzer H, Putensen C, Koller W, Putz G. Biphasic positive airway pressure (BIPAP) – eine neue Form der augmentierten Beatmung. Anaesthesist 1989; 38: 452–458.
9. Hörmann C, Baum M, Putensen C, Mutz N, Benzer H. Biphasic positive airway pressure (BIPAP) – a new mode of ventilatory support. Eur J Anaesth 1994; 11: 37–42.
10. Downs JB, Stock MC, Doyle R, Szaflarski N, Modin G, Wiener-Kronish J, Matthay M. Airway pressure release ventilation: A

new concept in ventilatory support. Identification of patients with acute lung injury. Predictors of mortality. Crit Care Med 1987; 15: 459–461.
11. Putensen C, Wrigge H. New modes of mechanical ventilation. Intensive Care Med 1998; 24: 1341–1342.
12. Putensen C. Partial ventilatory support: Pathophysiologic effects of interfacing spontaneous and mechanical ventilation. Chicago – London, Year Book Medical Publ., 1995: 141–154.
13. Ranieri M, Grasso S, Mascia L, Fiore T, Brienza A, Giulinani R. Effects of proportional assist ventilation on inspiratory muscle effort in patients with chronic obstructive pulmonary disease and acute respiratory failure. Anaesthesiology 1997; 86: 79–91.
14. Younes M, Puddy A, Roberts D, Light RBQA, Taylor K, Oppenheimer L, Cramp H. Proportional assist ventilation. Am Rev Respir Dis 1992; 145: 121–129.
15. Younes M. Proportional assist ventilation, a new approach to ventilatory support. Theory. Am Rev Respir Dis 1992; 145: 114–120.
16. Fabry B, Haberthur C, Zappe D, Guttmann J, Kuhlen R, Stocker R. Breathing pattern and additional work of breathing in spontaneously breathing patients with different ventilatory demands during inspiratory pressure support and automatic tube compensation. Intensive Care Med 1997; 23: 545–552.
17. Guttmann J, Bernhard H, Mols G, Benzing A, Hofmann P, Haberthur C, Zappe D, Fabry B, Geiger K. Respiratory comfort of automatic tube compensation and inspiratory pressure support in conscious humans. Intensive Care Med 1997; 23: 1119–1124.
18. Kuhlen R, Guttmann J, Nibbe L, Max M, Reyle-Hahn S, Rossaint R, Falke K. Proportional pressure support and automatic tube compensation: new options for assisted spontaneous breathing. Acta Anaesthesiol Scand Suppl 1997; 111: 155–159.
19. Mols G, Rohr E, Benzing A, Haberthur C, Geiger K, Guttmann J. Breathing pattern associated with respiratory comfort during automatic tube compensation and pressure support

ventilation in normal subjects. Acta Anaesthesiol Scand 2000; 44: 223–230.
20. Corrado A, Bruscoli G, De Paola E, Ciardi-Dupré GF, Baccini A, Taddei M. Respiratory muscle insufficiency in acute respiratory failure of subjects with severe COPD: treatment with intermittent negative pressure ventilation. Eur Respir J 1990; 3: 644–648.
21. Corrado A, Gorini M, Villella G, De Paola E. Negative pressure ventilation in the treatment of acute respiratory failure: an old noninvasive technique reconsidered. Eur Respir J 1996; 9: 1531–1544.
22. Sauret JM, Guitart AC, Rodriguez-Frojan G, Cornudella R. Intermittent short-term negative pressure ventilation and increased oxygenation in COPD patients with severe hypercapnic respiratory failure. Chest 1991; 100: 455–459.
23. Hillberg RE, Johnson DC. Noninvasive ventilation. N Engl J Med 1997; 337: 1746–1752.

5 Praktische Durchführung

5.1 Nicht-invasive Beatmung bei akuter respiratorischer Insuffizienz

Wilfried Pitzer, Klaus Hartmann, Günther Unterderweide

Die invasive Beatmung, d. h. via Tubus bzw. Tracheostoma, ist ein seit Jahrzehnten etabliertes Standardverfahren in der Intensivmedizin. Seit nahezu 15 Jahren wird als Alternative die nicht-invasive Beatmung über eine Maske zunehmend genutzt. Indikationen der nicht-invasiven Beatmung auf der Intensivstation sind sowohl das akute Versagen der Atmung (Lungenödem, Pneumonie oder sonstige Infekte) als auch die Verschlechterung eines chronischen Atemversagens (chronische Erkrankungen der Lunge, Kyphoskoliose sowie neuromuskuläre Erkrankungen). Des weiteren wird die nicht-invasive Beatmung sehr erfolgreich beim Entwöhnen vom Respirator genutzt.

Auf unserer Intensivstation wird die nicht-invasive Beatmung seit jetzt 14 Jahren eingesetzt. In dieser Zeit haben wir vielfältige Erfahrungen sammeln und unser praktisches Vorgehen verbessern können, so daß sich heute ein standardisierter Behandlungsablauf ergeben hat, durch den ein optimaler Behandlungserfolg auch im Routineeinsatz der Maskenbeatmung gewährleistet werden kann.

Im folgenden soll die **praktische Durchführung** der nicht-invasiven Beatmung **beim akuten Atemversagen** auf unserer Intensivstation beschrieben werden.

5.1.1 Praxis der nicht-invasiven Beatmung

Allgemeine Voraussetzungen

Im Gegensatz zur notfallmäßigen Beatmung per Intubation ist der Patient, der via Nasen- oder Gesichtsmaske beatmet werden soll, nicht narkotisiert. Er ist voll ansprechbar und erlebt seine Luftnot *mit all der von ihr verursachten Angst und Panik*. Für uns als Pflegepersonal ist dies eine besondere Herausforderung, den Patienten in dieser Situation auch noch über eine Maske zu beatmen. Es gilt, dem Patienten durch eigene Ausstrahlung von Ruhe und Zuversicht die Gewißheit zu geben, daß wir ihm helfen können. Dies kann nur erreicht werden, wenn die Schwester oder der Pfleger den Patienten mit all seinen Nöten versteht, sie/er die Gerätschaften (Beatmungsgerät, Maske, Monitoring usw.) sicher beherrscht und vor allen Dingen, wenn er selbst davon überzeugt ist, daß er dem Patienten helfen kann. Eigene Zweifel, Angst und Unsicherheit des Pflegepersonals spürt jeder Patient sofort. Seine Panik und Angst werden noch verstärkt, eine Kooperation wird so gut wie unmöglich. Wenn jedoch die/der Helfende Ruhe und Sicherheit ausstrahlt, wird der Patient Vertrauen fassen und so gut es ihm möglich ist mitarbeiten.

> Ruhe, Kompetenz und Sicherheit des Pflegepersonals sind die Basis einer erfolgreichen Maskenbeatmung.

Masken

Patienten mit akutem Atemversagen klagen über Luftnot und Angst. Sie atmen meist durch den geöffneten Mund und nicht durch die Nase. Daher wird die nicht-invasive Beatmung bei akuter respiratorischer Insuffizienz mit einer Nasen-Mund-Maske begonnen. Da in der Akutsituation keine individuelle Maske angepaßt werden kann, werden ausschließlich industriell vorgefertigte Masken eingesetzt. Die Masken waren lange Zeit das entscheidende Problem der Maskenbeatmung in der Intensivmedizin. Obwohl wir möglichst neutral bleiben und nicht einzelne Produkte hervorheben wollen, möchten wir hier hinsichtlich der Gesichtsmasken eine Ausnahme machen, denn derzeit werden die weitaus besten Ergebnisse unter Anwendung der Mirage Gesichtsmaske (ResMed) erzielt. Diese Maske hat einen vergleichsweise kleinen Totraum, dichtet gut ab, wird von den Patienten als komfortabel empfunden und stellt insgesamt einen Durchbruch in der Maskentechnik für die Intensivstation dar. Mit der neuen Ganzgesichtsmake von Respironics haben wir noch keine Erfahrungen sammeln können.

Vorbereitungen
Jeder, der in der Intensivmedizin arbeitet, weiß, daß die Basis des Erfolgs die Vorbereitung auf die plötzlich auftretende Situation ist. Für die nicht-invasive Beatmung heißt dies, daß jederzeit möglichst auf einem speziell dafür reservierten Wagen folgende Dinge verfügbar sein müssen (s. Abb. 5.1-1):
- ein betriebsbereites Gerät,
- ein kleines Sortiment Masken in verschiedenen Größen mit Haltebändern,
- Beatmungsschläuche,
- Rückatemschutzventile, falls nicht in die Maske integriert,
- O_2-Zuführschlauch,
- beheizter Atemgasanfeuchter.

Wegen der guten Wirksamkeit und Akzeptanz durch die Patienten sowie der einfachen Handhabung setzen wir Geräte zur druckunterstützten Beatmung vom Bi-level-Typ ein (s. Beatmungsformen).

Die überwiegende Mehrzahl der Patienten kann mit einer mittelgroßen Gesichtsmaske therapiert werden. Diese ist bereits mit dem Halteband versehen und mit dem Beatmungsschlauch an das Gerät angeschlossen, so daß bei Bedarf lediglich noch das Gerät angeschaltet und der Druck eingestellt werden muß. Falls kein Gerät mit direkter O_2-Beimischung genutzt wird, muß natürlich noch der O_2-Schlauch an die Maske angeschlossen werden. Die Verfügbarkeit des kompletten Systems vermeidet Hektik und ermöglicht die volle Konzentration auf den Patienten.

Die für die NIV benötigten Gegenstände müssen jederzeit auf einem speziellen Wagen verfügbar sein!

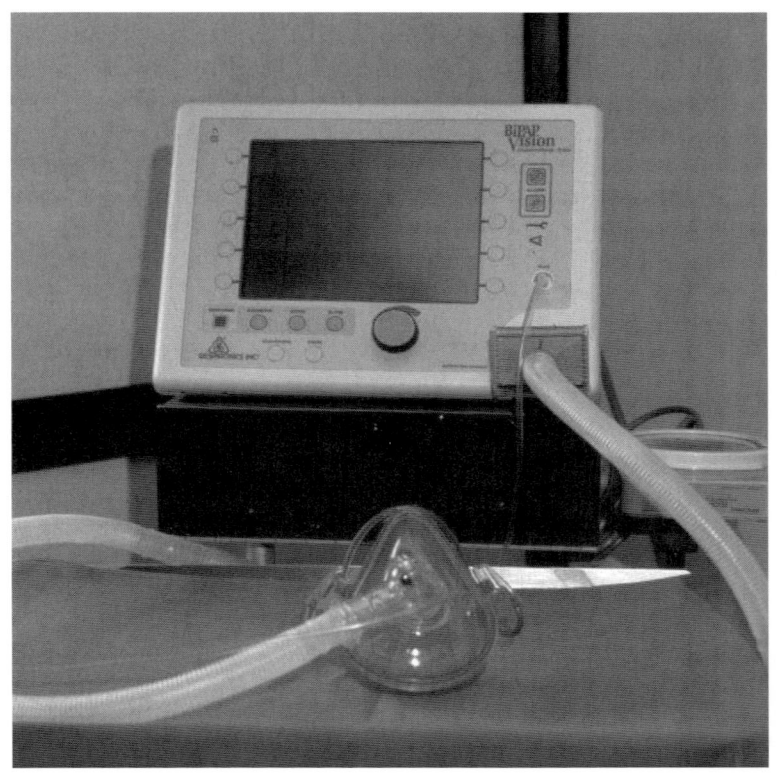

Abbildung 5.1-1 Permanent verfügbare Gerätschaften zur nicht-invasiven Beatmung auf einem speziell dafür reservierten Wagen

Der Beginn der nicht-invasiven Beatmung

Wir stellen uns dem Patienten vor und sagen ihm, auf welche Weise wir ihm helfen wollen. Wir erklären ihm, daß wir ihn bei seiner eigenen Atemarbeit unterstützen wollen und daß wir in ganz besonderer Weise auf seine Mitarbeit angewiesen sind. Wir bringen den Patienten in sitzende Position, legen eine Hand in seinen Nacken und halten seinen Kopf ganz leicht. Somit geben wir dem Kopf eine Führung und stellen gleichzeitig eine emotionale Nähe zum Patienten her (Abb. 5.1-2). Dies gibt ihm eine gewisse

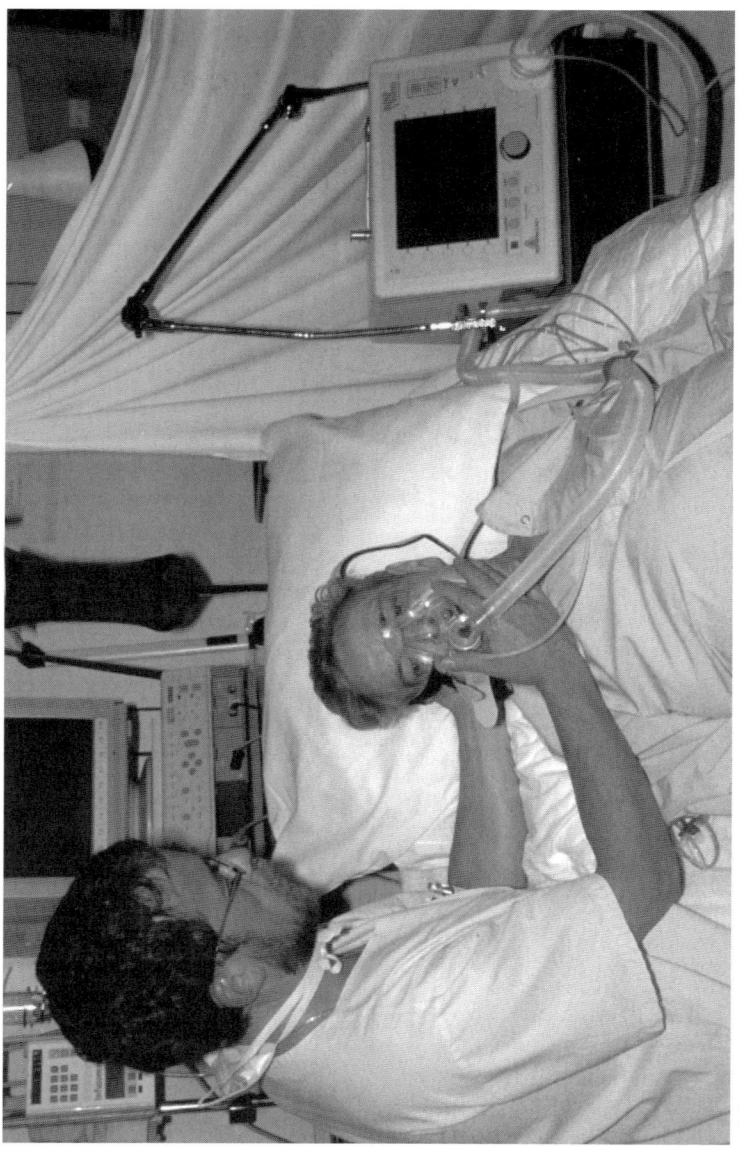

Nicht-invasive Beatmung bei akuter respiratorischer Insuffizienz 151

Abbildung 5.1-2 Patient und Therapeut am Beginn der Behandlung

„Geborgenheit". Mit der anderen Hand nehmen wir die Beatmungsmaske in angemessener Größe (bei notfallmäßiger Beatmung wird es meistens eine Gesichtsmaske mittlerer Größe sein) und halten die Maske bei laufendem Bi-level-Gerät mit geringem Druck in Beatmungsposition auf sein Gesicht. Gleichzeitig erklären wir ihm, daß dieser Luftstrom, der selbst auch Ängste auslösen kann, seine Atemarbeit erleichtern und seinen Körper besser mit Sauerstoff versorgen soll. Wir beginnen mit geringem Behandlungsdruck von inspiratorisch 6–8 cm H_2O und exspiratorisch 4–6 cm H_2O.

Sollte der Patient in der ersten Angst, sei es Platzangst unter der Maske oder Angst vor dem plötzlichen Luftstrom, Ihre Hand samt Maske vom Gesicht reißen, so versuchen Sie nicht, mit mehr Druck die Maske auf dem Gesicht zu halten. Sie werden damit nur noch mehr Panik erzeugen. Lassen Sie ihn einen Moment gewähren und versuchen Sie, ihn mit Ruhe und Besonnenheit davon zu überzeugen, daß es ihm bald besser geht, wenn er die Angst überwindet und versucht, sich von diesem Luftstrom helfen zu lassen. Die Gabe von Morphin in geringer Dosis (je 5 mg s.c. und i.v.) reduziert Angst und Dyspnoe und erleichtert oft die Anpassung der Maskenbeatmung. Sollte es nicht möglich sein, eine Kooperation herbeizuführen, muß man davon ausgehen, daß eine Therapie des akuten Atemversagens durch Masken-Beatmung nicht möglich ist. In diesem Falle sollte die Intubation nicht unnötig lange verzögert werden.

In den allermeisten Fällen ist jedoch durch ruhiges und zuversichtliches Zureden die Mitarbeit des Patienten zu erreichen. Akzeptiert der Patient die Maskenbeatmung, so wird er nach wenigen Atemzügen selbst spüren, wie er Erleichterung erfährt, und wird mit jedem Atemzug mehr die Angst und Panik verlieren und wird Ihnen und Ihrer Therapie vertrauen. Sie selbst spüren dies sofort. Sie merken an ihrer Hand unter dem Kopf des Patienten, daß er sich entspannt und ruhig wird. Erst jetzt sollten Sie die Haltebänder der Maske befestigen. Bitten Sie den Patienten, möglichst hierzu die Maske selbst mit einer Hand zu halten. Er wird hierdurch noch mehr die Angst verlieren, und vor allen Dingen wird er das Gefühl haben, „selbst mitzuhelfen". Auch das

Befestigen der Haltebänder sollte in aller Ruhe erfolgen. Selbst wenn sich Bänder in den Haaren verheddern, darf keine Hektik aufkommen. Sie würde den Patienten nur erneut verunsichern und ängstigen.

> Die Angst des ateminsuffizienten Patienten muß gelindert werden!

Worauf ist besonders zu achten?
- Die Maske sollte möglichst *dicht und komfortabel* sitzen.
- Sie sollte so *klein wie möglich* und *so groß wie nötig* sein (kleinerer Totraum, weniger Platzangst).
- Besonders sollte auf *Lecks* im Bereich der Nasenwurzel geachtet werden, da es durch den Luftstrom schnell zu einer Bindehautentzündung der Augen kommen kann.
- *Druckstellen* durch Maskenpolster entstehen am ehesten auf der Nasenwurzel. Bei längerer Beatmungsdauer und sich abzeichnenden Druckstellen kann ein Hydrokolloidverband auf der Nasenwurzel diese zuverlässig verhindern. Druckstellen treten aber bei den neuen Masken deutlich seltener auf.
- *Undichtigkeit* eines Maskensitzes kann durch mehr Anpreßdruck der Maske in der Regel nicht beseitigt werden. Zu hoher Anpreßdruck erzeugt im Gegenteil bei dem Patienten mehr Angst und Panik. Sollte die Maske durch Sitzkorrektur nicht dicht werden, so ist eine andere Größe oder ein anderes Modell zu wählen.
- Bei der nicht-invasiven Beatmung mit positivem Druck kann es durch Erhöhung des intrathorakalen Drucks ebenso wie bei der Beatmung via Endotrachealtubus oder Trachealkanüle zu *Hypotonien* kommen, die meist jedoch durch Volumengaben beseitigt werden können. Engmaschige Blutdruckkontrollen und eine aufmerksame Beobachtung des Patienten sind zumindest bei Beginn der Beatmung dringend erforderlich.
- Hat sich der Patient an die Maske gewöhnt, so wird der *Therapiedruck gesteigert*. Der Behandlungsdruck richtet sich selbstverständlich nach der Grunderkrankung und dem klinischen Effekt. Oft werden Drücke von 12–16 cm H_2O inspiratorisch und 4–8 cm H_2O exspiratorisch eingesetzt.

Beatmungsformen zur nicht-invasiven Ventilation bei akutem Atemversagen

Die Maskenbeatmung bei akutem Atmungsversagen erfolgt in der Praxis nur mit wenigen ausgewählten Beatmungsmodi und auch Geräten.

Grundsätzlich kann die nicht-invasive Beatmung mit allen gängigen Beatmungsgeräten appliziert werden. Ein Nachteil der herkömmlichen Intensivbeatmungsgeräte ist jedoch, daß sie nicht für die Maskenbeatmung konzipiert wurden. Sie erzeugen häufig Fehlalarme, was sie für den Einsatz im klinischen Alltag wenig praktikabel macht. Seit Jahren sind aber mehrere Beatmungsgeräte auf dem Markt, die speziell für die Maskenbeatmung entwickelt und anfänglich in der Schlafapnoe- und Heimbeatmungstherapie eingesetzt wurden. Da es sich um druckgesteuerte Ventilatoren mit kontinuierlichem Gasfluß handelt, werden Undichtigkeiten an der Maske automatisch kompensiert. Die Geräte zeichnen sich durch geringe Größe und niedriges Gewicht, einfachste Bedienung sowie minimale Störanfälligkeit aus. Im Rahmen einer Notfallsituation, wie sie die akute respiratorische Insuffizienz darstellt, sind diese Eigenschaften von großem Vorteil: Die betreuende Pflegeperson kann ihre ganze Aufmerksamkeit dem Patienten widmen und wird nicht durch ständige Alarmsignale abgelenkt.

Diese Beatmungsgeräte arbeiten nach dem Prinzip der *druckunterstützten Beatmung* bzw. druckkontrollierten Ventilation mit zwei unterschiedlichen Drücken in In- und Exspiration (bi-level positive airway pressure, im folgenden bi-level PAP bezeichnet). Das Gerät registriert die Atemströme des Patienten und stellt während der Einatmung einen inspiratorischen Druck ein (IPAP), der am Beginn der Exspiration abgesenkt wird, so daß ein dem PEEP entsprechendes exspiratorisches Druckniveau erzeugt wird. Die Umschaltung zwischen in- und exspiratorischem Druck erfolgt bei jedem Atemzug. Die Geräte erzeugen einen dauerhaften Luftfluß, der weit über dem Bedarf des Patienten liegt (über 150 l/min). Der Ausstrom der Atemluft, vermischt mit der überschüssigen Luft vom Gerät, erfolgt über ein Schlitzventil oder ein Loch in der Maske (bei volumengesteuerten Geräten über ein maskennah angebrachtes, pneumatisch gesteuertes Ventil).

Bei den Bi-level-Geräten lassen sich drei Beatmungsformen einstellen:
- S-Modus = druckunterstützte Spontanatmung (assistierte Beatmung),
- T-Modus = zeitgesteuerte kontrollierte Beatmung,
- S/T-Modus = assistiert/kontrollierte Beatmung. Bei Unterschreiten einer gewählten Atemfrequenz wird vom S- in den T-Modus umgeschaltet.

▶ *Druckunterstützte Spontanatmung (S-Modus)*
Die druckunterstützte Spontanatmung ist die meistbenutzte Beatmungsform zur Maskenbeatmung bei akuter respiratorischer Insuffizienz. Es werden Geräte mit kontinuierlichem Gasfluß eingesetzt. Die Umschaltung von der Inspiration zur Exspiration ist flowgesteuert, d. h., sie wird durch den Wechsel zwischen Ein- und Ausatmung des Patienten über einen Sensor ausgelöst, der den Atemstrom mißt (s. Abb. 5.1-3). Ein Wechsel zwischen in- und exspiratorischem Druckniveau findet nur bei vorhandener Spontanatmung statt. Der Patient bestimmt seine Atemfrequenz und die Dauer von Ein- und Ausatmung komplett selbst. Es wird lediglich die Höhe des in- bzw. exspiratorischen Drucks am Gerät eingestellt.

Ein Teil der Atemarbeit wird vom Beatmungsgerät geleistet. Der Anteil der vom Beatmungsgerät übernommenen Atemarbeit kann variiert werden. Ein niedrig eingestellter Inspirationsdruck bietet eine geringere Atemunterstützung, während man durch einen hoch eingestellten IPAP bis 75 % der Atemarbeit des Patienten reduzieren kann [1]. Der EPAP dient u. a. der Prophylaxe von Atelektasen, verbessert den Gasaustausch und dient ggf. auch zum Ausgleich eines intrinsischen PEEP). Diese beiden Druckniveaus sind unabhängig voneinander einstellbar, wobei der IPAP den EPAP nicht unterschreiten darf (das Gerät läßt dies auch nicht zu).

▶ *Kontrollierte Beatmung*
Manche Bi-level-Geräte lassen sich nach Bedarf auch im *T-Modus* betreiben und führen in diesem Modus eine kontrollierte, zeitgesteuerte Beatmung durch (s. Abb. 5.1-4). Neben den in- und exspiratorischen Drücken werden die Atemfrequenz und das Inspira-

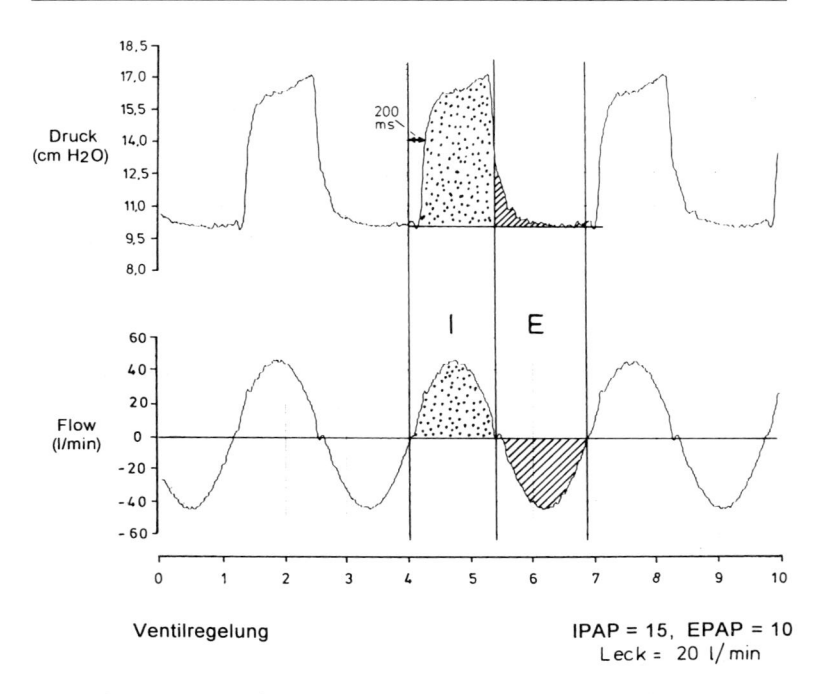

Abbildung 5.1-3 Druckunterstützte Spontanatmung: S-Modus (S = spontan): der Patient steuert In- und Exspiration. Rasch nach Beginn der Inspiration (I), erkennbar am geringen Maskendruckabfall, stellt das Gerät den höheren Inspirationsdruck ein und senkt den Druck am Ende der Einatmung auf das niedrigere Exspirationsniveau

tions-/Exspirations-Verhältnis (I:E) entsprechend den Bedürfnissen des Patienten gewählt. Normalerweise beträgt die Inspirationsdauer 30–40 % des Gesamtatemzyklus. Im T-Modus erfolgt eine kontrollierte Beatmung, der Patient hat keine Kontrolle über Atemfrequenz und Timing. Beim wachen, akut respiratorisch insuffizienten Patienten mit Dyspnoe, häufigem Husten und stark wechselnden Atemfrequenzen wird der T-Modus nur sehr schlecht toleriert. Daher wird dieser Modus in der Intensivmedizin kaum eingesetzt, sondern überwiegend bei chronischem Atemversagen in der Heimbeatmung angewendet, insbesondere bei

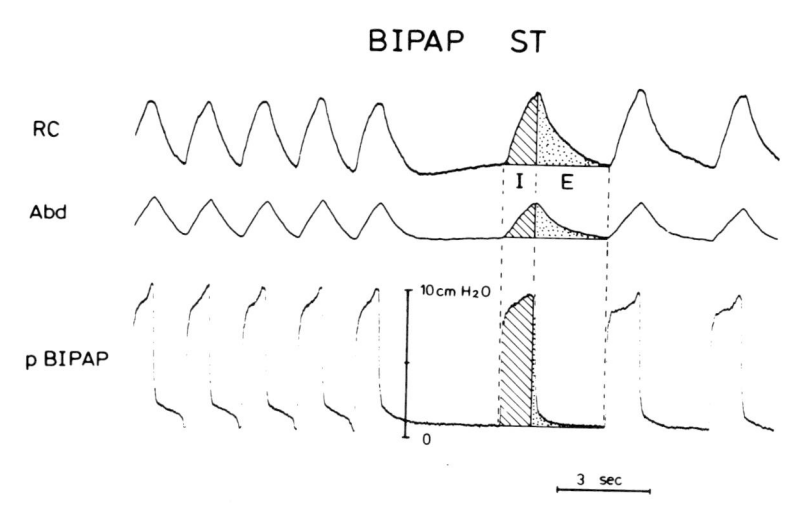

Nicht-invasive Beatmung bei akuter respiratorischer Insuffizienz

BIPAP ST

Abbildung 5.1-4 Assistiert-kontrollierte Beatmung: ST-Modus (spontantimed): während der ersten 4 Atemzüge liegt Spontanatmung vor, die druckunterstützt wird. Dann tritt ein Atemstillstand auf, und nach einem festgelegten Intervall schaltet das Gerät in den kontrollierten Beatmungsmodus. Es fehlen die Triggerimpulse (erkennbar am fehlenden Druckabfall am Beginn der Inspiration), das Gerät beatmet den Patienten mit der gewählten Schutzfrequenz und I:E-Verhältnis bei unveränderten in- und exspiratorischen Drücken

Kyphoskoliose oder neuromuskulären Erkrankungen. Werden letztgenannte Patienten mit einer akuten Exazerbation intensivpflichtig, so wird die kontrollierte Beatmung oft erfolgreich eingesetzt.

Assistiert-kontrollierte Beatmung

Das Gerät arbeitet hier normalerweise in druckunterstützter Spontanatmung (S-Modus). Unterschreitet die Atemfrequenz einen definierten Wert, so schaltet das Gerät vom S-Modus automatisch auf den T-Modus um. Es erfolgt dann die druckkontrollierte Beatmung mit den eingestellten In- und Exspirationsdrücken, der eingestellten Minimalfrequenz und dem gewählten I:E-Verhältnis. So wird die vorgewählte Atemfrequenz nie unterschritten. Übersteigt die spontane Atemfrequenz des Patienten den Grenzwert wieder, so springt das Gerät automatisch auf den Spontanatemmodus über und führt dann wieder die assistierte Beatmung durch.

Im Gegensatz zur volumengesteuerten Beatmung werden bei der druckgesteuerten Beatmung Leckagen bis zu einem gewissen Grad automatisch kompensiert, denn das Gerät hält den gewählten Beatmungsdruck durch Steigerung des Gasflusses. Ein weiterer Vorteil der druckgesteuerten Bi-level-Geräte mit kontinuierlichem Gasfluß ist die Vermeidung hoher Spitzendrücke, die gerade bei Patienten mit Atemwegsobstruktion unter volumengesteuerter Beatmung auftreten können.

Welcher Beatmungsmodus sollte gewählt werden?
Auf der Intensivstation hat sich zur nicht-invasiven Beatmung die druckunterstützte Spontanatmung bewährt. Auch in der überwiegenden Mehrzahl der bislang vorgelegten Studien wurde dieser Modus verwendet. Der gute Erfolg bei akutem Atemversagen ist sicher darin begründet, daß trotz maschineller Unterstützung der Patient jederzeit seine eigene Atmung kontrolliert und sowohl die Atemfrequenz als auch Beginn und Ende des Atemzyklus selbst nach seinen Bedürfnissen steuert. Einen Sonderfall stellen Patienten mit chronischer respiratorischer Insuffizienz bei Kyphoskoliose und neuromuskulären Erkrankungen dar, bei denen auch in einer akuten Verschlechterung der kontrollierte Modus mit sehr gutem Erfolg eingesetzt werden kann.

Monitoring

Die nicht-invasive Beatmung bei akuter respiratorischer Insuffizienz erfolgt auf der Intensiv- oder einer vergleichbar ausgestatteten Station. Hier sind alle erforderlichen Überwachungsmöglichkeiten vorhanden.

Durch die Kommunikationsfähigkeit des Patienten steht uns der beste Parameter zur Beurteilung des Therapieerfolgs zur Verfügung, nämlich dessen **subjektives Empfinden**. Wir können sicher sein, daß ein Patient, der eine subjektive Besserung seines Zustandes empfindet, auch mit den objektiven Parametern tendenziell auf dem Wege der Besserung ist. Die objektiven Messungen dienen dann mehr der Dokumentation des Therapieerfolges sowie der Beruhigung der Behandelnden.

> Das subjektive Empfinden des Patienten ist der beste Gradmesser für den Therapieerfolg.

Bei der nicht-invasiven Beatmung liefern die Atem- und Herzfrequenz sehr wertvolle Informationen. Die Patienten sind initial sowohl tachykard als auch tachypnoisch. Atem- und Herzfrequenz sinken bei erfolgreicher Behandlung bereits innerhalb von Minuten ab.

Die Blutgase werden auf unserer Station regelmäßig abgenommen, dies erfolgt meist über einen arteriellen Katheter, der auch gleichzeitig zur Blutdrucküberwachung dient. Gerade vor und kurz nach dem Beginn der Maskenbeatmung liefert die Blutgasanalyse wichtige Informationen. Der pH vor Therapie ist ein guter Indikator der Schwere der Störung und ein guter Erfolgsparameter der Therapie [2]. Das Standard-Bikarbonat zeigt an, ob es sich um eine akute oder chronische Störung handelt. Die Veränderungen des $PaCO_2$ im Vergleich zum Ausgangsbefund eignen sich gut zur Objektivierung des Behandlungserfolgs: bei erfolgreicher Therapie wird ein primär erhöhter $PaCO_2$ absinken, während bei initialer Hypokapnie der $PaCO_2$ in Richtung Normbereich ansteigen wird.

Wie bei konventionell beatmeten Patienten auch wird das EKG und der Kreislauf (engmaschige oder kontinuierliche RR-Kontrolle) überwacht.

Bei klinisch erkennbarem Atemversagen kann und sollte jedoch auch ohne Monitoring sofort mit der Maskenbeatmung begonnen werden, um keine Zeit zu verlieren. Ein zweiter Helfer kann unter bereits laufender Therapie die Überwachungseinrichtungen installieren.

Erfolgskriterien der nicht-invasiven Beatmung
- Die Maske sitzt gut, es entweicht keine Luft, und der Patient empfindet die Behandlung als angenehm zur Entlastung und Unterstützung seiner Atmung.

- Deutliche Abnahme der Aktivität der Atemhilfsmuskulatur.
- Die Atemzüge werden tiefer, die Atemfrequenz sinkt auf < 30/min.
- Kontinuierlicher Anstieg der O_2-Sättigung auf $\geq 90\,\%$ unter zusätzlicher Sauerstoffgabe.
- Absinken der Herzfrequenz auf < 100/min.
- BGA-Werte: $PaO_2 > 60$ mmHg, Absinken des $PaCO_2$ bei vorbestehender Hyperkapnie oder Anstieg des $PaCO_2$ bei initialer Hypokapnie.

Sollten nach 30–60 min Maskenbeatmung trotz dicht sitzender Maske, kontinuierlicher, engagierter Betreuung und ständiger Optimierung der Beatmungsparameter diese Ziele nicht erreicht werden, so muß die Maskenbeatmung als gescheitert betrachtet werden. Als Konsequenz wird der Patient intubiert und maschinell via Tubus beatmet.

5.1.2 Fehlervermeidung

Bevor wir im folgenden auf technische Fehlerquellen, daraus resultierende Probleme und deren Bewältigung eingehen, möchten wir zwei häufige Ursachen für das Scheitern der Maskenbeatmung voranstellen.

Vor allem betrifft dies das Herstellen einer geeigneten Atmosphäre.

Vergegenwärtigen wir uns noch einmal eine typische Situation: Der Patient kommt auf Station, sein Zustand ist geprägt von Angst und Luftnot. Mit Orthopnoe, im Bett oder auf der Bettkante sitzend schnappt er nach Luft und soll nun akzeptieren, daß man ihm mit einer Maske Nase und Mund „verschließt". Um die psychologische Akzeptanz der Maske zu erreichen, bedarf es zum einen der geschilderten einfühlsamen Vorgehensweise, zum anderen der Ausschaltung von dabei störenden Faktoren.

Zu nennen wären hier:
- nicht gut ausgebildetes, unsicheres Personal,
- hektisches Personal,
- Hektik auf der Station (die sich natürlich nicht immer vermeiden läßt),

- technische Probleme verunsichern das Personal und verunsichern den Patienten, wenn in seiner Gegenwart Bemerkungen wie „Was stimmt denn hier schon wieder nicht" oder „Das verstehe ich nicht" fallen.

Schwierigkeiten bei der nicht-invasiven Beatmung (NIV) können aber auch Folge allzu hierarchischer, wenig flexibler Strukturen auf einer Station sein. Für die Beatmung eines sedierten Patienten via Tubus oder Trachealkanüle mag es noch sinnvoll sein, detaillierte Beatmungsparameter vorher, etwa bei einer Visite, festzulegen. Bei der NIV können allenfalls grobe Ziele genannt werden. Die konkreten Einstellungen des Beatmungsgerätes vorzunehmen, IPAP, EPAP oder Modus den Erfordernissen der jeweiligen Situation anzupassen, kann aber nur durch die den Patienten direkt betreuende Person erfolgen. Sie muß sowohl über die notwendige Erfahrung und Kompetenz verfügen als auch autorisiert sein, diese Entscheidungen „vor Ort" treffen zu können.

Häufige technische Fehler

Sollte sich trotz guter Akzeptanz der Maske seitens des Patienten keine Verbesserung des Gasaustausches einstellen oder nach vorheriger Besserung ein plötzlicher Einbruch erfolgen, so muß an das Auftreten technischer Fehler gedacht werden.

Folgende sind relativ häufig:
- Das Ausatemventil ist durch abgehustetes Sekret verlegt.
- Das Ausatemventil wurde nicht eingebaut.
- Es fehlen die Verschlußstöpsel auf den O_2-Anschlußöffnungen an der Maske.
- Der zuführende O_2-Schlauch ist diskonnektiert.
- Der Filter am Geräteausgang ist verstopft.
- Inhalationssystem oder Beatmungssystem sind diskonnektiert.
- Die Maske ist undicht, weil die falsche Maskengröße gewählt wurde.
- Das Maskenpolster ist spröde und deformiert (s. Reinigung).
- Das Halteband wurde zu fest angezogen, was zur Faltenbildung am Maskenpolster führte.
- Das Halteband paßt nicht zum Maskentyp.
- Die Ventilmembran ist defekt (bei volumengesteuertem Beatmungsgerät).

Ein sehr häufig auftretendes Problem, insbesondere bei Patienten mit einer infektexazerbierten chronischen Atemwegserkrankung, stellt das Bronchialsekret dar. In aller Regel haben diese Patienten größte Probleme, ihren Schleim abzuhusten. Zum einen, weil durch Erschöpfung und Kraftlosigkeit der Hustenstoß zu schwach ist, zum anderen handelt es sich meist um sehr zähes, nur schlecht zu mobilisierendes Sekret. Häufig war der Patient im Rahmen seiner progredienten Dyspnoe schon einige Tage lang nicht in der Lage, ausreichend Flüssigkeit und Nahrung zu sich zu nehmen und ist infolgedessen exsikkiert und geschwächt.

Während der nicht-invasiven Beatmung mittels einer Gesichtsmaske wird es deshalb oft notwendig sein, zum Abhusten dem Patienten die Maske vom Gesicht zu entfernen und Hilfestellung zu geben. Bei raschem Abfall der O_2-Sättigung während des Abhustens sollte das maskenfreie Intervall so kurz wie möglich gehalten werden. Ist der Patient in der Lage, während der Atmung den Mund geschlossen zu halten, wäre in solchen Situationen eine Nasenmaske angebracht, wobei darauf zu achten ist, daß beide Nasengänge frei sind (eventuell Gabe von abschwellendem Nasengel).

Es ist sinnvoll, die Sekretmobilisation durch physikalische und sekretolytische Maßnahmen zu unterstützen. Hierzu gehören Vibrationsmassagen, leichtes Abklopfen, Inhalationen, Erwärmung und Befeuchtung der Atemluft, außerdem eine ausreichende Flüssigkeitszufuhr und adäquate Mundpflege.

> **Das Abhusten des Bronchialsekrets muß unbedingt unterstützt und erleichtert werden!**

Naso- bzw. orotracheales Absaugen des Bronchialschleims sollte wohl überdacht werden, weil es für den Patienten noch eine zusätzliche Streßsituation darstellt, von der er sich meist nur sehr langsam wieder erholen wird. Zudem besteht hierbei die Gefahr des Erbrechens und der Aspiration. Bei einer ausgeprägten, anhaltenden Hypersekretion mit Schleimverhalt wird jedoch die Intubation und invasive Beatmung allein zur Bronchialtoilette notwendig werden.

5.1.3 Weaning von der nicht-invasiven Beatmung

Der Weaningprozeß eines maskenbeatmeten Patienten gestaltet sich in der Regel wenig problematisch. Ähnlich wie bei der Implementation des Systems können und sollten die Bedürfnisse des Patienten den Therapieverlauf bestimmen. In Abhängigkeit von dessen Wohlbefinden werden die einzelnen Beatmungsparameter zurückgenommen.

Zu nennen sind hier die
- Reduktion des inspiratorischen Drucks (IPAP),
- Reduktion des exspiratorischen Drucks (EPAP),
- Reduktion der Sauerstoffkonzentration,
- Verlängerung der Beatmungsunterbrechungen.

Der Weg zur Entwöhnung ist variabel und individuell, folglich gibt es bei den genannten Punkten keine feste Reihenfolge. Vielmehr versuchen wir verständlicherweise zuerst jene Parameter zu minimieren, welche dem Patienten am unangenehmsten sind.

Die Ausweitung der Beatmungsunterbrechungen erfolgt schleichend und bietet entsprechend den Wünschen des Patienten einen breiten Handlungsspielraum. Anfangs wird, wenn überhaupt, nur für Sekunden eine Unterbrechung der Beatmung toleriert, etwa zum Abhusten, Mundspülen oder um einen Schluck zu trinken. Minutenweises Absetzen der Maske zum Essen, zur Körperpflege und um zu kommunizieren könnte der nächste Schritt sein. Patienten, die das Handling überschauen und physisch dazu in der Lage sind, übernehmen in dieser Phase oft das Therapiemanagement selbst, indem sie die Maske nach subjektivem Bedarf auf- und abziehen. Je nach Gesamtdauer der Beatmung kann in der letzten Phase der Entwöhnung noch eine Maskentherapie während des Schlafes, am Tag wie zur Nacht, notwendig sein.

Gerade Patienten mit vorbestehenden Lungenerkrankungen benötigen unter Umständen auch nach Überwindung der akuten respiratorischen Insuffizienz eine Unterstützung der Atmung, die sinnvollerweise im Schlaf erfolgt. An die Notwendigkeit zur Versorgung mit einem Heimbeatmungsgerät sollte dann gedacht werden, wenn der Patient am Tag eine relevante Hyperkapnie aufweist und im Schlaf längere Hypoxiephasen auftreten.

5.1.4 Reinigung, Desinfektion, Sterilisation von Maskensystemen

Es gibt mittlerweile von diversen Herstellern eine große Anzahl verschiedener Maskentypen. Allen gemeinsam ist ein relativ hoher Preis und eine große Empfindlichkeit, insbesondere des Maskenpolsters. Dies erfordert einen behutsamen Umgang mit den Materialien bei deren Aufbereitung. Mindestens einmal wöchentlich empfiehlt sich der vollständige Austausch des Maskensystems, des Beatmungsschlauchs samt Medikamentenvernebler und Atemluftbefeuchter sowie ein Wechsel des Bakterienfilters.

Zur Vorreinigung der Maske wird diese komplett in ihre Einzelteile zerlegt und alle Teile von Hand gewaschen. Man verwendet dazu warmes Wasser, das ein mildes Reinigungsmittel (Neutralseife) enthält. Hierbei auf gar keinen Fall alkoholhaltige oder scharfe Reinigungsmittel bzw. Bleichmittel verwenden, die zur Schädigung und somit zur erheblichen Verkürzung der Lebensdauer des empfindlichen Maskenmaterials führen können.

Für wiederverwendbare Maskensysteme und Mehrwegschlauchsysteme empfehlen die Herstellerfirmen folgende Verfahren:

A. Chemisch:
z. B. Glutaraldehyd-Lösung   z. B. Cidex™
Peroxyphtalathexahydrat   z. B. Dismozon pur
Nach Vorgaben des jeweiligen Herstellers.

B. Thermisch:
Hitze unter Zugabe von chemischen Desinfektionsmitteln. In der Spülmaschine nach Angaben des Herstellers bis maximal 70 °C.
Diese thermisch-chemische Sterilisation ist relativ einfach und preiswert und wird von uns favorisiert.

C. Gassterilisation:
Ethylenoxid in 2 Stufen:
1. Feuchtigkeit: 70 %
   Temperatur: 54 °C
   Zeit: 120 min

2. Ethylenoxid-Konzentration: 12 %
   Feuchtigkeit: 70 %
   Temperatur: 54 °C
   Zeit: 120 min
   Auslüftungszeit nach der Ethylenoxid-Behandlung mindestens 8 h.

Nach den Desinfektionsverfahren und einer ausreichenden Trocknungszeit muß das Maskensystem wieder sorgfältig zusammengesetzt werden. Alle Komponenten müssen, bevor sie eingeschweißt oder gut verpackt zur Gassterilisation gegeben werden, sauber, trocken und funktionstüchtig sein, d. h., die Verschlußstöpsel an der Anschlußöffnung für die O_2-Applikation dürfen auf keinen Fall fehlen. Das Ausatemventil, falls nicht fest in die Maske integriert, muß vorhanden sein, da sonst keine Exspiration möglich ist, und die Ventilmembran (bei volumenkontrollierten Beatmungsgeräten) sollte auf ihre adäquate Funktion überprüft werden. Hier können nur einige wichtige Fehlerquellen genannt werden, woran in Notfallsituationen letztlich die Maskenbeatmung scheitern kann.

5.1.5 Schulung des Personals

Bei herkömmlichen Beatmungsformen steht üblicherweise die Intubation des Patienten am Anfang der Therapie. Sie setzt eine klare Abfolge von Handlungen und Medikamenten voraus, die relativ schematisch durchgeführt werden können. Es werden die für den Patienten notwendigen Beatmungsparameter initial standardisiert nach Körpergewicht gewählt. Entsprechend einfach ist es, eine Handlungsanleitung zu entwickeln.

Anders bei der NIV: Erfolg beim Bemühen, die Luftnot des Patienten zu reduzieren, kann hier nur aus dem Zusammenspiel von Patient und medizinischem Personal resultieren. Es muß uns gelingen, das Therapieangebot in Einklang mit den Bedürfnissen des Patienten zu bringen. Um die dafür notwendigen Kenntnisse und auch ein gewisses Einfühlungsvermögen zu erwerben, setzen sich unsere MitarbeiterInnen selbst eine Maske auf und beatmen sich dann mit verschiedenen Beatmungsdrücken und Beatmungsmodi.

So lernen die MitarbeiterInnen:
- welches Zubehör für eine NIV benötigt und wo es gelagert wird;
- wie die einzelnen Komponenten konnektiert werden;
- wie die Maske richtig positioniert wird (Sitz, Anpreßdruck, Leckagen);
- wie man sich fühlt, wenn man mit einer Maske atmet;
- welches die verschiedenen Beatmungsmodi sind;
- wie verschiedene Beatmungsdrücke subjektiv empfunden werden;
- wie und wo die Materialien entsorgt bzw. aufbereitet werden.

Komplettiert man diese Übung noch mit Hinweisen darauf, wo und wie Atemluftbefeuchter und Medikamentenvernebler eingebaut werden können, so vermittelt diese Methode eine gewisse Sicherheit im Umgang mit Patient und Apparaten und schafft Vertrauen in die Technik der Maskenbeatmung.

So ausgestattet mit einer Basis an Kenntnissen und Fertigkeiten, können die MitarbeiterInnen nun, anfangs zusammen mit erfahrenem Personal, später dann eigenverantwortlich, einen Patienten mit nicht-invasiver Beatmung betreuen.

Literatur

1. Appendini L, Purro A, Gudjonsdottir M, Baderna P, Patessio A, Zanaboni S et al. Physiologic response of ventilator-dependent patients with chronic obstructive pulmonary disease to proportional assist ventilation and continuous positive airway pressure [In Process Citation]. Am J Respir Crit Care Med 1999; 159 (5 Pt 1): 1510–1517.
2. Poponick JM, Renston JP, Bennett RP, Emerman CL. Use of a ventilatory support system (BiPAP) for acute respiratory failure in the emergency department. Chest 1999; 116 (1): 166–171.

5.2 Nicht-invasive Beatmung bei chronisch-ventilatorischer Insuffizienz

Ortrud Karg

5.2.1 Interface

Der am häufigsten verwendete Zugang für nicht-invasive Beatmung ist die Nasenmaske. Seit Mitte der 80er Jahre werden von der Industrie nasale CPAP-Masken hergestellt, primär zur Behandlung des obstruktiven Schlafapnoesyndroms. Diese wurden rasch auch in der Überdruckbeatmung eingesetzt [1–3]. Die Modellvielfalt war zum damaligen Zeitpunkt noch sehr gering, Druckstellen am Nasenrücken und Leckagen vor allem paranasal traten gehäuft auf. Die Arbeitsgruppe D. Robert und P. Leger in Lyon [4] entwickelte eine Methode der individuellen Maskenherstellung, die sich auch in Deutschland rasch verbreitete.

Inzwischen wird von der Industrie eine große Modellvielfalt von aus unterschiedlichen Materialien hergestellten Masken angeboten, z. B. auch nasale Oliven, bei denen ein Druck auf den Nasenrücken vermieden wird. Dennoch sind individuell hergestellte Masken unübertroffen, auch hier hat eine erfreuliche Weiterentwicklung stattgefunden. Sie besitzen eine optimale Paßform mit minimaler Leckage und minimalem Totraum. Damit ist auch die Ventilation effektiver [5].

Ein wesentliches Problem bleibt jedoch die Mundöffnung, dies führt zu häufigen Arousals [6; 7] bis hin zur völligen Ineffektivität der Beatmung. Kinnbinden können hier gelegentlich Abhilfe schaffen. Nasoorale Gesichtsmasken sind bezüglich der Ventilation effektiver, werden jedoch von den Patienten schlechter toleriert [8–10].

Vor allem Patienten, die sich auch tagsüber beatmen müssen, verwenden alternativ zu Masken Mundstücke [11]. Nächtliche Mundstückbeatmung sollte nur in Verbindung mit Lippenschloß und evtl. Nasenklemme zur Anwendung kommen [12].

Zur Vermeidung des Gummizugs werden von einigen Patienten Mundstücke oder Masken in Kombination mit Acrylbißplatten bevorzugt, diese werden von Zahnärzten angefertigt [13].

5.2.2 Beatmungsform

Ziele der mechanischen Beatmung sind eine Verbesserung der Ventilation, eine Verbesserung des pulmonalen Gasaustausches und eine Entlastung der Atemmuskulatur. Dies gilt für nicht-invasive und invasive Beatmung gleichermaßen.

Negativdruckbeatmung

Während der Poliomyelitisepidemie in den 50er Jahren wurden sog. Tankrespiratoren, bekannt geworden unter dem Begriff „Eiserne Lunge", eingesetzt. Auch heute noch gibt es Patienten, die sich seit dieser Zeit in einem Tankrespirator beatmen und nicht bereit sind, zu einer anderen Beatmungsform zu wechseln. Die Beatmung im Tankrespirator ist die effektivste Form der Negativdruckbeatmung, die Tanks werden inzwischen aus Kunststoff gebaut, z. B. Portalung (Lifecare Incorporation). Weniger effektiv, jedoch leichter anzuwenden sind harte Schalen, die Thorax und Abdomen umhüllen (cuirass oder chest shell), oder Anzüge, die über einer harten Schale getragen (wrap style) und luftdicht abgeschlossen werden (Pneumosuit oder Poncho-Anzüge). In allen Fällen wird durch einen Kompressor intermittierend ein subatmosphärischer Druck um Thorax und Abdomen aufgebaut [14]. Eine Sonderform ist die externe Hochfrequenzventilation (Hayek Oscillator, Breasy Medical Equipment, London), bei der der Thorax durch hohe Frequenzen in Schwingungen versetzt wird [15].

Häufig treten unter Negativdruckbeatmung Leckagen auf, die Anpassung ist vor allem bei thorakalen Deformitäten schwierig. Während des Schlafs können obstruktive Apnoen induziert werden [16]. Seit der Entwicklung der nicht-invasiven Überdruckbeatmung ist Negativdruckbeatmung eine Behandlung zweiter Wahl, auch wenn sie in einigen Ländern, wie z. B. Italien oder England, noch häufig angewendet wird. Dort geschieht dies überwiegend aus Kostengründen.

Zwerchfellstimulation

Auf den ersten Blick erscheint der Zwerchfellschrittmacher attraktiv zur Behandlung einer Atempumpenschwäche. Es handelt sich technisch um eine Stimulation des N. phrenicus, eine uneingeschränkte Funktion des N. phrenicus und ein gesunder Zwerchfellmuskel sind Voraussetzung. Daher sind die Indikationen im wesentlichen auf zwei kleine Gruppen begrenzt: hohe Querschnittsläsionen und zentrale alveoläre Hypoventilation [17]. Auf die Nn. phrenici werden Elektroden genäht, die mit einem implantierten Empfänger verbunden sind. Dieses Implantat wird über eine externe Hochfrequenzübertragungsspule und ein batteriebetriebenes Stimulationsgerät gesteuert und mit Energie versorgt. Um Muskelfaserermüdung durch kontinuierliche Stimulation zu vermeiden, werden bei verschiedenen Systemen unterschiedliche Muskelfasergruppen stimuliert.

Im experimentellen Stadium befindet sich eine kombinierte Stimulation der inspiratorischen Interkostalmuskulatur und der Exspirationsmuskeln. Die Elektroden werden auf die epidurale Oberfläche des Rückenmarks positioniert. In Tierversuchen konnte eine ausreichende Ventilation über mehrere Stunden aufrechterhalten werden [18]. Daten über den klinischen Einsatz bei Menschen liegen noch nicht vor, eine Wertung ist daher noch nicht möglich.

Positivdruckbeatmung

Ab den 60er Jahren folgte eine rasante Entwicklung der Positivdruck-Beatmungstechniken, die in Verbindung mit modernen Narkoseverfahren die Grundlage für heutige Operationsverfahren und intensivmedizinische Behandlung darstellen. Beatmung und Analgosedierung waren eng miteinander verknüpft. Beatmungsverfahren wurden überwiegend zur Behandlung von akuten Lungenparenchymerkrankungen, d. h. zur Verbesserung einer Sauerstoffmangelsituation optimiert. Diese Form der Beatmung wurde damals nur selten bei chronischen Atempumpenstörungen eingesetzt, da mit Ausnahme einiger weniger Zentren (z. B. Stiftung Pfennigparade in München) Beatmung nur auf Intensivstationen durchgeführt wurde. Dauerbeatmete Patienten hatten kaum eine Chance, außerhalb von Intensivstationen versorgt zu werden, obwohl es seit dieser Zeit auch portable Positivdruck-Beatmungsgeräte gibt.

Die Industrie hat in den letzten Jahren kleine, leichte und leisere Beatmungsgeräte mit einfacher Bedienbarkeit entwickelt, die gut im außerklinischen Bereich einzusetzen sind. Es handelt sich um sog. Blower, d. h., eine Turbine sorgt für einen konstanten Beatmungsdruck auch bei größerer Leckage. Dies hat sich als großer Vorteil bei nicht-invasiver Beatmung erwiesen.

Entsprechend der Druckvorgabe ist die unabhängige inspiratorische Kontrollvariable der Beatmungsdruck (IPAP), das Hubvolumen ist die abhängige Variable.

Der Exspirationsdruck (EPAP bzw. PEEP) läßt sich mit dieser Technik exakt einstellen (bi-level positive airway pressure, BiPAP). Bei den meisten Geräten liegt der maximal applizierbare Inspirationsdruck bei 30 cm H_2O. Bei kontrollierter Beatmung wird die In- und Exspiration nach einer vorgegebenen Zeit ausgelöst. Die Inspirationsauslösung durch den Patienten erfolgt durch Flow- oder Volumentriggerung, die Exspirationsauslösung durch bestimmte Flowcharakteristik. Dieses Verfahren entspricht dem bekannten Verfahren der druckunterstützten Beatmung (PSV) bzw. bei gleich hohem In- und Exspirationsdruck dem CPAP.

Ein Ausatemventil ist nicht erforderlich, es handelt sich um ein offenes System. Dies führt jedoch zu einer gewissen CO_2-Rückatmung [19; 20], vermeidbar durch höheren PEEP.

Diese Geräte haben keine Alarmfunktionen und sind für invasive Beatmung nicht zugelassen. Triggerfunktionen und Druck-Flowcharakteristik sind bei einzelnen Geräten noch verbesserungswürdig. Sauerstoff kann bei den meisten Geräten am Lufteinlaß zugemischt werden.

Zur besseren Garantie eines bestimmten Minutenvolumens ist die kontrollierte Beatmung einer druckunterstützten Beatmung vorzuziehen [21], ebenso zur effektiveren Entlastung von Atemarbeit [22]. Bei Vorliegen dynamischer Überblähung z. B. bei COPD-Patienten kann allein durch CPAP Atemarbeit reduziert werden [23; 24], besser gelingt dies durch Kombination von PSV mit PEEP [25; 26].

Dabei macht es im allgemeinen keinen Unterschied, ob mit Druck- oder Volumenvorgabe gearbeitet wird [10; 27; 28]. Bei Patienten mit sehr schwerer ventilatorischer Insuffizienz wird mit druckkontrollierter Beatmung jedoch eine schlechtere Ventilation erzielt [29].

Vom Patientenkomfort her ist druckunterstützte Beatmung volumenassistierter/-kontrollierter Beatmung überlegen [30].

Die klinische Effektivität ist nach vorliegenden Daten wahrscheinlich unter kontrollierter Beatmung oder unter druckunterstützter Beatmung gleich [31].

> Druckkontrollierte Beatmung führt bei sehr schwerer ventilatorischer Insuffizienz zu schlechterer Ventilation.

5.2.3 Entscheidung zur NIV

Die *Therapieziele* einer Langzeitbeatmung unter häuslichen Bedingungen sind:
1. eine Verbesserung der Lebensqualität des Patienten und die Möglichkeit einer selbstbestimmten Lebensführung;
2. eine Verbesserung der Symptome und der sekundären Folgen der chronischen Hypoventilation (z. B. chronisches Cor pulmonale);
3. wenn möglich und erwünscht eine Lebensverlängerung.

Die Entscheidung, einen Patienten außerhalb eines Krankenhauses zu beatmen, sollte erst nach sorgfältiger Abwägung zahlreicher medizinischer und nichtmedizinischer Kriterien gefällt werden.

Die medizinischen Kriterien beinhalten außer der Diagnose und individuellen Prognose auch den erforderlichen Beatmungsumfang des jeweiligen Patienten.

Die individuelle Prognose des Patienten ist zwar vor allem von der Grundkrankheit, daneben aber auch von seinem Alter, dem Ausmaß der Atemschwäche und der Funktion anderer Organsysteme (Herz, Kreislauf etc.) abhängig. Der erforderliche Beatmungsumfang kann von einigen Stunden pro Woche bis zur kontinuierlichen Beatmung reichen, je nach Schwere der Atembehinderung. Bei vielen Patienten entwickelt sich die Ateminsuffizienz langsam, man kann über die häusliche Beatmung als Option lange vorher sprechen. Entsprechend informiert kann der Betroffene im Falle einer Verschlechterung das Beatmungszentrum aufsuchen, welches die nicht-invasive Beatmung zur

Verfügung stellt. Die Wünsche des Patienten, z. B. auf Therapieverzicht, sollten entsprechend schriftlich festgelegt und dann auch berücksichtigt werden. Sinnvoll wäre eine entsprechende Patientenverfügung, die im Verlauf den Wünschen des Betroffenen angepaßt werden soll.

Eine Indikation zur Heimbeatmung stellt sich aufgrund subjektiver Beschwerden (Symptome der Hypoventilation) und der objektiven Meßparameter PCO_2, PO_2, Atemmuskelkraft und Beanspruchung. In die Entscheidung mit einbezogen wird auch der Verlauf der Erkrankung (relativ stabil oder rasch progredient) sowie weitere Erkrankungssymptome, z. B. Vorliegen einer Bulbärparalyse bei neuromuskulären Erkrankungen. Da die intermittierende Maskenbeatmung frei von gravierenden Nebenwirkungen ist, kann der Effekt auch durch eine Probephase festgestellt werden.

> Die Indikation zur Heimbeatmung wird aufgrund subjektiver Beschwerden (Symptome der Hypoventilation), objektiver Meßparameter (PO_2, PCO_2, Atemmuskelkraft, Beanspruchung) und des Krankheitsverlaufs gestellt.

5.2.4 Praktische Durchführung

Die *Einleitung* der nicht-invasiven Beatmung sollte in der Regel unter stationären Bedingungen durch in der Heimbeatmung erfahrene, qualifizierte Ärzte erfolgen.

Nach Abschluß der Diagnostik und Aufklärung des Patienten erfolgt die Auswahl einer Nasenmaske und eines Beatmungsgerätes. Je nach Diagnose, Wünschen des Patienten und „Philosophie des Therapeuten" wird man ein Gerät mit Volumenvorgabe oder ein Bi-level-Gerät mit Druckvorgabe auswählen. Letztere werden von den meisten Therapeuten bevorzugt, sie sind auch im Anschaffungspreis billiger.

Im weiteren wird das Vorgehen in unserer Klinik geschildert: Zunächst hält sich der Patient lediglich die Maske vors Gesicht oder bindet sie auch unter Spontanatmung fest, um evtl. klaustrophobische Reaktionen abzubauen. Dann wird ein sehr gerin-

ges Volumen bzw. ein niedriger Druck (Beatmungsdruck < 10 cm H_2O) eingestellt und die Beatmung gestartet. Zur Adaptation stellen wir den Patienten folgende Fragen:
* Kommt zu wenig, ausreichend oder zu viel Luft?
  Entsprechend werden Druck oder Volumen verändert.
* Kommt die Luft zu langsam, passend oder zu schnell?
  Entsprechend werden der Inspirationsfluß bzw. die Rampe am Bi-level-Gerät eingestellt.

Bei kontrollierter Beatmung wird die Frequenz knapp über der Spontanatmungsfrequenz eingestellt und gefragt:
* Wird die Luft in zu geringer, ausreichender oder zu hoher Frequenz zugeführt, reicht die Zeit für die Ausatmung aus?
  Entsprechend wird die Frequenz verändert.

Unter dieser Primäreinstellung übt der Patient die Beatmung mehrmals am Tage, am besten unter Aufsicht. Dann werden die Beatmungszeiten auf mehrere Stunden ausgedehnt und in die Nacht hinein verlagert, der Patient versucht unter der Beatmung einzuschlafen. Gleichzeitig werden die Ventilationsparameter langsam gesteigert, blutgasanalytisch wird eine Reduktion des Kohlensäurepartialdruckes bis hin zur leichten Hyperventilation angestrebt, allerdings nur in dem Maße, wie die Beatmungsdrücke für den Patienten noch tolerabel sind. Nach den ersten zwei bis drei Tagen läßt sich meist erkennen, ob der Patient die Beatmung toleriert, dann lassen wir eine individuelle Maske anpassen. Nach deren Lieferung wird während nächtlicher Beatmung eine transkutane CO_2-Messung und evtl. Oxymetrie durchgeführt, um Hypoventilationsphasen während des Schlafs zu erkennen. Andere Zentren nutzen konfektionelle Masken ebenfalls mit gutem Erfolg. Werden konfektionelle oder individuelle Nasenmasken eingesetzt, so treten Leckagen durch den geöffneten Mund am Anfang sehr häufig auf, werden aber meist nach Adaptation geringer. Eine polysomnographische Messung im Schlaflabor führen wir aus Kapazitätsgründen in unserer Klinik nur sehr selten bei bestimmten Fragestellungen (z. B. bei zusätzlich vorliegenden Obstruktionen der oberen Atemwege) durch. Wir benötigen für die Einleitung einer nicht-invasiven Beatmungstherapie durchschnittlich 7 Tage stationären Aufenthaltes.

> Nach zwei bis drei Tagen wird erkennbar, ob der Patient die Beatmung toleriert.

Gelingt primär keine Adaptation, wird ein anderer Modus eingestellt bzw. das Gerät gewechselt.

Die Einstellung der Beatmungsparameter ist bei nicht-invasiver Beatmung diffiziler als bei invasiver Beatmung. Wichtig ist, bei nicht-invasiver Beatmung auf die Glottisöffnung zu achten. Die Steigerung des Inspirationsdrucks führt nicht immer zu einer Steigerung der Ventilation, bedingt durch eine Engstellung der Stimmbänder. Auch Hyperventilation führt zu einer Glottisengstellung, daher sollte ein zu rasches Absenken des PCO_2 vermieden werden. Diese Glottisengstellung ist wohl auch vom Beatmungsverfahren abhängig und tritt eher unter kontrollierter als unter druckunterstützter Beatmung [38] und während kontrollierter Beatmung eher unter Druck- als unter Volumenvorgabe auf [39]. Auch die Einstellung der Beatmungsparameter scheint für die Glottisöffnung eine Rolle zu spielen, ein relativ niedriger Inspirationsfluß mit einem I:E-Verhältnis von ca. 1:1 sowie niedrige Hubvolumina mit hohen Atemfrequenzen sind eher günstig [40]. Dieses eigentlich unphysiologische I:E-Verhältnis ist für viele maskenbeatmete Patienten angenehmer als die physiologische Einstellung mit einem I:E-Verhältnis von 1:2.

> Eine Glottisengstellung muß vermieden werden.

Probleme

Maskenintoleranz: Diskomfort durch Masken kann am allerbesten durch individuelle Maskenanpassung gelöst werden. Durch absolute Paßgenauigkeit ist der erforderliche Bänderzug gering, somit werden Druckstellen vermieden, dennoch treten keine Leckagen auf. Der Patient sollte nicht aufgefordert werden, die Maske länger als für ihn tolerabel aufzubehalten. Er sollte dagegen ermutigt werden, eine Adaptation notfalls über mehrere Wochen zu versuchen.

Mundleckage: Diese tritt während des Schlafs sehr häufig auf, dennoch können die meisten Patienten suffizient beatmet werden.

Bei Beatmung mit Druckvorgabe werden diese Leckagen zumindest bis zu einem gewissen Grad kompensiert, bei Volumenvorgabe muß evtl. das Hubvolumen gesteigert werden. Wie bereits erwähnt, können diese Mundleckagen zu Arousals und Sauerstoffentsättigungen führen [7]. Trotz dieser Schlaffragmentation werden die meisten Patienten dennoch ausreichend ventiliert [41]. Kinnbinden, Mundstücke mit Lippenschloß oder nasoorale Gesichtsmasken können alternativ zur Nasenmaske zum Einsatz kommen. Diese können ebenfalls individuell angepaßt werden. Eine weitere Möglichkeit besteht im Einsatz von Nasen-Mund-Masken, die sowohl individuell als auch industriell vorgefertigt sein können. Liegen jedoch ausgeprägte Schluckstörungen vor, ist eine Tracheotomie unumgänglich.

Nasale Schleimhautschwellung und/oder -trockenheit: Beide Probleme können beim gleichen Patienten auftreten, Trockenheit vor allem während der Wintermonate. Schleimhautschwellungen können durch topische Steroide oder Antihistaminika symptomatisch behandelt werden, „Nasenbrennen" durch ölhaltige Tropfen oder Salben. Trockenheit kann gelegentlich durch Salzinhalationen gebessert werden, meist ist jedoch eine Befeuchtung erforderlich, primär eine passive Befeuchtung mittels Wärme-Feuchtigkeitsaustauscher (HME). Durch Einbau eines HME in das Schlauchsystem von Bi-level-Geräten kann sowohl die Triggerfunktion als auch der inspiratorische Widerstand beeinträchtigt werden, eine Neueinstellung unter klinischen Bedingungen ist erforderlich. Beheizte Atemluftbefeuchter sind nur selten erforderlich. Schlauchheizungen verstärken deren Wirkung, kommen auch in Betracht, wenn der Patient die Luft als zu kalt empfindet.

Hautrötung oder Ulzerationen am Nasenrücken werden durch zu starken Druck der Maske ausgelöst. So lange noch keine Ulzeration aufgetreten ist, können Kolloidverbandauflagen helfen. Bei Ulzerationen darf bis zur Abheilung kein Druck mehr angewendet werden, d. h., es müssen andere Masken (z. B. nasale Oliven) zur Anwendung kommen. Wir können die Acrylschale unserer individuellen Maske ausschneiden und später wieder einkleben.

Einige Patienten bekommen akneähnliche Hautveränderungen an den Auflagestellen der Maske, meist heilen sie unter entsprechender Lokaltherapie ab, gelegentlich muß auf eine Maske aus anderem Material ausgewichen werden.

Magen- und Darmblähungen treten häufiger auf. Diese Symptome sind meist tolerabel und auch nur vorübergehend. Magenblähungen sind abhängig vom hohen Beatmungsdruck, dieser muß evtl. reduziert werden. Entblähende Medikamente bringen Erleichterung.

Fehlende Besserung der Blutgase unter Spontanatmung: Bei den meisten Patienten tritt wenige Wochen nach Beginn der Beatmungstherapie eine deutliche Besserung der Blutgase während der Spontanatmung auf, meist verbunden mit einer Steigerung der körperlichen Belastbarkeit. Ist dies nicht der Fall, müssen die Beatmungsparameter neu eingestellt werden. Zur Vermeidung von CO_2-Rückatmung muß evtl. der EPAP höher eingestellt oder Nicht-Rückatmungsventile verwandt werden [19; 20]. Außerdem ist die Patientencompliance zu überprüfen.

> Wenn sich einige Wochen nach Beginn der Beatmungstherapie die Blutgase unter Spontanatmung nicht gebessert haben, müssen die Beatmungsparameter neu eingestellt werden.

5.2.5 Monitoring

Wichtig ist, sich daran zu erinnern, daß diese Patienten schwerkrank und respiratorisch insuffizient sind. Dies erfordert im Patientenmanagement erfahrene Therapeuten. Es ist zwar im allgemeinen nicht erforderlich, diese Patienten auf einer Intensivstation zu behandeln, dennoch erfordert die Einstellung auf eine Beatmungstherapie sehr viel personellen und auch technischen Aufwand, der nur von geschultem Fachpersonal einer spezialisierten Station erbracht werden kann. Umfassende pneumologische, intensiv- und schlafmedizinische Kenntnisse sind erforderlich [42; 43]. In einigen Krankenhäusern wurden deswegen besondere Beatmungsstationen (respiratory care units) geschaffen, anderswo wird die Beatmungstherapie auf der Intensivstation oder alternativ in der Schlaflaboreinheit durchgeführt. Zur Diagnostik und Verlaufskontrolle sind eine Lungenfunktionseinheit mit der Möglichkeit von Mundverschlußdruckmessungen sowie die Möglichkeit eines nächtlichen Monitoring von Atmung und Blutgasen erforderlich. Zur kontinuierlichen Messung eignet sich die Kapnographie oder transkutane PCO_2-Registrierung.

Wir führen vor Einleitung der Beatmungstherapie neben einer Lungenfunktionsanalyse und Mundverschlußdruckmessung eine nächtliche transkutane Blutgasmessung durch, mehrfache Blutgasanalysen unter Beatmungstherapie zur Optimierung der Ventilatoreinstellung und vor Entlassung nochmals eine nächtliche transkutane Blutgasmessung unter Beatmung. Bei Verdacht auf Vorliegen obstruktiver Apnoen führen wir zusätzlich zum diagnostischen Screening eine Langzeitoxymetrie durch. Falls keine zusätzliche Sauerstoffgabe erfolgt, kann die Beatmungskontrolle auch mittels Langzeitoxymetrie durchgeführt werden, bei Sauerstoffbeimischung werden Hypoventilationen jedoch evtl. nicht erkannt. Polysomnographische Untersuchungen sind nicht bei jedem Patienten erforderlich. Es ist jedoch sehr empfehlenswert, daß im entsprechenden Krankenhaus die Möglichkeit zur Polysomnographie besteht. Hypoventilationen können zu erheblichen Schlafstörungen führen, auch aus differentialdiagnostischen Gründen ist eine Polysomnographie in Einzelfällen durchzuführen. Wir führen sie allein aus Kapazitätsgründen leider nur unter der letztgenannten Indikation durch.

In anderen Abteilungen wird z. B. bei jedem Patienten eine Polysomnographie durchgeführt, sobald sich der Zustand stabilisiert hat. Anhand der Polysomnographie wird die Feineinstellung der Beatmung vorgenommen mit dem Ziel, alle Desaturationen unter eine SaO_2 von 90 % (ohne O_2-Gaben) durch entsprechende Ventilatoreinstellung zu verhindern.

In unserer Abteilung ist der Beatmungsstation eine Intermediate-care-Abteilung angeschlossen, so daß für instabile Patienten auch die Möglichkeit eines nicht-invasiven Kreislaufmonitoring mit Überwachungszentrale besteht. Die nächtliche Überwachung erfordert zusätzliches Pflegepersonal, ebenso die Schulung der Patienten.

5.2.6 Entlassung nach Hause

Eine *Entlassung* aus stationärer Behandlung ist erst bei klinischer Stabilität des Patienten möglich. Klinische Stabilität des Patienten umfaßt stabile Organfunktionen zum Zeitpunkt der Entlassung, sowohl was die Ateminsuffizienz als auch alle anderen Organe betrifft.

Vor der geplanten Entlassung müssen Patient, Familienangehörige und ein evtl. erforderliches Behandlungsteam (Hausarzt, Pfleger, Sozialarbeiter etc.) ausführlich geschult werden.

Zur Entlassung ist die Mitgabe eines ausführlichen Beatmungsplanes und bei weitergehender Pflegebedürftigkeit eines Gesamtpflegeplanes erforderlich. Wir haben hierzu ein Patientenbeatmungsbuch entworfen (s. Kap. 5.2.8).

Häusliche Versorgung: Das Ausmaß pflegerischer Versorgung heimbeatmeter Patienten ist unterschiedlich hoch und nicht allein von der Grunderkrankung abhängig. Der zeitliche Bedarf kann zwischen 0 und 24 h täglich liegen und ist von multiplen Faktoren abhängig: Art der Beatmung, Beatmungsumfang, Grad der allgemeinen Pflegebedürftigkeit, tolerables Minimum der Spontanatmung, klinische Stabilität und Begleiterkrankungen. Je nach Bedarf ist Rufbereitschaft ausreichend oder Anwesenheitsbereitschaft erforderlich [44].

Nachsorge: Engmaschige Verlaufskontrollen sind erforderlich, um den Erfolg der Therapie in der häuslichen Umgebung zu gewährleisten. Die Häufigkeit von Kontrolluntersuchungen muß individuell festgelegt werden. Die Häufigkeit hängt sowohl von der Stabilität der Erkrankung als auch dem Erfolg der Beatmungstherapie ab. Als Mindestmaß gelten: Ambulante Kontrolluntersuchungen (die auch im häuslichen Bereich erfolgen können) sollten bei Maskenbeatmung alle 3–6 Monate erfolgen. Kontrolluntersuchungen in der Klinik sollten halbjährlich bis jährlich, je nach Schweregrad der Erkrankung auch häufiger durchgeführt werden.

Ambulante Kontrollen im häuslichen Bereich umfassen:
- Kontrolle der technischen Ausstattung,
- Kontrolle der Beatmungsqualität,
- Überprüfung der psychosozialen Lebensumstände.

Alle Kontrollen sollten in Zusammenarbeit mit dem Beatmungszentrum erfolgen, das weiterhin der Ansprechpartner für den Patienten bleibt [44].

> Ambulante Kontrolluntersuchungen sollten bei Maskenbeatmung alle 3–6 Monate erfolgen.

Wir führen die 1. Kontrolluntersuchung in der Klinik nach 3 Monaten, falls klinisch indiziert auch früher durch. Erst jetzt wird – nach Adaptation des Patienten an das Beatmungsgerät – die Feineinstellung vorgenommen. (In anderen Kliniken erfolgt die Feineinstellung anhand der Polysomnographie bereits während der Behandlungseinleitung.) Danach folgen routinemäßige Kontrolluntersuchungen in der Klinik in 6- bis 12monatigen Abständen. Wir arbeiten ausschließlich mit Händlern zusammen, die nicht nur die technische Wartung der Geräte übernehmen, sondern zusätzlich einen Betreuungsdienst für beatmete Patienten stellen (Home-care-Dienste). Dies sind meist Krankenpflegepersonen, die in entsprechenden Abständen Patientenbesuche durchführen. Rückmeldungen an uns erfolgen durch Telefon bzw. Besuchsberichte. Somit sind wir relativ gut über die Probleme vor Ort informiert.

Für eine neuerliche Verschlechterung des Gasaustausches nach anfänglicher Verbesserung gibt es drei hauptsächliche Ursachen:
- technische Probleme,
- schlechte Patientencompliance und
- Progreß der zugrundeliegenden Erkrankung.

Technische Probleme sind meist durch schlecht sitzende Masken, z. B. durch ausgeleierte Bänder, Diskonnektionen oder brüchige Schlauchsysteme bedingt.

Schlechte Compliance ist häufig auf mangelhafte Schulungsergebnisse, schlechte soziale Umstände, Depression oder Krankheitsverleugnung zurückzuführen.

Ein Progreß der Erkrankung kann speziell bei Patienten mit neuromuskulären Erkrankungen auftreten. Die Beatmungseinstellung muß entsprechend adaptiert bzw. die Beatmungszeit verlängert werden.

5.2.7 Limitationen

Bis vor geraumer Zeit wurde eine Beatmungsabhängigkeit von > 16–18 h tgl. als Grenze für eine nasale Beatmung und Indikation zur invasiven Beatmung angesehen. Bei sehr guter Physiotherapie (effektiver Husten zur Vermeidung von Atelektasen) und Pflege sowie kontinuierlicher Überwachung ist es heutzutage jedoch durchaus möglich, auch kontinuierlich über 24 h nasal zu beatmen [45]. Der Beatmungszugang kann z. B. auch auf intermittierende Mundstückbeatmung oder Gesichtsmaske gewechselt werden [11]. Entscheidend ist die Effektivität. Wird diese z. B. durch Bulbärparalyse beeinträchtigt oder ist eine ausreichende Kontrolle (z. B. Verrutschen der Maske während des Schlafes) nicht gegeben, muß eine Tracheotomie durchgeführt werden. Erfreulicherweise ist diese bei weniger als 10 % der betroffenen Patienten erforderlich. Gerade bei chronischen Erkrankungen steht der Patient und seine Lebensqualität im Mittelpunkt und nicht primär die Verlängerung der Lebenserwartung um jeden Preis. Information über die Behandlungsmöglichkeiten und die Diskussion mit dem Spezialisten und die Kenntnis der eigenen Funktionsparameter sind daher wichtig im Verlauf einer solchen Erkrankung.

> Bei der Beatmungstherapie steht die Lebensqualität des chronisch kranken Patienten im Mittelpunkt, nicht aber eine Lebensverlängerung um jeden Preis!

Um eine notfallmäßige Intubation bzw. Tracheotomie zu vermeiden, sollten regelmäßige Kontrollen der Lungen- bzw. Atemmuskelfunktion erfolgen. Die Patienten sind über die Symptome der Ateminsuffizienz aufzuklären. In der Mehrzahl der Fälle kann dann die nasale Beatmungstherapie elektiv eingeleitet werden.

5.2.8 Anhang: Beispiel eines Beatmungsbuchs (erstellt von J. Geiseler)

A. Allgemeine Patienteninformation

Sehr geehrte Patientin, sehr geehrter Patient,
wir haben dieses Patientenbuch für heimbeatmete Patienten entwickelt, um sowohl Ihnen als auch den Sie behandelnden Ärzten zusätzliche Informationen über die Heimbeatmung an die Hand zu geben. Bitte nehmen Sie dieses Buch insbesondere zu jeder stationären Behandlung mit, um eine kontinuierliche Fortführung der Beatmung sicherzustellen.

1. <u>Heimbeatmung – was ist das?</u>
   Prinzipiell gibt es zwei Störungen der Atmung:
   a) Erkrankungen der Lunge, die zunächst zu einer Verminderung der Sauerstoffaufnahme des Körpers und damit zu einer verminderten Versorgung lebenswichtiger Organe mit Sauerstoff führen. Wegen Verteilungsstörungen (ungleiche Verteilung zwischen Belüftung und Durchblutung der Lungen) oder Diffusionsstörungen (erschwerter Übertritt von Sauerstoff aus den Lungen ins Blut) ist die Sauerstoff-Sättigung des Blutes herabgesetzt (= Hypoxämie).
   Beispiele hierfür sind z. B. eine Lungenentzündung, eine chronisch-obstruktive Lungenerkrankung, Lungenembolie oder eine Lungenfibrose.
   b) Erkrankungen der sogenannten Atempumpe, die aus dem Atemzentrum im Gehirn, den Nerven, den Atemmuskeln und dem knöchernen Thoraxskelett besteht. Eine verminderte Belüftung (Ventilation) der Lungenbläschen führt zu einer gestörten Abgabe von Kohlensäure aus dem Blut. Aufgrund der verminderten alveolären Ventilation kommt es zu einem Anstieg des Kohlendioxids im Blut (= Hyperkapnie), begleitend liegt ein (meist geringer) Sauerstoff-Mangel im Blut vor. Diese Art der Atemstörung bezeichnet man auch als ventilatorische Insuffizienz.
   Eine ventilatorische Insuffizienz tritt z. B. auf bei neuromuskulären Erkrankungen wie der amyotrophen Lateralsklerose,

den verschiedenen Formen der spinalen Muskelatrophien und Muskeldystrophien, bei schwerer Kyphoskoliose (Wirbelsäulenverkrümmung), Post-Polio-Syndrom, Post-Tbc-Syndrom, bei Obesitas-Hypoventilations-Syndromen oder bei Atempumpenerschöpfung im Rahmen einer lange bestehenden schweren chronisch-obstruktiven Lungenerkrankung, selten auch primär bei einer zentral ausgelösten alveolären Hypoventilation (Undines Fluch).

Die Therapie der unter a) genannten Störungen der Atmung besteht in der Gabe von Sauerstoff, während die ventilatorische Insuffizienz durch eine intermittierende, manchmal auch dauernde Beatmung behandelt wird.

Durch diese Beatmung sollen die Symptome der ventilatorischen Insuffizienz, wie z. B. Atemnot, morgendlich auftretende Kopfschmerzen, Schlafstörungen, krankhafte Einschlafneigung am Tage, Konzentrations- und Merkfähigkeitsstörungen, beseitigt werden und eine weitgehende Normalisierung der pathologisch veränderten Blutgase erreicht werden. Langfristig soll hierdurch die Lebensqualität sowie die Prognose gebessert werden.

2. Wie wird die Heimbeatmung durchgeführt?
Die Beatmung wird heutzutage in der Regel als Positiv-Druck-Beatmung mit kleinen Heimbeatmungsgeräten durchgeführt. Der Zugang zum Patienten geht über eine Nasenmaske, in Fällen, in denen ein effizienter Mundschluß nicht möglich ist, u. U. unter Zuhilfenahme eines Kinnbandes oder über eine Ganzgesichtsmaske. Selten ist eine invasive Heimbeatmung über eine Trachealkanüle notwendig, v. a. wenn die Beatmungsdauer pro Tag 12–16 Stunden überschreitet oder wenn aufgrund eines insuffizienten Hustenstoßes mehrfach täglich eine Sekretabsaugung notwendig ist. Ebenso ist bei bestimmten Erkrankungen das Vorliegen einer ausgeprägten Schluckstörung mit mehrfachem Verschlucken eine Indikation für eine invasive Beatmung über Trachealkanüle.

Die Beatmung wird entweder mit Druck- oder Volumenvorgabe über das Beatmungsgerät im kontrollierten (Vorgabe von Atemfrequenz/Minute sowie entweder des Beatmungsdrucks oder des Atemzugvolumens) oder kontrolliert/assistierten Modus (über die eingestellte Atemfrequenz hinaus können vom Patienten zusätzliche Aktionen der Beatmungsmaschine angefordert werden) durchgeführt; manchmal, insbesondere bei Obesitas-Hypoventilations-Syndromen, ist auch eine reine druckunterstützte Beatmung ausreichend.

Diese Beatmung sollte vorzugsweise nachts zu Hause über einen Zeitraum von 6–8 Stunden täglich durchgeführt werden – eine Zeit, die in der Regel ausreicht, daß die chronisch überlastete Atemmuskulatur sich erholen kann. In der verbleibenden Zeit des Tages kann die Atemmuskulatur die Atemarbeit wieder ausreichend übernehmen.

Ob zusätzlich zur Beatmungstherapie die Verordnung von Sauerstoff notwendig ist, wird anhand der Blutgasanalysen in der Klinik entschieden.

Bei Benutzung von Nasenmasken sind zusätzliche Maßnahmen zur Anfeuchtung der Inspirationsluft in der Regel nicht erforderlich, selten ist die Verwendung eines HME-Filters (Heat and Moisture Exchanger) patientennah erforderlich. Ein solcher HME-Filter ist insbesondere bei Beatmung über eine Trachealkanüle praktisch immer notwendig. Eine aktive Anfeuchtung über Kaskadenbefeuchter ist bei tracheotomierten Patienten nur in seltenen Fällen notwendig, verwendet werden sollte dabei steriles Aqua dest.

3. Wie lange sollte die Beatmung durchgeführt werden?
Normalerweise genügen bei der chronischen Überlastung der Atempumpe bei den oben genannten Erkrankungen (s. 1b) Beatmungszeiten von 6–8 Stunden täglich, um eine ausreichende Erholung der erschöpften Atemmuskeln zu gewährleisten. Diese Muskeln können anschließend in den verbleibenden Stunden des Tages ihre Arbeit wieder verrichten, ohne daß es wieder zu einer Verschlechterung der Blutgase kommt. Bei fortschreitender Grunderkrankung insbesondere bei den neuromuskulären Erkrankungen ist regelmäßig eine Verlängerung der Beatmungszeiten im Krankheitsverlauf zu beobach-

ten, so daß unter Umständen bei einer Beatmungsdauer von mehr als 16 Stunden täglich in Abhängigkeit von eventuell vorhandenen Patientenverfügungen die Indikation zur Tracheotomie bestehen kann.
Da die Grunderkrankung, die zur ventilatorischen Insuffizienz geführt hat, in der Regel nicht kausal behandelt werden kann (Ausnahme wäre hier z. B. eine Lungentransplantation bei fortgeschrittener Lungenfibrose oder Lungenemphysem mit Atempumpenerschöpfung bzw. eine deutliche Gewichtsabnahme bei dem Obesitas-Hypoventilations-Syndrom), ist die Beatmungstherapie in den meisten Fällen lebenslang fortzuführen.

4. Heimbeatmung und Sauerstoff-Therapie
Anhand der Blutgaswerte wird während der Einleitung der Heimbeatmungstherapie und auch bei den ständig notwendigen stationären Kontrolluntersuchungen entschieden, ob zusätzlich zur Heimbeatmungstherapie eine Sauerstoff-Therapie durchgeführt werden muß. Dies kann einerseits nur am Tage, insbesondere unter Belastung notwendig sein und wird dann über Sauerstoff-Brillen durchgeführt, andererseits kann auch eine Zumischung von Sauerstoff zur Beatmung über spezielle Adapter an den Geräten notwendig sein.

Sollten Sie weitere Fragen zu oder Probleme mit der Beatmung haben, können Sie sich gerne unter der Rufnummer .... mit uns in Verbindung setzen.

B. Gerätebeschreibung (Betriebsanweisung des Herstellers)

C. Geräteeinstellung
(Standarderfassungsbogen Heimbeatmungs-Patienten):

1. Patientendaten
Name   Vorname   geb.
Wohnort
Größe   cm   Gewicht   kg

2. Diagnose

3. Hypoventilationssymptomatik
Kopfschmerzen ☐ Tagesmüdigkeit ☐ Konzentrationsstörungen ☐
Schlafstörung ☐ Merkfähigkeitsstörung ☐ _____ ☐

4. Lungenfunktion   5. Blutgase

Spontan   Beatmung   Belastung
(ohne/mit   ohne/mit   ohne/mit O_2)

VK		pO_2			
FEV_{1sec}		pCO_2			
Resistance		pH			

6. Atemmuskelfunktion   7. Langzeituntersuchung

$P_{0,1}$		Oxymetrie	
P_{imax}		Transcut. pCO_2	
P_i/P_{imax}		Kapnographie	
$P_{0,1}/p_{0,1max}$		Polygraphie	
		Polysomnographie	

8. Belastungsuntersuchung
6-Minuten-Gehstrecke   Meter

9. Beatmungszugang
Trachealkanüle ☐ Nasenmaske ☐ Gesichtsmaske ☐

10. Beatmungseinstellung
Gerät   Modus   ohne/mit Sauerstoff

Inspirationsdruck	
Exspirationsdruck	
Atemfrequenz	
Atemzugvolumen	
I:E-Verhältnis	

Insp. Flow	
Trigger	
Beatmungsdauer	
Betriebsstunden	
Stundenzähler	

Ort/Datum   Unterschrift

D. Beatmungsprobleme

1. Komplikationen mit dem Beatmungsgerät

Art des Problems	Datum des ersten Auftretens	Behoben am	Behoben durch

2. Komplikationen mit der Maske

Art des Problems	Datum des ersten Auftretens	Behoben am	Behoben durch

3. Probleme mit der Trachealkanüle

Art des Problems	Datum des ersten Auftretens	Behoben am	Behoben durch

4. Probleme mit dem Pflegedienst

Art des Problems	Datum des ersten Auftretens	Behoben am	Behoben durch

5. Probleme mit der Sauerstoff-Therapie

Art des Problems	Datum des ersten Auftretens	Behoben am	Behoben durch

6. Sonstige Probleme

Art des Problems	Datum des ersten Auftretens	Behoben am	Behoben durch

E. Arztbriefe

Literatur

1. Bach JR, Alba AS, Mosher R, Delaubier A. Intermittent positive pressure ventilation via nasal access in the management of respiratory insufficiency. Chest 1987; 92: 168–170.
2. Ellis ER, Bye PTP, Bruderer JW, Sullivan CE. Treatment of respiratory failure during sleep in patients with neuromuscular disease, positive-pressure ventilation through a nose mask. Am Rev Respir Dis 1987; 135: 148–152.
3. Kerby GR, Mayer LS, Pingleton SK. Nocturnal positive pressure ventilation via nasal mask. Am Rev Respir Dis 1987; 135: 738–740.
4. Leger P, Jennequin RRT, Gerad M, Robert D. Home positive pressure ventilation via nasal mask for patients with neuromuscular weakness or restrictive lung or chest-wall disease. Resp Care 1989; 34: 73–79.
5. Tsuboi T, Ohi M, Kita H, Otsuka N, Hirata H, Noguchi T, Chin K, Mishima M, Kuno K. The efficacy of a custom-fabricated nasal mask on gas exchange during nasal intermittent positive pressure ventilation. Eur Respir J 1999; 13: 152–156.
6. Meyer TJ, Pressman MR, Benditt J, Mc Cool FD, Millmann RP, Natarajan R, Hill NS. Air leaking through the mouth during nocturnal nasal ventilation: Effect on sleep quality. Sleep 1997; 20: 561–569.
7. Teschler H, Stampa J, Ragette R, Konietzko N, Berthon-Jones M. Effect of mouth leak on effectiveness of nasal bilevel ventilatory assistance and sleep architecture. Eur Respir J 1999; 14: 1251–1257.
8. Foglio C, Vitacca M, Quadri A, Scalvini S, Marangoni S, Ambrosino N. Acute exacerbations in severe COLD-patients. Treatment using positive pressure ventilation by nasal mask. Chest 1992; 101: 1533–1538.
9. Vitacca M, Rubini F, Foglio K, Scalvini S, Nava S, Ambrosino N. Non-invasive modalities of positive pressure ventilation improve outcome of acute exacerbations in COLD patients. Intensive Care Med 1993; 13: 450–455.
10. Navalesi P, Fanfulla F, Frigerio P, Gregoretti C, Nava S.

Physiologic evaluation of noninvasive mechanical ventilation delivered with three types of masks in patients with chronic hypercapnic respiratory failure. Crit Care Med 2000; 28: 1785–1790.
11. Bach JR, Alba AS, Saporito LR. Intermittent positive pressure ventilation via the mouth as an alternative for tracheostomy for 257 ventilator users. Chest 1993; 103: 174–182.
12. Bach JR, Alba AS. Sleep and nocturnal mouthpiece IPPV efficiency in postpoliomyelitis ventilator users. Chest 1994; 106: 1705–1710.
13. Bach JR. Update and perspectives on noninvasive respiratory muscle aids. Part 1: The inspiratory aids. Chest 1994; 105: 1230–1240.
14. Shneerson JM. Non-invasive and domiciliary ventilation: negative pressure techniques. Thorax 1991; 46: 131–135.
15. Dolmage ThE, De Rosie JA, Avendano MA, Goldstein RS. Effect of external chest wall oscillation on gas exchange in healthy subjects. Chest 1995; 107: 433–439.
16. Bach JR, Penek J. Obstructive sleep apnea complicating negative-pressure ventilatory support in patients with chronic paralytic/restrictive ventilatory dysfunction. Chest 1991; 99: 1386–1393.
17. Moxham J, Shneerson JM. Diaphragmatic Pacing. Am Rev Respir Dis 1993; 148: 533–536.
18. DiMarco AF, Romaniuk JR, Kowalski KE, Supinski GS. Efficacy of combined inspiratory intercostal and expiratory muscle pacing to maintain artificial ventilation. Am J Respir Crit Care Med 1997; 156: 122–126.
19. Lofaso F, Brochard L, Touchard D, Hang Th, Harf A, Isabey D. Evaluation of carbon dioxide rebreathing during pressure support ventilation with airway management system (BiPAP) devices. Chest 1995; 108: 772–778.
20. Ferguson GT, Gilmartin M. CO_2 Rebreathing during BiPAP® ventilatory assistance. Am J Respir Crit Care Med 1995; 151: 1126–1135.
21. Parreira VF, Delguste P, Jounieaux V, Aubert G, Dury M, Rodenstein DO. Effectiveness of controlled and spontaneous

modes in two-level positive pressure ventilation in awake and asleep normal subjects. Chest 1997; 112: 1267–1277.
22. Rasche K, Laier-Groeneveld G, Criée CP: Oxygen cost of breathing during different modes of non-invasive respiratory support (abstract). Eur Respir J 1996; 9: 281.
23. De Lucas P, Tarancón C, Puente L, Rodriguez C, Tatay E, Monturiol JM. Nasal continuous positive airway pressure in patients with COPD in acute respiratory failure. Chest 1993; 104: 1694–1697.
24. Fessler HE, Brower RG, Permutt S. CPAP reduces inspiratory work more than dyspnea during hyperinflation with intrinsic PEEP. Chest 1995; 108: 432–440.
25. Appendini L, Zanaboni S, Patessio A, Carone M, Gukov B, Donner CF, Rossi A. Respiratory mechanics and respiratory muscle performance in CO_2 retainers during non-invasive mechanical ventilation. Monaldi Arch Chest Dis 1993; 48: 506–508.
26. Nava S, Ambrosino N, Rubini F, Fracchia C, Rampulla C, Torri G, Calderini E. Effect of nasal pressure support ventilation and external PEEP on diaphragmatic activity in patients with severe stable COPD. Chest 1993; 103: 143–150.
27. Meecham Jones DJ, Wedzicha JA. Comparison of pressure and volume preset ventilator systems in stable chronic respiratory failure. Eur Respir J 1993; 6: 1060–1064.
28. Meecham Jones DJ, Paul EA, Wedzicha JA. Nasal ventilation in acute exacerbations of chronic obstructive pulmonary disease: effect of ventilator mode on arterial blood gas tensions. Thorax 1994; 49: 1222–1224.
29. Schönhofer B, Sonneborn M, Haidl P, Böhrer H, Köhler D. Comparison of two different modes for noninvasive mechanical ventilation in chronic respiratory failure: volume versus pressure controlled device. Eur Respir J 1997; 10: 184–191.
30. Girault Ch, Richard J-Ch, Chevron V, Tamion F, Pasquis P, Leroy J, Bonmarchand G. Comparative physiologic effects of noninvasive assist-control and pressure support ventilation in acute hypercapnic respiratory failure. Chest 1997; 11: 1639–1648.
31. Restrick LJ, Fox NC, Braid G, Ward EM, Paul EA, Wedzicha JA.

Comparison of nasal pressure support ventilation with nasal intermittent positive pressure ventilation in patients with nocturnal hypoventilation. Eur Respir J 1993; 6(3): 364–70.
32. Krachman SL, Quaranta AJ, Berger TJ, Criner GJ. Effects of noninvasive positive pressure ventilation on gas exchange and sleep in COPD patients. Chest 1997; 112: 623–628.
33. Schönhofer B, Köhler D. Effect of non-invasive mechanical ventilation on sleep and nocturnal ventilation in patients with chronic respiratory failure. Thorax 2000; 55: 308–313.
34. Piper AJ, Sullivan CE. Effects of long-term nocturnal nasal ventilation on spontaneous breathing during sleep in neuromuscular and chest wall disorders. Eur Respir J 1996; 9: 1515–1522.
35. Annane D, Quera-Salva MA, Lofaso F, Vercken JB, Lesieur O, Fromageot C, Blair B, Gajdos P, Raphael JC. Mechanisms underlying effects of nocturnal ventilation on daytime blood gases in neuromuscular diseases. Eur Respir J 1999; 13: 157–162.
36. Schönhofer B, Geibel M, Sonneborn, Haidl P, Köhler D. Daytime mechanical ventilation in chronic respiratory insufficiency. Eur Respir J 1997; 10: 2840–2846.
37. Goldstein RS, DeRosie JA, Avendano MA, Dolmage TE. Influence of noninvasive positive pressure ventilation on inspiratory muscles. Chest 1991; 99: 408–415.
38. Parreira VF, Delguste P, Jounieaux V, Aubert G, Dury M, Rodenstein DO. Glottic aperture and effective minute ventilation during nasal two-level positive pressure ventilation in spontaneous mode. Am J Respir Crit Care Med 1996; 154: 1857–1863.
39. Parreira VF, Jounieaux V, Aubert G, Dury M, Delguste PE, Rodenstein DO. Nasal two-level positive-pressure ventilation in normal subjects. Am J Crit Care Med 1996; 153: 1616–1623.
40. Parreira VF, Jounieaux V, Delguste P, Aubert G, Dury M, Rodenstein DO. Determinants of effective ventilation during nasal intermittent positive pressure ventilation. Eur Respir J 1997; 10: 1975–1982.
41. Bach JR, Robert D, Leger P, Bangevin B. Sleep fragmentation in kyphoscoliotic individuals with alveolar hypoventilation treated by NIPPV. Chest 1995; 107: 1552–1558.

42. Claman DM, Piper A, App B, Sanders MH, Stiller RA, Votteri BA. Nocturnal noninvasive positive pressure ventilatory assistance. Chest 1996; 110: 1581–1588.
43. Rodenstein DO, Levy P. To sleep, perchance to leak. Eur Respir J 1999; 14: 1241–1243.
44. Laier-Groeneveld G für die Arbeitsgruppe Heim- und Langzeitbeatmung. Richtlinien zur häuslichen Versorgung Heimbeatmeter. Medizinische Klinik 1996; 91: 615–616.
45. Bach JR, Alba AS. Management of chronic alveolar hypoventilation by nasal ventilation Chest 1990: 97: 52–57.

6 Nicht-invasive Beatmung im Kindes- und Jugendalter

Ekkehart Paditz

Die nicht-invasive Maskenbeatmung über nasale oder seltener auch über oronasale Masken ist auch im Kindes- und Jugendalter eine etablierte therapeutische Option. Die nicht-invasive Beatmung über externe Unterdrucksysteme („eiserne Lunge", Cuirass oder Unterdruckweste) ist eine effektive Alternative, die aber nur relativ selten eingesetzt wird, da der gerätetechnische Aufwand größer ist und die Mobilität der betroffenen Familien dadurch etwas eingeschränkt wird. Außerdem ist die Obstruktion der oberen Atemwege im Schlaf ein gravierender Nachteil dieser Methode.

Ethische Überlegungen stehen immer wieder am Beginn der Entscheidung über eine Beatmung. Dabei müssen
- die Indikation zum Beginn einer Beatmung,
- der Beatmungsmodus und
- ethische Erwägungen

immer in engem Zusammenhang gesehen werden. Die nicht-invasive Beatmung sollte immer auch als Chance für den Patienten in Betracht gezogen werden. Andererseits darf im Falle einer akuten Ateminsuffizienz nicht zu lange gezögert werden, sich für eine invasive Beatmung zu entscheiden. Zusätzlich muß akzeptiert werden, daß medizinische Hilfe Grenzen hat. Das Selbstbestimmungsrecht minderjähriger oder geistig nur eingeschränkt urteilsfähiger Patienten wird über Dritte – die Eltern, die Pflegeeltern oder den amtlichen Vormund – realisiert. Insofern muß oft über den Kopf kindlicher und jugendlicher Patienten hinweg entschieden werden. Etwa ab dem 5.–6. Lebensjahr aber sollten Kinder und Jugendliche in altersgemäß verständlicher Form in die erforderlichen Entscheidungen miteinbezogen werden.

6.1 Indikation zur Beatmung

Für die Beatmungsindikation sind folgende Punkte maßgeblich:
1. **anamnestische Hinweise** auf eine Ateminsuffizienz (morgendlicher Frontalkopfschmerz, Nykturie, Tagesmüdigkeit) [27];
2. **der klinische Zustand** des Patienten (subjektives Gefühl der Atemnot, klinische Dyspnoezeichen wie Tachypnoe, interkostale, juguläre und/oder epigastrische Einziehungen, Zyanose; im Falle zentraler Atemantriebsstörung Hypoventilation und/oder Apnoe);
3. **Laborparameter** (respiratorische Azidose mit kapillären pH-Werten unter 7,30–7,35, Hyperkapnie über 6,0 kPa, Desaturationen mit SaO_2-Werten < 85–90 %);
4. bei chronischer Ateminsuffizienz **evtl. der echokardiographische Nachweis einer pulmonalen Hypertension** (Dilatation der Arteria pulmonalis, Erweiterung des rechten Ventrikels, Trikuspidalklappeninsuffizienz, verkürzte Akzelerationszeit des Flusses in der Arteria pulmonalis) [11] sowie linksventrikuläre diastolische Funktionsstörung (Mitralflow E/A < 1,0–1,2);
5. folgende **differentialdiagnostische Überlegungen** sollten, falls es der klinische Zustand des Patienten erlaubt, vor Beatmungsbeginn unbedingt angestellt werden:
   - Asthmaanfall ausgeschlossen? (Anamnese, Lungenfunktion, röntgenologisch Thoraxüberblähung)
   - Anamnestische Hinweise für Fremdkörper oder andere intraluminale Raumforderung ausgeschlossen? (Schwerpunkt Anamnese, d. h., vor Beginn einer nasalen Maskenbeatmung bei Patienten mit neuromuskulären Erkrankungen, Thoraxdeformitäten, Lungenerkrankungen oder zentralen Atemantriebsstörungen ist in der Regel keine Tracheobronchoskopie erforderlich; nur bei anamnestischen Hinweisen auf eine Fremdkörperaspiration oder auf eine Raumforderung sollte mit einer endoskopischen Abklärung nicht gezögert werden.)
   - Polysomnographie erfolgt? Eine Polysomnographie sollte im Kindes- und Jugendalter vor Beginn einer längerfristigen nicht-invasiven Beatmung angestrebt werden, damit die

Diagnose bzw. Beatmungsindikation auch polysomnographisch gesichert wird [19]. Dies ist einerseits für die Beantragung der Kostenübernahme an die zuständige Kasse bedeutsam und kann im Einzelfall auch differentialdiagnostisch wertvolle Informationen ergeben (Unterscheidung zwischen *zentraler* Atemantriebsstörung, seltenen Defekten der *peripheren* Chemorezeptoren, *muskulär* bedingter „Insuffizienz der Atempumpe", *obstruktivem* Schlafapnoesyndrom, *Narkolepsie* und *schlafbezogenem Anfallsleiden* etc.). Die Schlaflaboruntersuchung kann für die Behandlung des Patienten konkrete Änderungen der therapeutischen Optionen nach sich ziehen, z. B. benötigen manche Patienten mit Muskeldystrophie anfangs nur ein nasales CPAP, da lediglich ein obstruktives Schlafapnoesyndrom und (noch) keine Insuffizienz der Atempumpe vorliegt. CPAP-Geräte sind wesentlich billiger, kleiner und leichter als ein Heimbeatmungsgerät. Da es sich beim nasalen CPAP nur um eine pneumatische Schienung der kollabierenden Atemwege bei vollkommen erhaltener Spontanatmung und nicht um eine kontrollierte Beatmung handelt, wird diese Option von den Patienten oft leichter als eine kontrollierte Maskenbeatmung toleriert.
– Grunderkrankung bekannt und konservative Therapie ausgeschöpft (z. B. je nach Grunderkrankung Antibiotika, inhalative Therapie mit Bronchospasmolytika, Kortikoide, ggf. Theophyllin, Physiotherapie)? Insbesondere auf die ausreichende Thoraxmobilisierung durch physiotherapeutische Maßnahmen sollte geachtet werden.
6. Einverständnis des Patienten und/oder der Eltern bzw. der berechtigten Pflegepersonen oder des amtlichen Vormundes mit dem Beginn der Beatmung.

> Vor Einleitung einer nicht-invasiven Beatmung bei Kindern und Jugendlichen sollte eine Polysomnographie durchgeführt werden!

6.2 Nicht-invasive Beatmungsverfahren

Neben den invasiven Beatmungsverfahren, die via Tubus, Tracheostoma, Zwerchfellschrittmacher oder extrakorporale Membranoxygenierung (ECMO) realisiert werden können, sind auch im Kindes- und Jugendalter in allen Altersgruppen einschließlich des Säuglingsalters folgende nicht-invasive Beatmungsverfahren möglich und mit klinischen Erfahrungen unterlegt:
- volumen- oder druckgesteuerte Maskenbeatmung über eine nasale oder oronasale Maske (industrielle oder individuell angepaßte Masken);
- Beatmung über externe Unterdrucksysteme (via Cuirass, Weste oder „eiserne Lunge").

6.2.1 Maskenbeatmung

Unmittelbar nach den ersten Hinweisen auf die nicht-invasive nasale Maskenbeatmung aus den Jahren 1984 [1] folgten 1986 und 1987 auch Berichte über den Einsatz dieser Methode im Kindes- und Jugendalter [2; 16]. Rideau beatmete 30 Patienten mit Duchenne-Muskeldystrophie über eine nasale Maske. Das mittlere Alter der Patienten betrug bei Beatmungsbeginn 17 Jahre [16]. Elizabeth Ellis aus Sydney setzte die Methode erfolgreich bei einem 6jährigen Mädchen mit einer zentralen Atemantriebsstörung ein [2]. Ab 1990 folgten mehrere Berichte über den Einsatz der nasalen Maskenbeatmung im Kindesalter auch aus Deutschland [14; 18; 20; 30]. Inzwischen hat sich das Alter, in dem eine nasale Maskenbeatmung durchgeführt werden kann, in das erste Lebensjahr verschoben [8].

> Die nasale Maskenbeatmung kann ab dem ersten Lebensjahr durchgeführt werden.

Bisher liegen klinische Erfahrungsberichte über einzelne Patienten sowie über kleine Patientengruppen zu den in Tabelle 6-1 genannten Diagnosen vor.

Bisher läßt sich aus den vorliegenden Studien nicht ableiten, ob ein Kind volumenkontrolliert oder druckgesteuert beatmet wer-

Tabelle 6-1 Indikationen zur nasalen Maskenbeatmung im Kindes- und Jugendalter

1	**Erkrankungen des Nerven- und Muskelsystems**
1.1	Duchenne-Muskeldystrophie
1.2	Kongenitale Muskeldystrophie
1.3	Spinale Muskelatrophien
1.4	Nemaline Myopathie
1.5	Minimal change myopathy
1.6	Mitochondrale Myopathien
2	**Chronische Lungenerkrankungen**
2.1	Mukoviszidose
2.2	Bronchopulmonale Dysplasie
3	**Thoraxdeformitäten**
3.1	Thorakale Skoliose
3.2	Asphyxierende Thoraxdystrophie
3.3	McCune-Albright-Syndrom
4	**Angeborene Speicherkrankheiten**
4.1	Glykogenosen (z. B. Typ Pompe)
5	**Zentrale Atemantriebsstörungen**
5.1	Undine-Syndrom (kongenitale zentrale Hypoventilation)
5.2	Erworbene zentrale Hypoventilation (Enzephalitis, Trauma)
5.3	Hydrozephalus mit oder ohne Arnold-Chiari-Malformation sowie mit oder ohne Meningoenzephalozele
5.4	Achondroplasie (Kompression des Zervikalmarkes bei engem Foramen magnum)
6	**Obesitas-Hypoventilation**

den sollte. Entscheidend ist die Akzeptanz der Maskenbeatmung durch den Patienten und das Beatmungsergebnis.

Häufig gelingt die Realisierung der Maskenbeatmung über eine industrielle Maske [17; 21], bei mindestens 20–30 % der Patienten ist eine individuelle Abformung erforderlich [17].

Unter Heimbeatmung verbesserte sich die **Lebensqualität** bei 78 Patienten im Kindes-, Jugend- und jungen Erwachsenenalter aus 12 Zentren in 15 von 18 Verlaufsparametern signifikant. Kinder jenseits des 6. Lebensjahres schätzten ihre Lebensqualität in mehreren Merkmalen positiver ein, als dies die Eltern vermuteten [15; 31]. Diese Ergebnisse wurden auch durch eine prospektive Studie an 20 Patienten im Kindes- und Jugendalter bestätigt [22]. Zur Beurteilung der Lebensqualität unter Heimbeatmung im Kindes- und Jugendalter steht ein spezifischer Fragebogen für die jungen Patienten selbst sowie für deren Eltern bzw. Pflegepersonen zur Verfügung [32].

> Auch bei jungen Patienten verbessert sich unter Heimbeatmung die Lebensqualität!

Undine-Syndrom
Wird bei Kindern mit Undine-Syndrom die Umstellung von der Beatmung via Tracheostoma auf eine Maskenbeatmung erwogen, so muß dies sorgfältig vorbereitet werden. Voraussetzung ist eine endoskopische HNO-ärztliche Untersuchung, die Rekurrensparese und Schlucklähmung sicher ausschließen muß. Sollten häufig Infekte mit Verschleimung auftreten, ist zu prüfen, ob die Sicherheit des Tracheostomas als Weg zum Absaugen aufgegeben werden kann. Bevor das Tracheostoma gezogen wird, sollte spielerisch die Akzeptanz der Beatmungsmaske mit und ohne Beatmung erreicht werden. Erst wenn dies der Fall ist, kann das Tracheostoma probeweise für einige Stunden gezogen werden. Schwierig ist die Abdichtung des anatomischen Defektes während der Maskenbeatmung. Hier sind sichere Abdecksysteme erforderlich, die den Spontanverschluß des Tracheostomas durch Granulationsgewebe nicht behindern und gleichzeitig zu einer großflächigen Leckageabdichtung beitragen. Dabei ist der Spontanverschluß des Tracheostomas gegenüber dem operativen Verschluß zu bevorzugen, da so die Gefahr subglottischer Stenosen geringer sein soll. In Einzelfällen wurde nach dem Verschluß des Tracheostomas ein obstruktives Schlafapnoesyndrom beobachtet.

6.2.2 Externe Unterdrucksysteme

Seit den großen Poliomyelitisepidemien in der ersten Hälfte des 20. Jahrhunderts ist die Effektivität der Beatmung mittels „eiserner Lunge" unbestritten. Die Anwendung eines externen Unterdruckes zur Initiierung der Inspiration kann über komplette Unterdruckkammern, über Unterdruckwesten sowie über einen muschelförmigen Cuirass erfolgen, der an die Thoraxvorderwand angelegt wird.

Die Unterstützung der Einatmung mittels Cuirass wurde bei einzelnen Patienten mit Mukoviszidose beschrieben [3].

Hartmann et al. berichten über mehrere Patienten mit Undine-Syndrom im ersten Lebensjahr, die mit externer Unterdruckbeatmung behandelt wurden. In der eigenen Klinik beobachten wir seit mehreren Jahren einen Patienten, der seit seinem 4. Lebensjahr so beatmet wird. [7; 13].

Außerdem wurde über zwei Kinder mit bronchopulmonaler Dysplasie bzw. mit geburtstraumatischer hoher Querschnittlähmung berichtet, die mittels Unterdruckbeatmung zu Hause beatmet werden [25].

Unterdruckkammern werden für Säuglinge, Kleinkinder und Schulkinder bzw. Jugendliche in verschiedenen Abmessungen angeboten. Nachteilig ist die Gerätegröße, die die Mobilität der Patienten erschwert. Hinzu kommt das Risiko obstruktiver Apnoen und Hypoventilationen durch den Unterdruck. Dieses muß vor Verordnung eines Unterdrucksystems unter klinischen Bedingungen ausgeschlossen werden. Die externe Unterdruckbeatmung wird heute nur noch selten angewendet. In der Regel wird die sehr komfortable Maskenbeatmung bevorzugt.

6.3 Besonderheiten im Kindes- und Jugendalter

Im Kindes- und Jugendalter sind folgende Besonderheiten zu beachten:
1. Das **differentialdiagnostische Spektrum** unterscheidet sich vom Erwachsenenalter.
   - Bei Thoraxüberblähung im Kleinkindesalter ist eine **bronchopulmonale Dysplasie (BPD)** anzunehmen; COPD ist eine Erkrankung des Erwachsenenalters.
   - Das **Undine-Syndrom** wird überwiegend im Kindesalter

beobachtet. Durch eine optimierte Beatmungstechnik und genauere Kenntnis des Krankheitsbildes hat sich jedoch die Prognose hinsichtlich der Lebenserwartung verbessert. Die **Werdnig-Hoffmann-Krankheit (Frühform der spinalen Muskelatrophie)** mit kongenitaler Muskelhypotonie und früher Ateminsuffizienz hat eine begrenzte Prognose, so daß diese Erkrankung ausschließlich Kinder betrifft.
- Über **Skoliosen**, die bereits im Kindesalter zu einer Ateminsuffizienz führen, gibt es bisher nur wenige Berichte.
- Kinderärzte werden in ganz besonderem Maße als erste mit **zahlreichen kongenitalen Syndromen** konfrontiert, die aufgrund der zum Teil limitierten Prognose von Internisten kaum gesehen werden (z. B. **McCune-Albright-Syndrom** = Knochendysplasie mit Skoliose und Thoraxdystrophie, Polyendokrinopathie und Café-au-lait-Flecken).

2. Durch das kindliche **Wachstum** ergeben sich mehrere zusätzliche Gesichtspunkte.
   - Normalwerte müssen immer alters-, geschlechts- und größenbezogen verwendet werden [9].
   - Die Einstellungen der Heimbeatmungsgeräte müssen aufgrund des Wachstums (und zum Teil aufgrund der Progredienz der Grunderkrankungen) etwa alle 6–12 Monate an die aktuellen Bedürfnisse angepaßt werden. Insbesondere bei Patienten mit Muskeldystrophie kann es durch die Abnahme des Körpergewichtes zu einer Überbeatmung mit respiratorischer Alkalose kommen, wenn die Beatmungseinstellungen nicht rechtzeitig vermindert werden.
   - Aufgrund des Schädelwachstums und der Progredienz neuromuskulärer Erkrankungen verändern sich die Gesichtskonturen, so daß **Anpassungen der Beatmungsmaske** erforderlich werden.
   - Die Ausschüttung des Wachstumshormons erfolgt nachts in mehreren Pulsen. Der Auflagedruck der Beatmungsmaske kann deshalb möglicherweise zu Wachstumsstörungen im Bereich des Mittelgesichtes führen; zumindest liegen einzelne Berichte über **Mittelgesichtshypoplasien** vor, die im

zeitlichen Zusammenhang mit der Maskenbeatmung entstanden sind [5]. Deshalb sollte die Indikation zur Maskenbeatmung im Kindesalter besonders sorgfältig und kritisch gestellt werden.

Die Beatmungsmaske muß regelmäßig der sich ändernden Schädelgröße angepaßt werden!

3. In **psychologischer** Hinsicht ergeben sich besondere Anforderungen.
   - Anfängliche Abwehrreaktionen können vermindert werden, wenn die Maske dem Kind zuerst spielerisch überlassen wird, so daß deutlich wird, daß das Material weich ist und daß die Maske auch wieder abgenommen werden kann.
   - Der Kommunikationsstil des Arztes und des Pflegepersonals muß der jeweiligen Altersstufe angepaßt werden.
   - Die Eltern des Kindes müssen in die Behandlungsentscheidungen einbezogen werden. Gleichzeitig muß darauf geachtet werden, daß die Kommunikation über die Behandlung nicht nur zwischen den Erwachsenen erfolgt, sondern daß das Kind immer ganz bewußt mit in alle Entscheidungen einbezogen wird, sofern dies möglich ist [15].
   - Die Behandlung ist nicht das Ziel, sondern immer nur ein Mittel auf dem Weg zur Verbesserung der Lebensbedingungen des Patienten. Dies gilt auch für Kinder und Jugendliche. Die sozialpädagogische Förderung und die weitgehende soziale Integration der Patienten dürfen nicht vernachlässigt werden. Dabei geht es nicht nur um Beschäftigung der Patienten, sondern um eine gezielte, individuell angepaßte und effiziente Förderung im statomotorischen, sensorischen und intellektuellen Bereich (z. B. Anbahnung einer Berufsausbildung bei Jugendlichen mit Muskeldystrophie etc.).

Das Kind muß immer in alle Entscheidungen über die Therapie mit einbezogen werden!

4. Ethik und Realisierung des **Selbstbestimmungsrechts** über Dritte. Die Lebensqualität kann bei zahlreichen Patienten im Kindes-

und Jugendalter durch die Heimbeatmung auf psychischer, psychosozialer und medizinischer Ebene verbessert werden [15; 22; 31]. Die Beatmung trägt zu einer Verminderung der Morbidität (z. B. weniger Pneumonien), zur Rückbildung von Folgen der Ateminsuffizienz (z. B. Rechtsherzbelastung, Tagesmüdigkeit, morgendlicher Frontalkopfschmerz, Nykturie, nächtliches exzessives Schwitzen) sowie zu einer Verbesserung der Lebenserwartung bei. Bei Patienten mit Mukoviszidose kann die Maskenbeatmung helfen, die Lungentransplantation zu erreichen (Maskenbeatmung als Brücke zur Lungentransplantation). Vor diesem Hintergrund haben ethische Diskussionen gegen eine Beatmung in vielen Fällen keine sachliche Basis mehr. Dies betrifft insbesondere Patienten mit

- Muskeldystrophie,
- Formen der spinalen Muskelatrophie jenseits des ersten Lebensjahres,
- Mukoviszidose und anderen chronischen Lungenerkrankungen,
- thorakaler Skoliose sowie mit
- zentraler Hypoventilation (speziell Undine-Syndrom).

Patienten mit Muskeldystrophie und den angeführten Formen der spinalen Muskelatrophie können bei adäquater Lebensqualität über Jahre von der nasalen Maskenbeatmung profitieren. Die Maskenbeatmung bei Mukoviszidose gilt nicht nur als Brücke zur Transplantation, sondern kann auch unabhängig von der Entscheidung für oder gegen eine Transplantation zur Verbesserung des Schlafes und der Lebensqualität der Patienten beitragen. 62 % der Patienten mit Mukoviszidose tolerierten die Maskenbeatmung mäßig, gut oder sehr gut [12]. Bei idiopathischer Skoliose sowie bei Patienten mit Undine-Syndrom ohne wesentliche Begleiterkrankungen kann die Lebenserwartung durch die Maskenbeatmung weitgehend normalisiert werden. Neuerdings liegen auch Daten von geistig behinderten Patienten vor, die bei ausreichender Akzeptanz über eine Maske beatmet werden können [29].

Ethische Abwägungen über den Sinn einer Beatmung bzw. über den Sinn einer nicht-invasiven Beatmung im Kindes- und Jugendalter werden in den beiden folgenden Situationen einsetzen:

a) rasch progrediente und frühzeitig bereits im ersten Lebensjahr oder bereits in den ersten Lebenstagen manifeste Grunderkrankungen mit Ateminsuffizienz (Werdnig-Hoffmann-Krankheit, frühzeitig auftretende Formen der spinalen Muskelatrophie, rasch progrediente mitochondrale Myopathien etc.);
b) schwerste geistige Behinderung im Rahmen von Grunderkrankungen, die mit einer Ateminsuffizienz einhergehen.

In diesen schwierigen Situationen sollte bedacht werden, daß durch eine nasale Maskenbeatmung Zeit gewonnen werden kann. Ohne Maskenbeatmung wäre eine Intubation und Tracheotomie erforderlich. Wird hingegen ganz auf eine Beatmung verzichtet, so muß dies durchaus nicht zum sofortigen Tode des Patienten führen, sondern sekundäre Erkrankungen und Hospitalisierung können die Folge sein [6]. Gemeinsam mit den Eltern dieser jungen Patienten muß entschieden werden, ob die Beatmung gewünscht wird oder nicht. Natürlich sind die Eltern in der Regel mit einer derartigen Entscheidung überfordert – und auch den Ärzten fehlt eine verläßliche Entscheidungshilfe. Bei geistig schwerst geschädigten Patienten kann eine Maskenbeatmung schwierig zu realisieren sein. In diesen Fällen sollte rechtzeitig über die Frage der Tracheotomie diskutiert werden. Allerdings dürfen die Eltern bzw. Angehörigen nach erfolgter Tracheotomie nicht mit dem pflegerischen Aufwand allein gelassen werden. Falls die Versorgung des Patienten nicht unter häuslichen Bedingungen realisiert werden kann, darf eine Entlassung aus der Klinik erst erfolgen, wenn die weitere Betreuung gesichert ist.

5. Überwachung der Heimbeatmung.

Kinder mit Heimbeatmung sollten in der Regel auch ein Überwachungsgerät verordnet bekommen, da es aufgrund des kleineren Querschnitts der Atemwege bei Infekten oder bei affektiv bedingter Schleimhautschwellung bereits zu relevanten Einschränkungen des Atemweglumens kommen kann. Bei Kindern mit zentralen Atemantriebsstörungen versteht sich die Verordnung eines Überwachungsgerätes von selbst, da bei die-

sen Kindern auch ohne äußere Anlässe perakut eine lebensbedrohliche Verschlechterung auftreten kann. Besonders günstig erscheinen dafür zur Zeit Pulsoxymeter mit Speicheroption, die eine Online-Sichtung der Meßdaten zulassen und gleichzeitig oder nach dem Ablauf der Nacht gespeicherte Daten von mehreren Stunden sichtbar machen (Schreiberausdruck oder PC-Übertragung). Das Überwachungsgerät erfüllt dabei zwei Funktionen:
a) Alarmierung bei der Unterschreitung von festgelegten Grenzwerten sowie
b) Erfassung diagnostischer Trendaussagen über die Qualität der Heimbeatmung, auf deren Grundlage die Notwendigkeit stationärer Kontrolluntersuchungen zur Anpassung der Beatmungsparameter an aktuelle Bedürfnisse (Wachstum etc.) festgelegt werden kann.

Heimbeatmete Kinder brauchen ein Überwachungsgerät!

6. **Epidemiologie.**
Die Indikation zur Heimbeatmung ist im Kindes- und Jugendalter bisher wesentlich seltener als im Erwachsenenalter gestellt worden. Insgesamt ist von mindestens 3 Patienten im Kindes- und Jugendalter pro 1 Million Einwohner auszugehen. Etwa zwei Drittel dieser Patienten können zu Hause versorgt werden, während für ein Drittel andere Betreuungsformen erforderlich sind. Unter stationären Bedingungen ist in der Regel keine ausreichende Förderung und Sozialisation der Patienten zu erreichen, so daß der gegenwärtige Trend zu Wohnhäusern für behinderte heimbeatmete Kinder und Jugendliche mit entsprechender medizinischer Absicherung sehr zu unterstützen ist.
In England wurden im Jahre 1999 insgesamt 136 Patienten mit Heimbeatmung im Alter von 1–16 Jahren erfaßt. 68 % konnten zu Hause betreut werden, während 32 % in stationärer Behandlung verblieben [4]. Dies entspricht 2,9 Patienten im Kindes- und Jugendalter pro 1 Million Einwohner.
Schwerdt konnte in Deutschland 221 Patienten im Alter von 3 Monaten bis zu 18 Jahren erfassen. 45 % dieser Patienten wurden in stationären Einrichtungen behandelt, 55 % konnten zu

Hause betreut werden. Die Altersstruktur zeigte folgendes Profil: 10 % Säuglinge, 38 % Kleinkinder, 41 % Schulkinder, 7 % Jugendliche, 3 % ohne Altersangabe [23]. Hinzu kommen 31 Patienten, die in Dresden behandelt werden und in diese Erfassung nicht eingegangen sind. 29 % der in Dresden behandelten Patienten konnten nicht nach Hause entlassen werden [10]. Demnach ist in Deutschland mit 252 erfaßten Patienten von mindestens 3,15 Patienten im Kindes- und Jugendalter pro 1 Million Einwohner auszugehen.

Literatur

1. Delaubier A. Traitment de l'insufficiance respiratoire chronique dans les dystrophies musculaires. In: Memoires de certificat d'études superieures de ré-éducation et réadaption fonctionnelles. Université R. Descartes, Paris: 1–124, 1984; zit. in: Leger P, Bedicam JM, Cornette A, Reybet-Degat O, Langevin B, Polu JM, Jeannin L, Robert D. Nasal intermittent positive pressure ventilation. Long term follow-up in patients with severe chronic respiratory insufficiency. Chest 1994; 105: 100–105.
2. Ellis ER, McCauley VB, Mellis C, Sullivan CE. Treatment of alveolar hypoventilation in a six-year-old girl with intermittent positive pressure ventilation trough a nose mask. Am Rev Respir Dis 1987; 136: 188–191.
3. Fichter J. Nichtinvasive Beatmung mit Negativdruck bei Mukoviszidose. In: Paditz E (Hrsg.). Nasale Maskenbeatmung im Kindes- und Erwachsenenalter. Übersichten, Kasuistiken, Multizenterstudien, Alternativen, medizinische, psychologische und ethische Grenzen. Unter besonderer Berücksichtigung von Mukoviszidose und Lungentransplantation. Berlin, Heidelberg, New York: Springer-Verlag, 1997: 67–72.
4. Jardine E, O'Toole M, Paton JY, Wallis C. Current status of long term ventilation of children in the United Kingdom: questionnaire survey. BMJ 1999; 318: 295–299.
5. Ghelfi D. Invasive und nichtinvasive Beatmung bei Kindern mit Undine-Syndrom. Pneumologie 2001; 55: 213–214, Abstr. Nr. 29.

6. Goldberg AI. Is (home) mechanical ventilation of infants/children ethical? Eur Respir Rev 1992; 2/10: 429–430.
7. Hartmann H, Jawad MH, Noyes J, Samuels MP, Southall D. Negative extrathoracic pressure ventilation in central hypoventilation syndrome. Arch Dis Child 1994; 70: 418–423.
8. Kerbl R, Litscher H, Grubbauer HM, Reiterer F, Zobel G, Trop M, Urlesberger B, Eber E, Kurz R. Congenital central hypoventilation syndrome (Ondine's curse syndrome) in two siblings: delauyed diagnosis and successfull noninvasive treatment. Eur J Pediatr 1996; 155: 977–980.
9. Mellies U, Schultze S, Schwake C, Ragette R, Teschler H. Atemmuskelfunktion – Normalwerte für Schulkinder. Pneumologie 2001; 55: 210, Abstr. Nr. 14.
10. Paditz E. Dresdner Wohnhaus für Kinder und Jugendliche mit chronischer Ateminsuffizienz (Heimbeatmung). Ergänzungen zum Modellantrag v. 13.12.2000 Bundesministerium für Arbeit und Sozialordnung Bonn (unveröffentlichte Daten), Dresden 2001.
11. Paditz E. Echokardiographische Diagnostik der pulmonalen Hypertension bei chronischen Lungenerkrankungen. Pneumologie 1992; 46: 131–140.
12. Paditz E (Hrsg.). Nasale Maskenbeatmung im Kindes- und Erwachsenenalter. Übersichten, Kasuistiken, Multizenterstudien, Alternativen, medizinische, psychologische und ethische Grenzen. Unter besonderer Berücksichtigung von Mukoviszidose und Lungentransplantation. Berlin, Heidelberg, New York: Springer-Verlag, 1997.
13. Paditz E, Dinger J, Reitemeier G, Steinak S, Schobeß A, Brömme W, Reuner U, Heinicke D, Kreuz F, Schwarze R. Nichtinvasive Beatmung bei einem vierjährigen Jungen mit schwerem zentralen „late onset"-Hypoventilationssyndrom. Med Klinik 1997; 92, Sondernr. 1: 46–49.
14. Paditz E, Reitemeier G, Schläfke ME, Schäfer T, Paul K-D, Dobrev H, Leupold W, Rupprecht E, Wunderlich P. Nocturnal ventilation by nasal mask in an 8-year-old girl with thoracic scoliosis, hypercapnic respiratory failure and cor pulmonale. Pediatr Pulmonol 1995; 19: 60–65.
15. Paditz E, Zieger S, Bickhardt J, Bockelbrink A, Greiben U,

Hammer J, Kemper A, Knape H, Laier-Groeneveld G, Mellies U, Regneri W, Scholle S, Schönhofer B, Weise M, Wiebel M, Windisch W, Wollinsky KH. Lebensqualität unter Heimbeatmung im Kindes-, Jugend- und jungen Erwachsenenalter: unterschiedliche Sichtweisen von Eltern und Kindern. Somnologie 2000; 4: 13–19.
16. Rideau Y. Management of the wheel chair muscular dystrophy patient: prevention of death. 6th International Congress on Neuromuscular Diseases, Los Angeles Abstraktband: p. 86, T–03 (abstr.), 1986.
17. Schäfer Ch, Schmitz A, Köhler D, Schönhofer B. Wandel der bei ISB verwandten Maskentypen. Pneumologie 2001; 55: 218–219, Abstr. Nr. 48.
18. Schäfer T, Schäfer C, Schläfke ME. Druckgesteuerte Maskenbeatmung bei Kindern zur Therapie schlafabhängiger Hypoventilation. In: Mayer G (Hrsg.). Jahrbuch Schlafmedizin in Deutschland 1995. München: MMV Medizin Verlag GmbH, 1996: 144–146.
19. Schläfke ME. Ein Schlaflabor für Kinder: Instrument der Früherkennung und kontrollierten Therapie. In: Schläfke ME, Gehlen W, Schäfer T (Hrsg.). Schlaf und schlafbezogene autonome Störungen aus interdisziplinärer Sicht. Bochum: Universitätsverlag Dr. N. Brockmeyer, 1990: 145–154.
20. Schläfke ME, Schäfer T, Schäfer C. Langzeittherapie bei Kindern mit zentralem Hypoventilationssyndrom. In: Schläfke ME, Gehlen W, Schäfer T (Hrsg.). Schlaf und schlafbezogene autonome Störungen aus interdisziplinärer Sicht. Bochum: Universitätsverlag Dr. N. Brockmeyer, 1990: 155–162.
21. Schmidt F. Industrielle Nasen- und Nasen-Mund-Masken. In: Paditz E (Hrsg.). Nichtinvasive nasale Maskenbeatmung im Kindes- und Erwachsenenalter. Textband 9. Jahrestagung der Arbeitsgemeinschaft Heimbeatmung undRespiratorentwöhnung e. V. Dresden 10.–12. Mai 2001: 41–42.
22. Schwake C, Mellies U, Ragette R, Teschler H, Voit T. Lebensqualität bei Kindern und Jugendlichen mit neuromuskulären Erkrankungen unter Nicht-invasiver Beatmung. Pneumologie 2001; 55: 215, Abstr. Nr. 33.

23. Schwerdt M. Fragebogenstudie zur Situation langzeitbeatmeter Kinder und Jugendlicher in Deutschland. Pneumologie 2001; 55: 213, Abstr. Nr. 27.
24. Stuertz FE. Lebensqualität unter Heimbeatmung bei Postpoliosyndrom. Pneumologie 2001; 55: 218, Abstr. Nr. 46a.
25. Stöhring Th, Buttenberg S, Hesse V. Ein Leben in der Unterdruckkammer. Kontinuierliche Unterdruckbeatmung bei Kindern im häuslichen Bereich. Pneumologie 2001; 55: 216, Abstr. Nr. 35.
26. Thomas F. Lebensqualität. In: Paditz E. Nichtinvasive nasale Maskenbeatmung im Kindes- und Erwachsenenalter. Textband 9. Jahrestagung der Arbeitsgemeinschaft Heimbeatmung und Respiratorentwöhnung e. V. Dresden 10.–12. Mai 2001: 2–3.
27. Twork S, Paditz E, Usicenko S, Mellies U, Ragette R, Bickardt J. Stellenwert der Anamnese in der Diagnostik der respiratorischen Insuffizienz bei Patienten mit neuromuskulären Erkrankungen und Thoraxdeformitäten. Wien Klein Wschr 2001; 113/7: 224–228.
28. Ullmann Linn. Die Lügnerin. Aus dem Norwegischen von Gabriele Haefs. München: Droemer Verlagsanstalt Th. Knaur Nachf., 1998: 320.
29. Weise M, Wiebel M, Schulz V. Geistig Behinderte und nichtinvasive Beatmung – eine Betrachtung. Pneumologie 2001; 55: 217, Abstr. Nr. 45.
30. Wollininsky KH, Minde A, Mehrkens HH. Nasale Maskenbeatmung bei Muskelkranken. Kann sie die Lebensqualität verbessern und Leben verlängern? Med Klin 1994; 89, Sondernr. 1: 23–25.
31. Zieger S, Paditz E, Bickhardt J, Bockelbrink A, Greiben U, Hammer J, Kemper A, Knape H, Laier-Groeneveld G, Mellies U, Regneri W, Scholle S, Schönhofer B, Weise M, Wiebel M, Windisch W, Wollinsky KH. Lebensqualität unter Heimbeatmung im Kindes-, Jugend- und jungen Erwachsenenalter – Abschlussbericht Multizenterstudie. Pneumologie 2001; 55: 214–215, Abstr. Nr. 32.
32. Zieger S, Paditz E. Spezifischer Fragebogen zur Lebensqualität

unter Heimbeatmung im Kindes-, Jugend- und jungen Erwachsenenalter. In: Paditz E. Schlafbezogene Atmungsstörungen. Kardiovaskuläre Komplikationen, Down-Syndrom. Dresden: Verlag Ch. Hille, 2000: 104–124.

Sachwortverzeichnis

Seitenzahlen in **fetter** Formatierung verweisen auf Abbildungen bzw. Tabellen.

A
Abbruchkriterien 71
Airway pressure release ventilation (APRV) 133ff
Akute respiratorische Insuffizienz
–, ARDS 69
–, Aspiration 69
–, COPD 68f
–, Maskenbeatmung 55
–, nicht-invasive Beatmung 57
–, Pneumonie 68f
–, (ohne) pulmonale Vorerkrankung 69
–, Trauma 69
Alveolargasgleichung 16
Alveolen 6ff
–, Kollaps 8
Amyotrophe Lateralsklerose 84
Apnoeventilation 7, 132
APRV *siehe* Airway pressure release ventilation
Assistiert-kontrollierte Beatmung 157f
ATC *siehe* Automatische Tubuskompensation
Atemanstrengung
–, spontane 59
Atemarbeit 8, 22, **61**, 62f
–, elastische 11
–, PEEPi 62
–, statische 11
–, visköse **10**
–, Zunahme 64
Atemfrequenz 13, 159
Ateminsuffizienz 39
–, chronische 49
–, hyperkapnische 39
–, hypoxische 39
Atemluftbefeuchter 166
Atemminutenvolumen 5, 13
Atemmuskulatur 10, 39, 64
–, Energiegewinnung 13
–, Energieverbrauch 11
–, Entlastung 61
–, Sauerstoffverbrauch 10
Atempumpe 10, 22, 39, 45, 86
–, Ermüdung 50
–, inkomplette Entlastung 87
–, komplette Entlastung 87
–, Sauerstoffaufnahme 12
–, Sauerstoffverbrauch 12
Atemversagen
–, hypoxisches 43f
Atemwegsdrücke 124
Atemzeitverhältnis 115f
Atemzugvolumen 13
Atmungsregulation 98f
Atmungszentrum 21
Auswurfleistung
–, linker Ventrikel 63
–, rechter Ventrikel 63
Automatische Tubuskompensation (ATC) 139

B
Beatmung
–, assistiert/kontrollierte 155
–, assistierte 58, 61, 127
–, druckgesteuerte 117, **118**
–, druckkontrollierte 125ff, **126**
–, drucklimitierte 125
–, druckunterstützte 65, 142
–, Endotrachealtubus 55

–, flowgesteuerte 117ff, **119**
–, häusliche 171f
–, Indikation 193ff
–, intermittierende mandatorische 127f
–, invasive 115, 147
–, kontrollierte 123f
–, konventionelle 67
–, volumengesteuerte 117, **120**
–, volumenkontrollierte 124f
–, zeitgesteuerte 121, **122**
–, zeitgesteuerte kontrollierte 155
Beatmungsdrücke 115f
Beatmungsformen 115
–, assistierte 87
–, kontrollierte 87
–, (zur) nicht-invasiven Ventilation
– – –, (bei) akutem Atemversagen 154f
Beatmungsfrequenz 115
Beatmungsgeräte 154f
–, Bi-level 58
–, BiPAP-Typ 59
–, Einstellung 57f
Beatmungsmodus 158
Beatmungsmuster 115f
Beatmungszyklus 115f
Behandlungsdruck 152f
Bi-level positive airway pressure (BiPAP™) 59, 65
–, S-mode 135
–, ST-mode 135
–, T-mode 135
BIPAP *siehe* Biphasic positive airway pressure
BiPAP™ *siehe* Bi-level positive airway pressure
Biphasic positive airway pressure (BIPAP) 133ff, **134**
Blue-Bloater 89
Blutgase 71
Bronchialsekret 162

C
Chronisch-obstruktive Lungenerkrankung (COPD) 86f
–, akut exazerbierte 60
–, exazerbierte 61
–, Intubationshäufigkeit 62
–, Maskenbeatmung 62, 66
–, Weaning 66
Chronisch-ventilatorische Insuffizienz (CVI)
–, Epidemiologie 80
–, Lebensqualität 99
–, Symptomatik 80
Clearance
–, bronchiale 31
–, mukoziliäre 27
CMV *siehe* Kontrollierte Beatmung
CO_2-Elimination 7, 45
CO_2-Narkose 61
Compliance 11, 63, 124f
COPD *siehe* Chronisch-obstruktive Lungenerkrankung
Cor pulmonale 18
CPAP *siehe* Kontinuierlicher positiver Atemwegsdruck
CVI *siehe* Chronisch-ventilatorische Insuffizienz

D
Diagnosis related groups 74
Diffusion 7, 9
Diffusionskonstante 7
Diffusionsstörung 45, 64
DRGs *siehe* Diagnosis related groups
Druck
–, transdiaphragmaler 11
Druckdifferenz 7
Drücke
–, inspiratorische 64
Druckspitzen 125
Druckstellen 153
Drucksteuerung 117
Drucktrigger 121
Druckunterstützte Spontanatmung (PSV) 59, 123, 131, 170
Druck-Volumen-Diagramm **10**
Duchenne-Muskeldystrophie 83
Dyspnoe 64, 71

E
Erfolgskriterien 71
Erythrozyten
–, Kontaktzeit 9, 17
Euler-Liljestrand-Mechanismus 17
Euler-Liljestrand-Reflex 7
Exspirationsdruck 59

F
Flowsteuerung 117
Flowtrigger 121
FRC *siehe* Funktionelle Residualkapazität
Funktionelle Residualkapazität (FRC) 63

G
Ganzgesichtsmaske 57
Gasaustausch 7, 45
Gasaustauschfläche 8, 82
–, reduzierte 86
Gasaustauschstörung 43
Gefäßwiderstand
–, pulmonaler 17
–, Pulmonalkreislauf 17
Gesichtsmaske 148
–, Mirage 57
Globalinsuffizienz 71

H
Hämatokrit 93
Hämoglobin 93
Heimbeatmung
–, Einleitung 172
–, Indikation 172
–, (im) Kindes- und Jugendalter 204
–, Notwendigkeit 163
–, Überwachung 203
Herzfrequenz 159
Herzminutenvolumen 5, 23, 26
Hochdruck
–, pulmonal-arterieller 96
Hustenclearance 27
Hustenmechanismus 27
Hustenstoß **28**

Hyperkapnie 41, 81, 90
–, Lebenserwartung 50
–, Mortalität 49
Hyperventilation 63
Hypoventilation 47, 90, 177
Hypoxämie 8, 16
–, Kompensationsmechanismen 22
Hypoxie 43, 63f
–, alveoläre 17
–, (im) Gewebe 16

I
Indikationen 55
–, COPD 68
–, intermittierende Selbstbeatmung (ISB) 81
–, Kindes- und Jugendalter **197**
–, nicht-invasive Beatmung 60
–, Pneumonie 68
Inspirationsdruck 59
Inspirationsmuskulatur 9
Insuffizienz
–, ventilatorische 8
Intensivbeatmungsgeräte
–, Nachteil 154
Intensivtherapiedauer 70
Intermittierende Selbstbeatmung (ISB) 81, 89
–, Beatmung am Tage 92
–, Blutgase 88
–, Leistungszuwachs 94
–, nächtliche 92
Intubation 44f, 152
Intubationshäufigkeit 64
ISB *siehe* Intermittierende Selbstbeatmung

J
J-Rezeptoren 63

K
Klärapparat
–, mukoziliärer 27
Kontaktzeit 17

Kontinuierlicher positiver Atemwegsdruck (CPAP)
–, Atelektasen 142
–, Lungenödem 142
Kontraindikationen
–, (für) nicht-invasive Beatmung 71
Kontrollierte Beatmung (CMV) 123
Kontrolluntersuchung 178
Konventionelle Beatmung 67

L
Lebensqualität 99, 180
Leck 60
Luftansammlung
–, intestinale 73
Lungendehnbarkeit 11
Lungenemphysem 86
Lungenoberfläche 7
Lungenödem 58, 63
–, kardiogenes 64
–, Mortalität 65
Lungenparenchym 6ff
Lungenüberblähung 86

M
Maske 148, 167
–, Desinfektion 164
–, Haltebänder 152
–, Reinigung 164
–, Sterilisation 164
Maskenbeatmung 69
–, Beendigung 72
–, ineffektive 72
Mikroatelektasen 63
Monitoring 71, 158
Morphin 152
Mundstück 167
Muskeldystrophie 200
Muskelschwäche 83
Myasthenia gravis 85

N
Nachsorge 178
Nasale Beatmung mit kontinuierlich positivem Atemwegsdruck (nCPAP)
–, Lungenödem 65

Nasaler Bi-level positive airway pressure (nBiPAP)
–, Lungenödem 65
Nasen-Mund-Maske 57
nBiPAP *siehe* Nasaler Bi-level positive airway pressure
nCPAP *siehe* Nasale Beatmung mit kontinuierlich positivem Atemwegsdruck
Negativdruckbeatmung (NPV) 139, 168
–, Langzeitstudie 89
Neuromuskuläre Erkrankungen 81, 83
Nicht-invasive Beatmung (NIV)
–, (bei) akuter respiratorischer Insuffizienz
– –, Masken 148
–, akutes Atemversagen 147
–, Beginn 150
–, Betreuungsaufwand 74
–, (bei) chronisch-ventilatorischer Insuffizienz 80
–, Dauer 73
–, Entwöhnung 73
–, Erfolgskriterien 159
–, Ineffektivität 72
–, Komplikationen 73
–, Nebenwirkungen 73
–, praktische Durchführung 147
–, Praxis 148
–, Vorbereitungen 149
–, Weaning 163
NIV *siehe* Nicht-invasive Beatmung
NPV *siehe* Negativdruckbeatmung

O
O_2 58
O_2-Gabe 58
O_2-Therapie 49
O_2-Verbrauch 64
Oberflächenspannung 8
Obesitas-Hypoventilation 81, 85
Organtransplantation
–, Intubationshäufigkeit 67
–, Mortalität 67

Ösophagusdruck **61**
Oxygenierung 64

P
Partialinsuffizienz 71
Patientenbuch 181
PAV *siehe* Proportional assist ventilation
PCO_2
–, alveolärer 15
PEEP *siehe* Positiver endexspiratorischer Druck
Pink-Puffer 89
Pleuradruck 10
Pneumonie
–, BiPAP 68
–, Maskenbeatmung 68
PO_2
–, alveolärer 15
Polyglobulie 93
Positivdruckbeatmung (PPV) 89, 169
Positiver endexspiratorischer Druck (PEEP) 59f, 116
–, externer 62, 132
–, intrinsischer 60, **61**, 87, 132
Postpoliomyelitissyndrom 84
Post-Tbc-Syndrom 82
PPV *siehe* Positivdruckbeatmung
Pressure time index 11
Proportional assist ventilation (PAV) 137
PSV *siehe* Druckunterstützte Spontanatmung

R
Rechtsherzhypertrophie 18
Resistance 125
Respiratorische Insuffizienz
–, akute 55
–, chronische 57
–, Infektionsrisiko 67
–, (nach) Transplantation 67
Respiratorischer Quotient 16
Run-away-Phänomen 138

S
Sauerstoff 58
Sauerstoffangebot 23, **24**
Sauerstoffaufnahme 7
Sauerstoffbindungskurve 15
Sauerstoffextraktion 25
Sauerstoffgabe 61
Sauerstoffgehalt 15, 23, **24**
–, arterieller 25
–, gemischt-venöser 25
Sauerstoffpartialdruck 7, **24**
Sauerstoffsättigung 15
Sauerstoffverbrauch 22
Schlafqualität 92
Schleimhautschwellung
–, nasale 175
Schock
–, kardiogener 26
Schulung 165
Sekretelimination 31
Sekretmobilisation 162
Sekretretention 46
Selbsttriggerung 121
Shunt 7, 18, 45, 63
Shuntvolumen 18
SIMV *siehe* Synchronisierte intermittierende mandatorische Beatmung
Skoliose 83
S-Modus 155
Spinale Muskelatrophie 83
Spontanatmung 121
–, augmentierte 123
–, druckunterstützte 59, 155
–, maschinell unterstützte 123
–, unterstützte 127
Status asthmaticus 46
S/T-Modus 155
Sympathikusaktivierung 64
Synchronisierte intermittierende mandatorische Beatmung (SIMV)
–, Fehlermöglichkeiten 128

T
Tachykardie 71
Tachypnoe 71
Tankrespirator 139

Therapieerfolg
–, Gradmesser 159
Thorakorestriktion 81
Tidalvolumen 115
T-Modus 155
Torsionsskoliose 83
Tracheobronchialsystem
–, Reinigungsmechanismen 27
Triggerempfindlichkeit 121
Triggerlatenz 121
Triggerung 121
Tubusfehllage 124
Tubusokklusion 124

U
Umschaltdruck **118**
Umschaltkriterium **118**
Umschaltpunkt **118**
Undichtigkeit 153
Undine-Syndrom 198

V
Ventilation 45
–, alveoläre 15f
–, kontrollierte 61
Ventilations-/Perfusionsverhältnis 18
–, Ungleichgewicht 63
Ventilationssteigerung 7
Ventilationsstörung
–, restriktive 82
Ventilatoreinstellung 177
Versorgung
–, häusliche 178
Volumensteuerung 117

W
Weaning 50, 66

Z
Zeitsteuerung 121
Zwerchfellparese 84
Zwerchfellstimulation 168

Aus der Praxis für die Praxis

Wolfgang Oczenski / Alois Werba / Harald Andel
Atmen – Atemhilfen
Atemphysiologie und Beatmungstechnik

Das Buch gibt einen praxisbezogenen Überblick über die atemphysiologischen Grundlagen und die maschinellen Beatmungstechniken. Aktuelle Literaturdaten machten bereits ein Jahr nach Erscheinen der 4. Auflage eine aktualisierte Neuauflage von „Atmen – Atemhilfen" notwendig. Nach dem Motto „aus der Praxis für die Praxis" wurde auch jetzt das bewährte Konzept beibehalten: Didaktisch klar strukturiert, übersichtlich und leicht verständlich wird das Lehrbuch für Studium, Aus- und Weiterbildung mit klaren Rechenbeispielen und konkreten Therapievorschlägen untermauert.

Das Buch orientiert sich am klinischen Praxisalltag und beantwortet häufige Fragen zur Atemphysiologie und maschinellen Beatmungstechnik in Form von klaren Empfehlungen auf der Basis der aktuellen Fachliteratur.

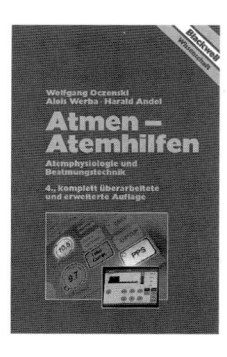

5., aktualisierte Auflage
2001. 471 Seiten mit
176 farbigen Abb. und
29 Tab. 12,5 x 19 cm.
Flexibler Kunststoffeinband.
€ 39,95
DM 78,14 / sFr 69,-
ISBN 3-89412-503-9

In allen Buchhandlungen erhältlich!

Ausführliche Informationen zum Gesamtprogramm erhalten Sie auch direkt bei:
Blackwell Wissenschafts-Verlag · Kurfürstendamm 57 · 10707 Berlin
Tel.: (030) 32 79 06-27/28 · Fax: (030) 32 79 06-44 · http://www.blackwell.de

Schnelle Entscheidungshilfe

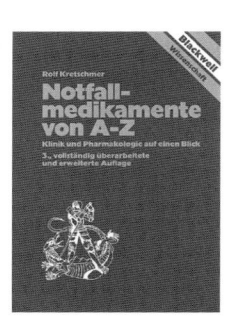

Rolf Kretschmer
Notfallmedikamente von A–Z
Klinik und Pharmakologie auf einen Blick

3., komplett überarb. und erw. Auflage
2000. 208 Seiten.
11,8 x 16,5 cm.
Flexibler Kunststoffeinband.
€ 19,95
DM 39,02 / sFr 35,20
ISBN 3-89412-419-9

Ziel des Buches ist es, dem Leser in einer Notfallsituation eine schnelle und wirksame Hilfe an die Hand zu geben. Die Ausführungen zu den einzelnen Medikamenten beschränken sich auf das Wesentliche, die klare Gliederung sorgt für schnellen Zugriff auf die benötigte Information. Angaben zu Dosierungen für Erwachsene und für Kinder sind deutlich unterscheidbar in unterschiedlichen Gelbtönen unterlegt. Die Dosierungen für Kinder sind zudem in Tabellen, bezogen auf Alter und Gewicht, ablesbar. Der Leser kann die Information anhand dreier verschiedener Verzeichnisse suchen: eines Wirkstoff-, eines Produktnamen- und eines Indikationsverzeichnisses. Dies ermöglicht jederzeit ein schnelles, zielgerichtetes Auffinden der benötigten Information.

Notfallmedikamente von A-Z: ein unentbehrlicher Begleiter in Notfallsituationen!

In allen Buchhandlungen erhältlich!

Ausführliche Informationen zum Gesamtprogramm erhalten Sie auch direkt bei:
Blackwell Wissenschafts-Verlag · Kurfürstendamm 57 · 10707 Berlin
Tel.: (030) 32 79 06-27/28 · Fax: (030) 32 79 06-44 · http://www.blackwell.de